Med 592,1
Die

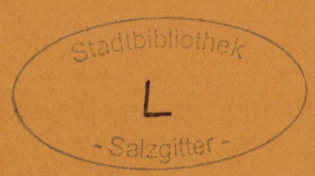

Erika Diehl • Edith Ch. Kiel

Klassische Ayurveda-Massage
Das kompakte Praxishandbuch

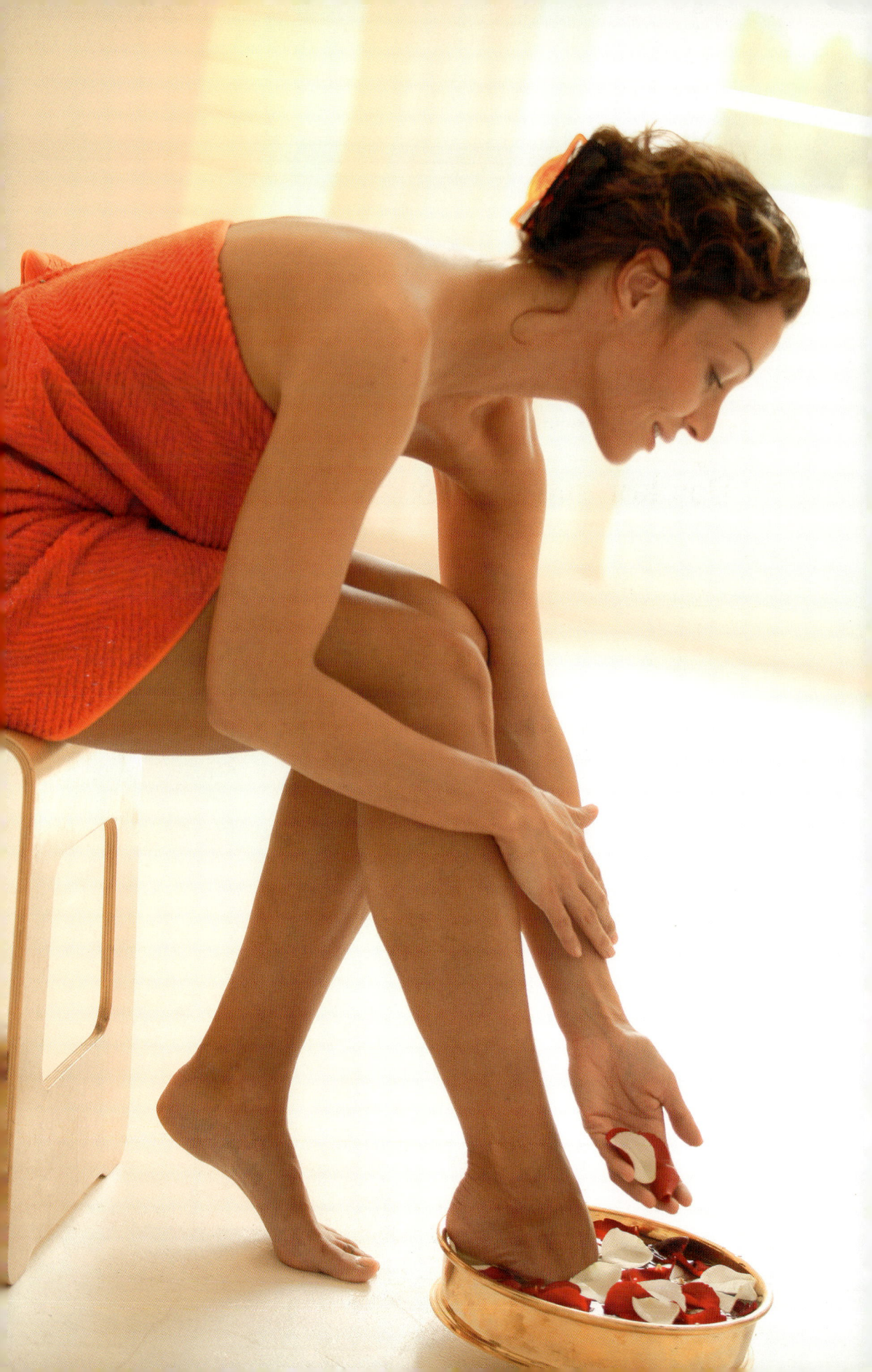

Erika Diehl • Edith Ch. Kiel

Klassische Ayurveda-Massage
Das kompakte Praxishandbuch

Die Techniken Schritt für Schritt

Illustrationen
Daniela Farnhammer

Fotos
Ulli Seer

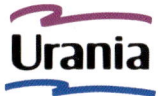

Wichtiger Hinweis

Alle Informationen in diesem Buch wurden sorgfältig erarbeitet und dienen der Bildung und Selbsthilfe, einer besseren Gesundheitspflege sowie der Gesunderhaltung nach ayurvedischen Prinzipien. Die Angaben sind jedoch nicht dazu gedacht, die Konsultation eines Arztes zu ersetzen.

Autoren und Verlag sind in keiner Weise für irgendwelche medizinischen Ansprüche oder entstehende Nachteile im Zusammenhang mit den hier vorgestellten Hinweisen haftbar zu machen.

ISBN-10: 3-03819-039-X
ISBN-13: 978-3-03819-039-4

© 2005 AGM AGMüller Urania, Neuhausen/Schweiz

Das gesamte Werk ist im Rahmen des Urheberrechtsgesetzes geschützt. Jegliche vom Verlag nicht genehmigte Verwertung ist unzulässig. Dies gilt auch für die Verbreitung durch Film, Funk, Fernsehen, photomechanische Wiedergabe, Tonträger jeder Art, elektronische Medien sowie für auszugsweisen Nachdruck.

Gesamtkonzeption und Lektorat: Edith Ch. Kiel
Konzeption des Massageteils: Erika Diehl
Layout & Satz: Antje Hellmanzik, Aachen
Umschlaggestaltung: punkt KOMMA Strich, Freiburg
Produkt Manager: Silvie Bachmann
Herstellung: Marcus Caluori
Druck und Bindung: Graphicom, Vicenza
Printed in Italy

www.uraniaverlag.ch
www.tarotworld.com

Fotonachweis:
Alle Fotos von Ulli Seer außer:
E. Kiel: S. 20 (Kosmisches Mandala; dargestellt wird die Weltentstehung), 22, 50, 55, 224, 260, 267
H. H. Rhyner: S. 38 (3)
A. Schrödel: S. 25 o.

Titel- und Rückseitenfotos: Ulli Seer, Icking

Grafiken:
Daniela Farnhammer, Teugn

Demonstration der Massagen:
Mel Siebert, Alessandro Barone sowie Veronika Diehl und Nicola Seer

Inhalt

Geleitwort 9
Von Hans Heinrich Rhyner

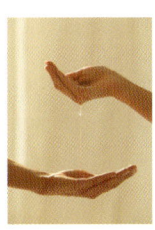

1 Zu diesem Buch .... .13
Eine Einführung
Vorschau auf den Inhalt .... .14
An wen richtet sich dieses Buch? .... .17
Einstimmung auf die Behandlung .... .18

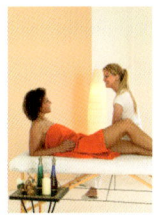

2 Ayurveda .... .21
Das ganzheitliche Gesundheitskonzept
Was ist Ayurveda? .... .22
Ayurveda im Westen .... .23
   Welchen Einfluss hat die ayurvedische Massage auf unseren Organismus? 24
Das Vorbild von Ayurveda: die Natur .... .24
   Das Wind-Prinzip .... .25
   Das Sonnen-Prinzip .... .25
   Das Mond-Prinzip .... .26
Ayurveda: eine Elementenlehre .... .27
Die drei Doshas .... .28
   Vata-Dosha .... .29
   Pitta-Dosha .... .29
   Kapha-Dosha .... .29
Mehr als nur drei Doshas .... .30
Individuelle Typbestimmung .... .30
   Konstitutionstest .... .32

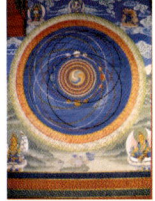

Inhalt

3 Ayurvedische Massageöle 37
Thaila • Keram
Die Öle und ihre therapeutische Wirkung 38
Welches Öl für wen? 39
Reinigung nach der Ölmassage 42

4 Die ayurvedische Massage 45
und ihre Wirkung
Reinigend, nährend, regenerierend, stimulierend 45
Was bei der ayurvedischen Massagetechnik zu beachten ist 47
    Vorbereitung, Hauptbehandlung, Nachbehandlung 48
Wirkung der Massage 48
Wichtige Hinweise für die Therapien 51
    Wer kann und soll massiert werden? 52
    Empfohlene Dauer einer Massage 52
    Welche Behandlungsmethoden gibt es? 53
Die Lehre von den Marmas 55
Richtlinien für die Praxis 58
    Einrichtung 58
    Vorbereitung von Therapeut und Patient 60
    Die Massage und was es danach zu beachten gilt 61

5 Ganzkörpermassage solo 63
Abhyanga solo
Wirkung der Abhyanga 63
Die Solo-Abhyanga Schritt für Schritt 65
    Variante 1 65
    Variante 2 86

6 Ganzkörpermassage synchron 105
Abhyanga synchron
Das Besondere an der Massage zu zweit 105
Wirkung der Synchronmassage 107
Die Synchron-Abhyanga Schritt für Schritt 108

7 Kopf- und Gesichtsmassage 137
Shiroabhyanga und -mardana • Mukhabhyanga und -mardana
Wirkung der Kopf- und der Gesichtsmassage 138
    Marmapunkte an Kopf und Gesicht 140
Shiroabhyanga und -mardana Schritt für Schritt 143
Mukhabhyanga Schritt für Schritt 154
    Variante 1: Entspannende Gesichtsmassage 155
    Variante 2: Anregende Gesichtsmassage 158

8 Fuß- und Handmassage ... 163
Padhabhyanga • Hathabhyanga

Die Füße ... 165
    Wirkung einer Fußmassage ... 168
    Marmapunkte am Fuß ... 169
Die Energiemassage am Fuß Schritt für Schritt ... 170
Die Hände ... 174
    Marmapunkte der Hand ... 177
Die Handmassage Schritt für Schritt ... 178

9 Rückenmassage ... 183
Kundalini-Massage

Die »tragende Säule« unseres Körpers: die Wirbelsäule ... 183
Die 8 Schätze des Atems ... 188
Wirkung der Kundalini-Massage ... 189
    Allgemeine Vorbereitung ... 190
    Marmapunkte am Rücken ... 192
Die Rückenmassage Schritt für Schritt ... 194

10 Bauchmassage ... 211
Koshta Abhyanga

Der Bauch: mehr als nur optisches Zentrum ... 211
Wirkung der Bauchmassage ... 212
    Marmapunkte am Bauch ... 214
Die Bauchmassage Schritt für Schritt ... 215

11 Massage mit Seidenhandschuhen, Pulver und Zitronensäckchen ... 223
Garshan-Massage • Udvartana • Jambira Pinda Sweda

Massage mit dem Seidenhandschuh ... 224
Die Garshan-Massage Schritt für Schritt ... 226
Massage mit warmem Pulver ... 239
    Was Sie beim Ablauf von Udvartana beachten sollten ... 241
Massage mit heißen Zitronensäckchen ... 242

12 Eigenmassage ... 247
Ein Genuss für sie und ihn

Wirkung einer Eigenmassage ... 247
Auswahl der Öle ... 248
    Wie oft sollte massiert werden? ... 249
Was Sie beachten sollten ... 250
Die Massagetechnik Schritt für Schritt ... 251
Meditation zu den 5 Elementen ... 256

Anhang ... 261

Autorenportraits ... 261
Danksagung ... 262
Nützliche Adressen ... 264
Literaturempfehlungen ... 265
Glossar ... 268
Register ... 270

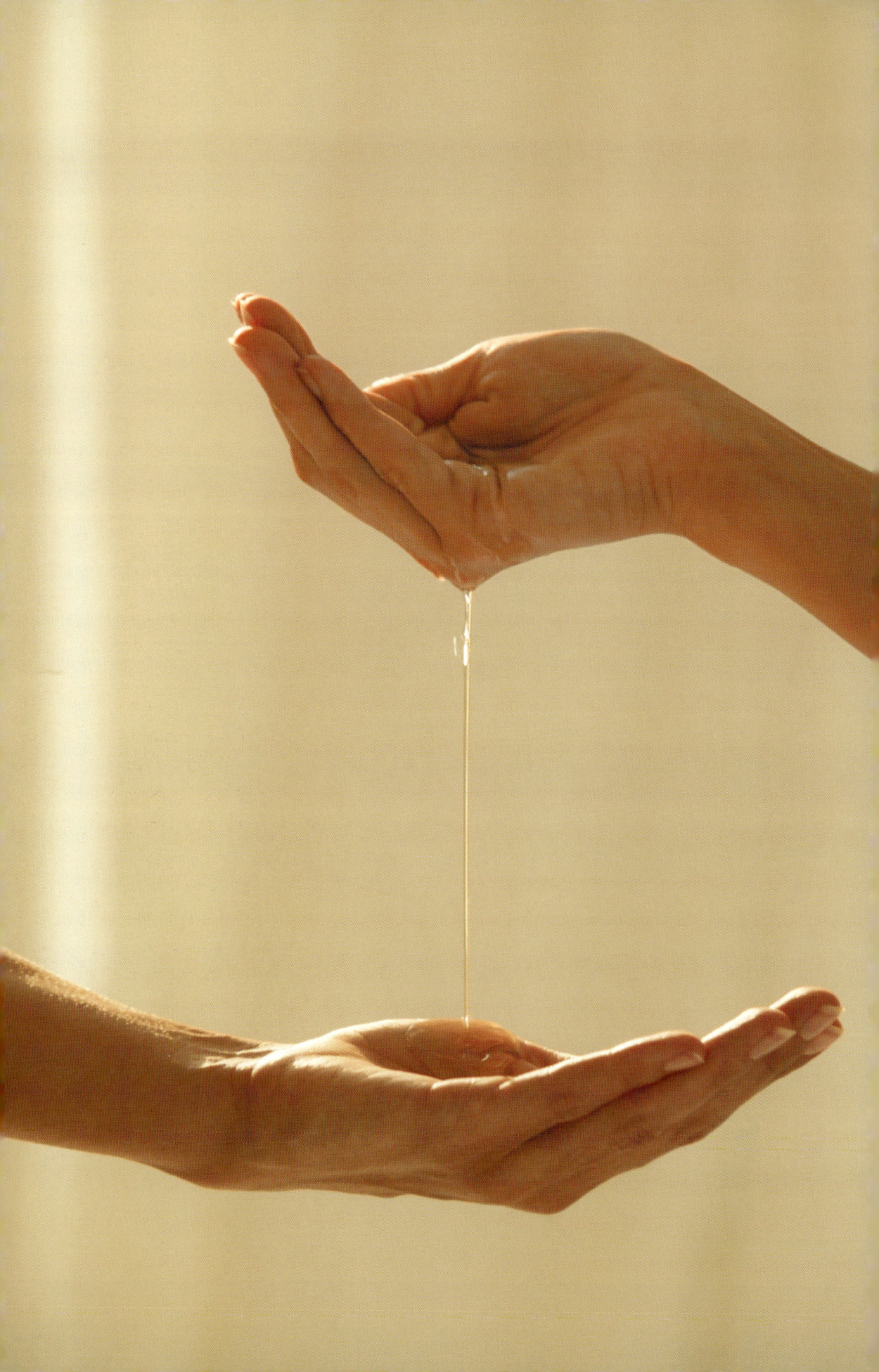

Geleitwort

von Hans Heinrich Rhyner

Unser Wachmann in Bombay war ein kräftiger Ringer aus Uttar Pradesh. Sein Dorf lag eine Zweitagereise per Eisenbahn entfernt im nördlichen Teil Indiens. Die Fahrt zu seiner Familie konnte er sich nur einmal im Jahr leisten. Mit einem Strahlen in den Augen erzählte er mir über das Dorfleben, während seine riesigen Hände mich massierten. Trotz seiner überaus kräftigen Statur kam er dabei kräftig ins Schwitzen. Es war ein Ritual, das ich an ruhigen Nachmittagen so oft wie nur irgend möglich genoss. Dann ließ ich nach ihm rufen und gab ihm einen Zehn-Rupien-Schein. Er ging zur Apotheke und holte sich eine Flasche rot leuchtendes Massageöl, das einen kräftigen herb-süßen Geruch besaß. An den Namen kann ich mich nicht mehr genau erinnern. Aber er war in Urdu, der alten arabisch-persischen Sprache der mogulischen Eroberer Nord- und Zentralindiens. Die Rezeptur stammte aus der Unani-Medizin, die aus einer Verschmelzung der arabischen und ayurvedischen stammt.

Da der Wachmann mich mit aller Kraft behandelte, konnte ich deutlich spüren, wie meine Muskulatur dadurch aufgebaut wurde. Im feuchtheißen Klima von Bombay, wo man möglichst alles unternimmt, um nicht ins Schwitzen zu geraten, war dies die vorzüglichste Möglichkeit, um sportliche Aktivitäten zu ersetzen. Der Wachmann erzählte mir von dem Haus im Dorf, wo sich die jungen Männer täglich trafen, um nach eingehender Massage im Ringkampf ihre Kräfte zu messen. Die nährenden Öle und kräftigenden Massagen bauten nicht nur das Muskelgewebe auf, sondern boten ausgezeichneten Schutz gegen Verletzungen. Inspiriert durch seine Erzählungen begann ich mit ein paar Freunden an kühlen Abenden zu ringen. Tatsächlich holte sich niemand von uns je eine Verletzung und dies, obwohl wir auf hartem Untergrund trainierten. So lernte ich die Wirkung kräftiger Ölmassagen schon in den Siebzigerjahren zu schätzen.

Ein paar Jahre später erzählte mir mein Freund George Kurien, ein junger Arzt und Unternehmer, dessen Familie ursprünglich aus Kerala stammte, von einem Masseur, der regelmäßig seinen Vater behandle. Ich bat ihn, mir diesen Mann zu vermitteln. Eine Woche später kam er zu mir nach Hause.

Geleitwort
von Hans Heinrich Rhyner

Er hieß Panikar und stammte aus einer Kerala-Familie, die seit Generationen als ayurvedische Ärzte und Therapeuten ihren Lebensunterhalt bestritten. Um es vorwegzunehmen: Die Behandlung war schlichtweg umwerfend. Zum Glück lag ich auf einer Schilfmatte auf dem Steinfußboden meines Schlafzimmers. Ich war so entspannt, quasi in Trance, und wusste nicht, wie mir geschehen war. Ich buchte den Mann für die nächsten Wochen so oft es ging. Allmählich nahm ich seine Behandlung wahr, merkte mir die Technik und das Procedere, machte mir sogar Notizen, denn auf meine Frage, wo man diese Art der Massage lernen könne, meinte Panikar, sein Wissen und Können stamme von seinen Vorvätern und es gäbe keine Institution, die es vermittle. Meine Nachforschungen ergaben dasselbe. Wie dann Panikar mir eines schönen Tages eröffnete, dass er nach Dubai auswandern werde, stand mein Entschluss unumstößlich fest: Ich wollte die Ayurveda-Massage erlernen.

Bombay war zwar der Schmelztiegel verschiedenster regionaler Kulturen, die Ursprünge und wirklichen Meister verblieben aber immer irgendwo in weit entfernten Gebieten. Mit meinem späteren Umzug nach Bangalore kam ich dem Ganzen schon viel näher. Irgendwie hatte die ausgefeilte Technik der Massagekunst im tiefsten Süden Indiens überlebt. Wahrscheinlich, weil sie dort wie nirgendwo sonst in das System von Pancakarma integriert war. Das bedeutet, dass Massagen nicht nur für Fitness oder zum Wohlfühlen ausgeführt wurden, sondern zu medizinischen Zwecken. Zum Beispiel zur Behandlung von Bluthochdruck, Rheuma, nach einem Schlaganfall oder bei Krampfadern. Je näher ich dem Kreis kam, desto mehr erweiterte sich dieser. Es hieß, wenn ich Massage und andere physikalische Spezialbehandlungen Südindiens erlernen wolle, müsste ich Ayurveda studieren, und wenn ich Ayurveda studieren wolle, müsste ich auch Philosophie und Sanskrit studieren. Letzteren beiden hatte ich in den Jahren zuvor Genüge getan. Also machte ich mich ans Studium der Ayurveda. Meine Familiensituation erlaubte es mir damals nicht, dass ich zur Universität ging. So entschied ich mich für eine traditionelle Ausbildung bei verschiedenen anerkannten Lehrmeistern. Das Wunderbare an diesen Lehrern war, dass sie die Behandlungen selbst ausführten und die Präparate auch selbst herstellten. Als Lohn forderten sie ein, dass ich dieses Wissen in meine ursprüngliche Heimat tragen sollte. Ich brauchte lange, um mich mit dieser Aufforderung anzufreunden, denn eigentlich gefiel es mir in Indien und ich hatte nicht die Absicht, für längere Zeit nach Europa zurückzukehren.

In den späten Achtzigerjahren brachte ich meinen Lehrer Prof. P. S. Rai in die Schweizer Alpen. In einem Seminarhaus auf dem Stoss unterrichtete er eine Gruppe von Interessierten in den Grundlagen von Ayurveda. Ich übersetzte seine Vorträge. Im praktischen Teil demonstrierten wir zusammen die Ayurveda-Massage und übten sie danach mit den Teilnehmern. Das waren wahrscheinlich die ersten ayurvedischen Ölmassagen auf dem europäischen Kontinent. Sie endeten in einem großen Eklat mit dem Hotelbesitzer. Denn die Teilnehmer waren noch mit dem Öl auf ihrem Körper im Hallenbad schwimmen oder auf die mit Spannteppichen ausgelegten Gänge und Zimmer gegangen. Das ganze Hotel wies Ölspuren auf – quasi nach dem Motto: »Ayurveda war hier.« In Zukunft musste ich dafür sorgen, dass das Öl entweder auf dem Körper der Massierten verbleiben oder aber sachgerecht entsorgt würde.

Geleitwort
von Hans Heinrich Rhyner

1992 konnten wir im schweizerischen Walzenhausen, das idyllisch über dem Bodensee und Rheindelta in den Ausläufern des Alpsteinmassivs liegt, eine Ayurveda-Klinik eröffnen. Dazu brauchten wir über ein halbes Dutzend gut ausgebildeter Ayurveda-Masseure. Da diese nicht existierten, mussten wir sie ausbilden. Ich brachte einen anderen bedeutenden Lehrer von mir, Prof. Shankara Nair, den Dean der Kerala Universität, mit sowie Unnikrishna, den Seniorchef der physikalischen Therapien am Universitätsspital von Trivandrum. Zusammen entwickelten wir die genauen Abläufe der verschiedenen Massagen sowie anderer physikalischer Behandlungen und schulten unsere Mitarbeiter. Massagen und ihre Wirkungsweise werden in der klassischen medizinischen Literatur zwar beschrieben, über ihre Ausführung, Technik und Regeln werden jedoch keine präzisen Angaben gemacht. In Malayalam, der Sprache im Bundesland Kerala, gibt es einige dürftige Aufzeichnungen wie die »Chikitsa Samgraham«, die 1902 von P. S. Varier verfasst wurde und von der mittlerweile auch eine englische Übersetzung vorliegt. Aber sie eigneten sich nicht für den Unterricht in Europa. Deshalb machte ich mich an die Arbeit und sammelte alle meine Aufzeichnungen und alle Manuskripte meiner Lehrmeister. Daraus entstand einige Jahre später mein Ayurveda-Praxishandbuch.

Nach und nach bekam ich mehr Anfragen von Menschen, die Ayurveda und im Speziellen die Massagen erlernen wollten, und so schuf ich einen Lehrplan für eine entsprechende Ausbildung in Deutschland, der Schweiz, in den USA und später auch in Österreich. Viele namhafte Ayurveda-Professoren aus Indien unterrichteten bei diesen Kursen. Der praktische Teil war jeweils recht aufwändig. Da keine Literatur über die Massagen vorhanden war, demonstrierte ich jedes Mal alle Handgriffe und Techniken sowie den ganzen Ablauf der Massagen, und die Studenten machten sich ihre Notizen, nach denen sie nachher üben sollten. Immer kam die Frage, ob ich nicht genaue Aufzeichnungen des Fortgangs hatte, und jedes Mal musste ich abwinken. Mein Praxisbuch war bereits so umfangreich, dass ich unmöglich ein paar hundert Seiten »nur« der Massage widmen konnte, und so vertröstete ich die Studenten auf später: »Irgendwann wird jemand von Ihnen ein wunderbares Buch über die Massagen schreiben.« Lange mussten wir alle warten, aber nun ist dieses Versprechen Wirklichkeit geworden.

Frau Edith Ch. Kiel, die mich schon seit meinem ersten Buch »richtig yoga« (1984) als kompetente Lektorin begleitet und selbst eine Ausbildung als Ayurveda-Spezialistin absolvierte, sowie die Heilpraktikerin und Ayurveda-Spezialistin Erika Diehl haben jetzt gemeinsam dieses Werk verfasst, das endlich die Lücke schließt und allen, die Ayurveda-Massagen genießen oder erlernen wollen, den Weg bereitet. All diese Mühe, die sie auf sich genommen haben, um dieses reich und anspruchsvoll illustrierte Werk zu präsentieren, ist nur geschehen, weil sie selbst diese Massagen über alles lieben. Genauso, wie ich damals in den salbungsvollen Sog von Ayurveda geraten bin.

Om tat sat
Ayurveda-Loosdorf
Guru Purnima (Sommervollmond, 21. Juli 2005)

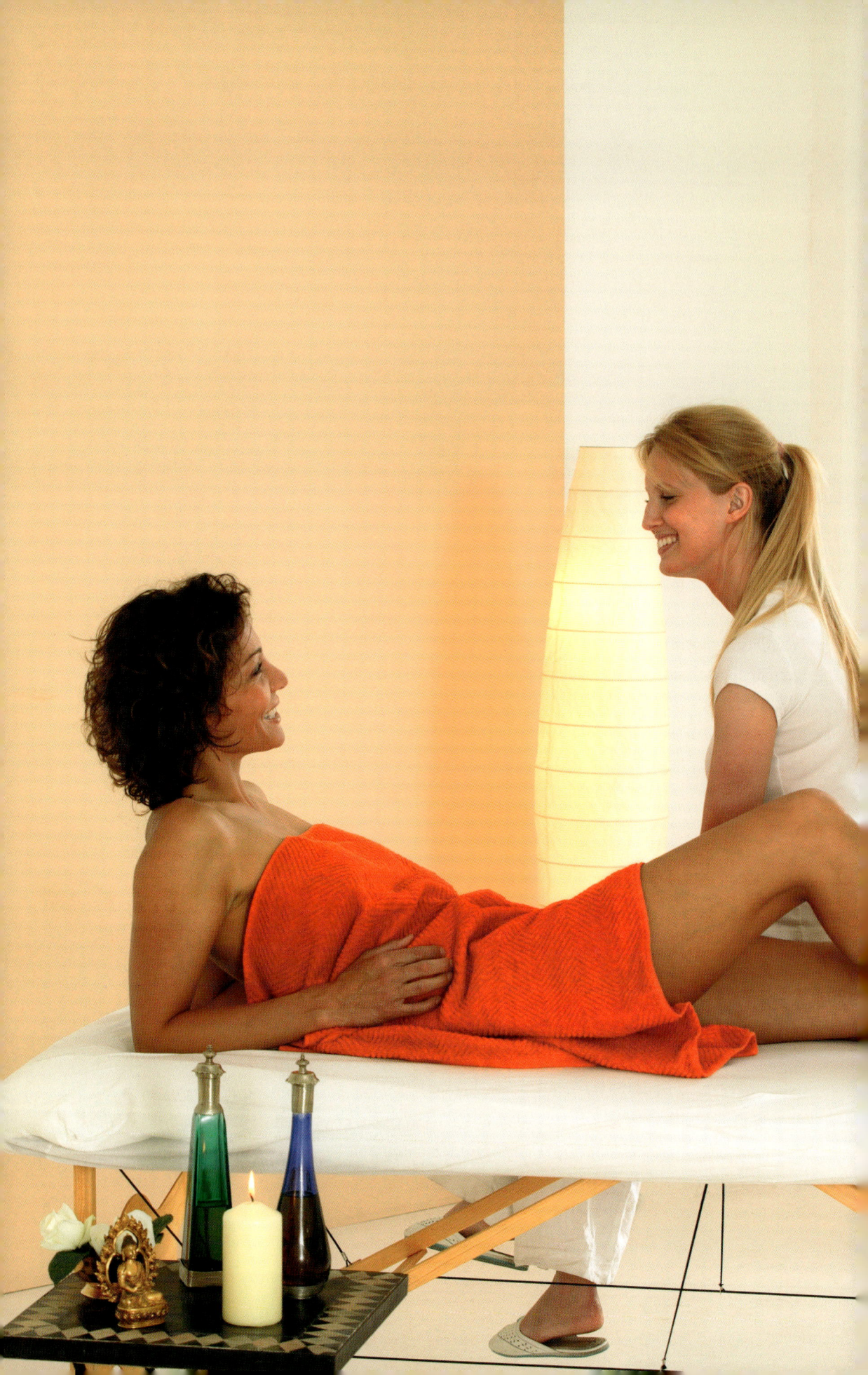

Kapitel 1

Zu diesem Buch
Eine Einführung

Wer schon einmal in den Genuss einer ayurvedischen Massage gekommen ist, wird diese als etwas ganz Besonderes empfunden haben. Das Gefühl des warmen Öles auf der Haut, die gleichmäßigen Streichbewegungen des oder der Therapeuten, die liebevolle Hingabe des Masseurs oder der Masseurin (bei einer Synchronbehandlung sind es gar vier Hände von zwei Masseuren), die Gewissheit, sich vertrauensvoll in diese geschickten Hände geben zu dürfen – all das fördert das eigene Wohlbefinden, stärkt die physische und psychische Konstitution und lässt einen die Herausforderungen des Lebens leichter meistern.

Um den Genuss einer ayurvedischen Massage vollkommen und auch die medizinisch-therapeutische Wirkung zu gewährleisten, haben wir ein leicht verständliches Nachschlagewerk verfasst, das in seiner Symbiose von Text, Foto und Grafik dem Leser und der Leserin die Möglichkeit gibt, jederzeit nachsehen zu können, welches Material für die einzelnen Behandlungen benötigt wird, welche Indikationen und Kontraindikationen zu beachten sind und wie die einzelnen Behandlungsschritte ablaufen. Das bedeutet nun nicht, dass Sie sich in Ihrer Individualität eingeschränkt fühlen sollen. Jeder hat – im wahren Sinne des Wortes – sein eigenes Händchen, und so soll es auch bleiben. Aber bestimmte Abläufe und Prinzipien sollten gemäß dem ayurvedischen Gedanken eingehalten werden, und dabei möchten wir Ihnen mit diesem Buch helfen.

Das recht aufwändige Herstellungsverfahren der indischen Massageöle (mehr dazu in Kapitel 3) und damit deren herausragende Qualität stellen eine derart feine Molekularstruktur der Öle sicher, dass diese nicht nur die Hautoberschicht durchdringen, sondern auch das Muskelgewebe, die Venen und die Knochen. Die Bildung von Antioxidantien bei dem Kochvorgang (mehr dazu im Kapitel über die Massageöle) mag wohl die Erklärung dafür sein, dass ayurvedische Öle eine verjüngende Wirkung haben. Das heißt, dass der natürliche Alterungsprozess des Menschen hinausgezögert wird, die Funktionsfähigkeit der Organe erhalten bleibt und das Gewebe gestärkt sowie das Immunsystem gesteigert werden.

Da ayurvedische Öle auch das Knochengewebe stärken, ist das Einölen oder die Massage mit ayurvedisch aufbereiteten Ölen vor allem jenem Personenkreis zu empfehlen, der einen leichten Knochenbau hat und bei dem die Möglichkeit besteht, im fortgeschrittenen Alter eventuell mit Osteoporose, einem Nachlassen der Knochendichte, rechnen zu müssen (was übrigens nicht nur Frauen betrifft). Die Spezialität einer Klinik in Südindien ist es, Knochenbrüche mit Ölverbänden rasch und erfolgreich zu heilen – ein Indiz dafür, dass das Öl tief in den Körper bis zu den Knochen vordringt und dort seine heilende Wirkung entfaltet.

Vorschau auf den Inhalt

Die meisten von Ihnen haben sich bereits mit Ayurveda beschäftigt und kennen die unterschiedlichen Konstitutionstypen. Aber es erhebt sich die Frage, welches Öl denn für Sie selbst oder für Ihre Kunden oder Patienten geeignet ist. Es bleibt natürlich Ihnen überlassen, ob Sie ein gutes Sesam-, Oliven-, Sonnenblumen- oder Mandelöl aus dem Reformhaus für Ihre Massagen verwenden wollen. Als ausgebildete Ayurveda-Spezialisten empfehlen wir jedoch, speziell aufbereitete Ayurveda-Öle zu verwenden. Eine Auswahl solcher Spezialöle finden Sie in Kapitel 3 aufgelistet. Sehen Sie sich einmal in Ihrer Umgebung um und finden Sie heraus, ob Sie in der Apotheke, im Reformhaus, im Naturkostladen oder auch in Asialäden gute ayurvedische Massageöle bekommen. Im Anhang haben wir einige Adressen zusammengefasst, an die Sie sich ebenfalls wenden und das Gewünschte bestellen können.

Doch zurück zur Frage: Welcher Konstitutionstyp bin ich und welches Öl ist das richtige für mich? Welches Öl verwende ich für meinen Kunden oder meinen Patienten? Natürlich sind Ihnen die Elementenlehre der Ayurveda sowie die Begriffe Vata, Pitta und Kapha bereits bekannt. Aber wie bestimmt man einen Typ oder wie stellt man fest, welches Ungleichgewicht sich manifestiert hat, das man bei sich selbst oder bei seinem Kunden behandeln will? Auch hierzu wollen wir Ihnen eine Hilfestellung geben und haben deshalb in Kapitel 2 einen Konstitutionstest zusammengestellt, wie er sich in der Praxis bewährt hat. Dabei ist es wichtig, bei der Befragung nicht nur die Konstitution herauszufinden, sondern das momentane physische und psychische Ungleichgewicht. Auf das gilt es zuerst einzugehen und zwar durch entsprechende Ernährung und spezifische Gewürze, durch größere Ruhe oder mehr Bewegung, eventuell durch eine Veränderung im Lebensstil – und natürlich durch Abhyanga, der ayurvedischen Ölbehandlung.

Was nun die Techniken der Massage angeht, so ist auch hier individuell vorzugehen. Der eine braucht eine ausgleichende, besänftigende Behandlung, der andere eine kräftige, den Stoffwechsel anregende Massage; der eine friert schnell und braucht wärmendes Öl, der andere wiederum wohl eher ein kühlendes. Die Möglichkeiten, die richtige Behandlung für jeden auszuwählen, sind vielfältig.

Zu diesem Buch
Eine Einführung

Auch hierzu möchten wir Ihnen einige Anregungen geben; Sie finden sie in Kapitel 4. Im selben Kapitel erhalten Sie außerdem einen kurzen Einblick in die Marma-Lehre und einige Tipps für die Praxis sowie für Ihre eigene Vorbereitung und die Ihres Kunden.

Die einzelnen Massagen und Massagetechniken stellen wir Ihnen ab dem fünften Kapitel vor. Kapitel 5 beschreibt die komplette Einzelmassage (Abhyanga solo) in zwei Varianten. Darin eingeschlossen ist die Kopf- und Gesichtsmassage sowie die Hand- und Fußmassage. In Kapitel 6 ist der Ablauf einer Behandlung durch zwei Therapeuten (Abhyanga synchron) minutiös beschrieben. Bei der Massage zu zweit bedarf es eines gut eingespielten Teams. Beide Therapeuten sollten in der Massagetechnik ausgebildet sein, denn zeitweise arbeitet jeder für sich.

Obgleich Kopf und Gesicht in einer Abhyanga mitbehandelt werden, beschreiben wir in dem separaten Kapitel 7 eine weitere Kopfmassage sowie zwei Gesichtsmassagen, einmal mit entspannender und einmal mit anregender Wirkung.

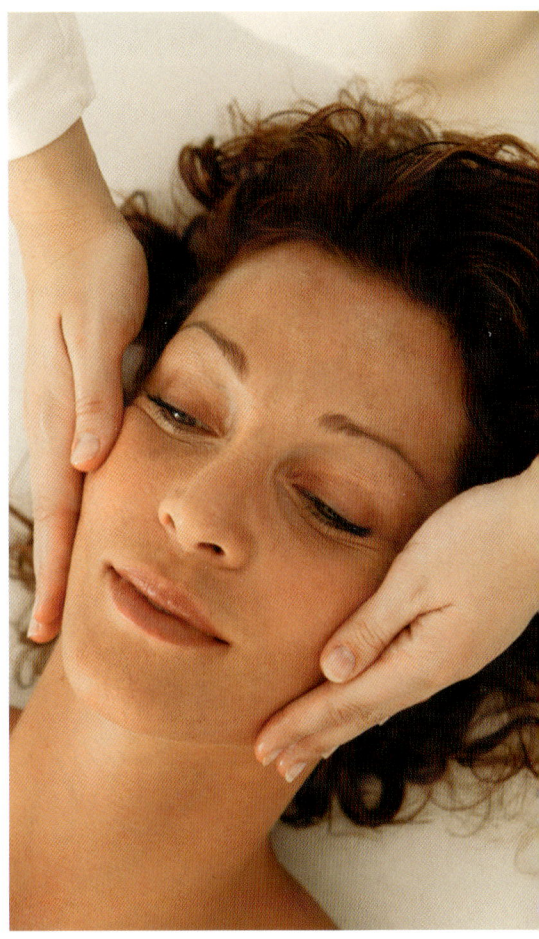

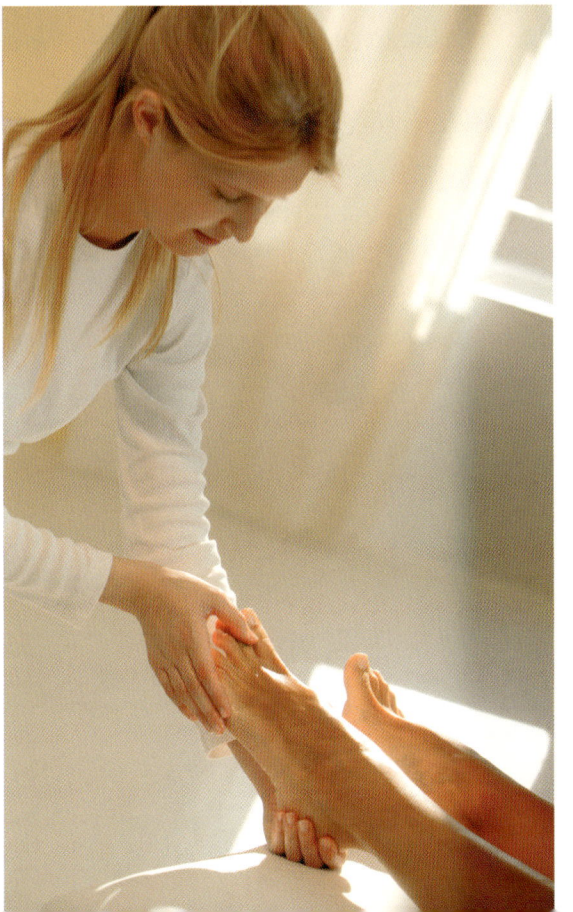

In den Kapiteln 7 bis 10 finden Sie übrigens spezielle Anmerkungen und Grafiken zum Thema Marmapunkte. Sobald Sie sich in der jeweiligen Massagetechnik sicher fühlen, können Sie gezielt auf diese Punkte einwirken.

In Kapitel 8 weisen wir mit Hilfe entsprechender Illustrationen auf die Reflexzonen der Füße und Hände hin und zeigen eine weitere Fußmassage. Die bereits im Kapitel »Abhyanga solo« beschriebene Handmassage haben wir an dieser Stelle noch etwas erweitert.

Zu diesem Buch
Eine Einführung

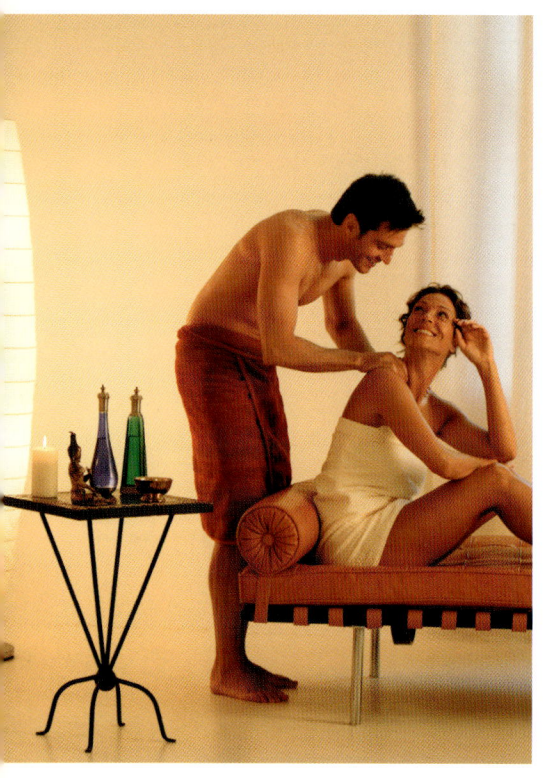

Sehr spezielle Behandlungen sind die Rückenmassage (Kapitel 9) und die Bauchmassage (Kapitel 10). Sie bedürfen der besonderen Aufmerksamkeit und eines sehr großen Einfühlungsvermögens, guter Kenntnisse der Anatomie sowie einiger Übung. Beide Massagen sind äußerst wirkungsvoll. Kapitel 9 (Rückenmassage) enthält übrigens eine schöne Yoga-Übung, die Sie vielleicht zur Energetisierung jeden Morgen ausführen wollen.

Viel Spaß – und zwar sowohl für den Patienten als auch für die Therapeuten – machen die in Kapitel 11 zusammengefassten, sehr belebenden Massagetechniken, nämlich die Behandlung mit dem Seidenhandschuh (Garshan-Massage), mit heißem Pulver (Udvartana) und mit heißen Zitronensäckchen (Jambira Pinda Sweda). Da die Wirkung bei jeder dieser Behandlung durch zwei Therapeuten besonders intensiv ist, haben wir eine Synchronmassage beschrieben. Die Abläufe aller drei Therapien sind sehr ähnlich. Übrigens werden diese letztgenannten Behandlungen auch gern im kosmetischen und im Wellness-Bereich angewendet.

Als Abschluss finden Sie in Kapitel 12 einiges Wissenswerte zur Eigenmassage. In der Tat legen wir Ihnen eine solche Gesundheitsvorsorge sehr ans Herz. Nicht jeder möchte oder kann einmal wöchentlich oder monatlich zum Ayurveda-Therapeuten gehen, um sich eine ausgiebige Ganzkörpermassage geben zu lassen. Das ist, offen gesagt, auch eine Kostenfrage. Aus den vorher genannten Gründen (gut für das Haut-, Muskel-, Venen- und Knochengewebe) empfiehlt es sich jedoch für jeden Erwachsenen, sich selbst täglich oder zumindest ein- bis zweimal wöchentlich von Kopf bis Fuß einzuölen – ja, auch die Kopfhaut wird es Ihnen danken! Ein spezielles Haaröl fördert nicht nur den gesunden Haarwuchs, sondern stärkt auch, wie alle ayurvedischen Öle, die Abwehrkräfte. Außerdem macht es Spaß, sich gegenseitig zu massieren, und Kinder profitieren ebenfalls von solchen Massagen. Darüber hinaus erfährt die Beziehung zwischen Mann und Frau oder Mutter und Kind durch die Ölbehandlung eine ganz besondere Qualität. Eine Meditation zu den 5 Elementen rundet dieses Kapitel ab.

Die Krönung der Ayurveda-Behandlung sind für viele wohl der mit sehr warmem Öl ausgeführte Ganzkörperguss (Seka oder Pizichil) und der Stirnguss (Shirodhara), Anwendungen, denen jeweils eine kurze Abhyanga vorausgeht. Da diese Therapien jedoch einer speziellen Indikation bedürfen, werden sie in diesem Buch nicht beschrieben.

Zu einigen der genannten Therapien gehört auch die Schwitztherapie; andere wiederum sind bereits Wärmebehandlungen, weshalb das nach der Behandlung folgende Schwitzen entfällt. Wir werden bei den einzelnen Massagebeschreibungen entsprechende Hinweise geben.

An wen richtet sich dieses Buch?

Nach unserer Erfahrung, das heißt auf Grund der gewonnenen Erkenntnisse in Ausbildungskursen und vor allem durch die tägliche Arbeit in einer Ayurveda-Praxis, ist es unserer Meinung nach sehr wichtig, sich umfassende Kenntnisse über Ayurveda im Allgemeinen und über die ayurvedische Massagetechnik im Besonderen anzueignen, das Wissen zu vertiefen und die Möglichkeit zu haben, immer wieder nachlesen zu können, wie denn die einzelnen Massagegriffe auszuführen sind. Allerdings ersetzt das Buch in keinem Fall eine gründliche Ausbildung in Theorie und Praxis. Nur in einer guten und intensiven Schulung ist es möglich, sich dieses komplexe Wissen über Ayurveda anzueignen, stets die richtige Diagnose zu stellen und die einzelnen Schritte der Behandlungstechniken zu erlernen und auch zu verinnerlichen. Selbst jenem Personenkreis, der im Wellness-Bereich tätig ist, legen wir eine Ausbildung ans Herz.

Auch wer sich für eine ayurvedische Lebens- und Verhaltensweise entschieden hat, sollte sich mit einem der vielen auf dem Buchmarkt angebotenen Ayurveda-Bücher beschäftigen, so dass er oder sie noch mehr Nutzen hat von der Umsetzung der individuellen und seiner Konstitution gerecht werdenden Lebensweise, der entsprechenden Ernährung und der häuslichen Anwendung von ayurvedischen Ölen.

Dieses Buch mit seinen klaren Beschreibungen ist, so meinen wir, eine große Hilfe für Ärzte, Heilpraktiker, Physiotherapeuten und natürlich für Ayurveda-Therapeuten. Darüber hinaus trägt es auch für all jene zu einem besseren Verständnis bei, die sich für die ayurvedische Gesundheitslehre interessieren und selbst Sorge tragen für ihr Wohlbefinden und das ihrer Familie. Unsere Absicht war, dem Leser und der Leserin nicht nur durch eine möglichst exakte Schritt-für-Schritt-Beschreibung die Massageabläufe sehr genau zu vermitteln, sondern das Geschehen mit Hilfe von Grafiken und Fotos auch optisch darzustellen. Wenn Sie das Licht betrachten, welches der Fotograf in seinen Bildern eingefangen hat, werden Sie übrigens feststellen, dass hier der Tagesverlauf in einer Praxis abgebildet wird.

Wegen der besseren Lesbarkeit haben wir darauf verzichtet, immer den Therapeuten und die Therapeutin direkt anzusprechen. Wir haben die männliche Form gewählt und wünschen uns, dass sich auch die Leserinnen von uns Autorinnen angesprochen fühlen. Ebenso werden wir den zu Massierenden meist mit »Kunde« bezeichnen, wenngleich es sich selbstverständlich häufig auch um eine medizinisch-therapeutische Behandlung und demnach durchaus um einen Patienten handelt.

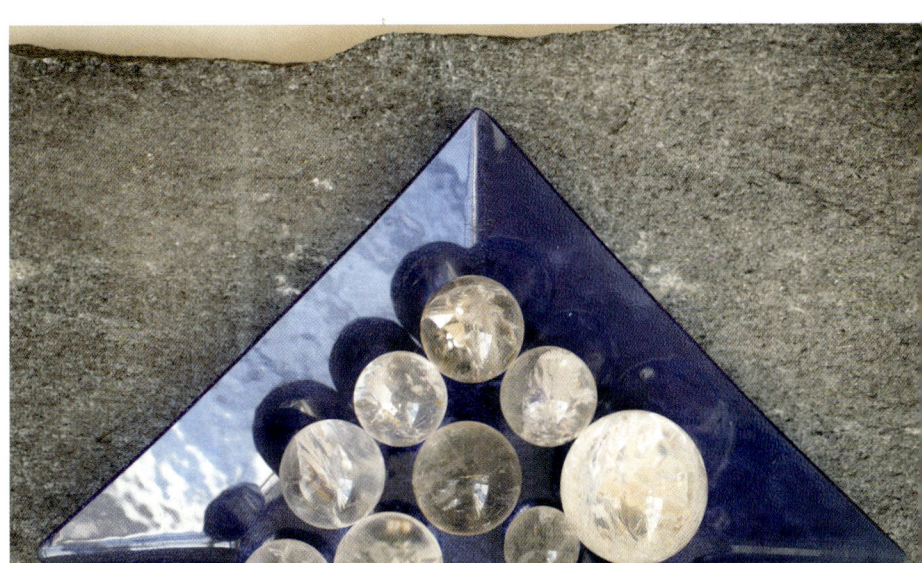

Zu diesem Buch
Eine Einführung

Einstimmung auf die Behandlung

Durch die große Nähe zwischen Patient und Therapeut, die bei jeder Körperarbeit entsteht, so auch bei der ayurvedischen Massage, kommt es zu einem besonderen Energiefluss und -austausch. Auf beiden Seiten steigen das Wahrnehmungsvermögen und die Bewusstheit. Insbesondere der Kunde oder Patient öffnet sich und wird sehr »durchlässig« – sowohl für positive als leider auch für negative Energie. Deshalb empfehlen wir Ihnen als Therapeut oder Therapeutin, sich auf den zu Behandelnden entsprechend einzustellen. Denn der Kunde oder die Patientin ist für die gesamte Dauer der Therapie das Wichtigste, und ihm oder ihr sollte deshalb Ihre uneingeschränkte Aufmerksamkeit gelten.

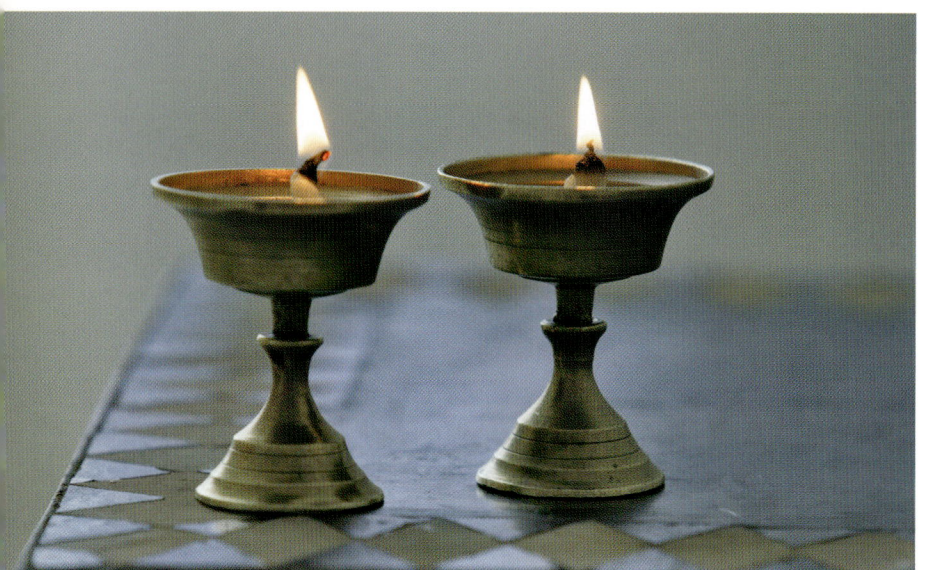

भगवान धन्वंतरी

शंखंचक्रंजलौकांदधतमृतघटम् चारुदोऽर्भिश्चतुर्भिः ।
सूक्ष्म स्वच्छातिहृद्यांशुकपरिविलसन् मौलिमंभोजनेत्रम् ॥
कालाम्भोदोज्ज्वलांगम् कटितटविलसच्चारुपीतांबराढ्यम् ।
वन्दे धन्वंतरिं तं निखिलगदवनप्रौढदावाग्निलीलम् ॥

Diese Konzentration Ihrerseits kann durch ein kurzes Innehalten geschehen, durch ein Ritual – zum Beispiel durch einen Ruhegriff auf den Schultern des Patienten, so dass Sie eine Verbindung zwischen sich und dem zu Behandelnden herstellen – oder durch ein kurzes, auch stilles Gebet. Wählen Sie etwas, was Ihnen am Natürlichsten erscheint. Wichtig ist, dass Sie während der Massage alle abschweifenden Gedanken abstreifen und sich voll und ganz auf die Person konzentrieren, die sich vertrauensvoll in Ihre Hände begibt.

Zu diesem Buch
Eine Einführung

In Indien wenden Ärzte oder Therapeuten häufig ein Ritual an oder es wird ein Mantra gesprochen. Das bekannteste Mantra ist das links und unten in Sanskrit wiedergegebene Dhanvantari-Gebet, welches gesungen wird und sich an den Schutzpatron der ayurvedischen Ärzte richtet:

Shankam cakram jalaukam dadhatamruta ghatam caru dhorabhihi ca caturbhihi
Sukshma svaca ati hridayamsuka parivilasam maulimam bhojanetram
Kalambhodo jvalangam katitat vilasas carupitambharadhyam
Vande Dhanvantarim tam nikhila gadavana praudha davagni lilam

»*Der, welcher in seinen vier anmutigen Händen Muschelhorn, Wurfstern,*
Blutegel und ein Gefäß mit Ambrosia hält,
dessen leuchtender, feiner und reiner Schal Ihn besonders attraktiv erscheinen lässt
und dessen Augen wie Lotusblumen anmuten,
dessen körperliche Ausstrahlung der Farbe einer frischen Regenwolke gleicht
und dessen reizvolle Hüften in ein goldgelbes Tuch gehüllt sind,
vor diesem Dhanvantari beuge ich mich mit Respekt,
denn Er verbrennt Krankheit wie ein unbändiger Waldbrand.«

(Aus H. H. RHYNER: »Das neue Ayurveda Praxis-Handbuch«, CH-Neuhausen 2004. Abdruck mit freundlicher Genehmigung des Autors und des Verlags)

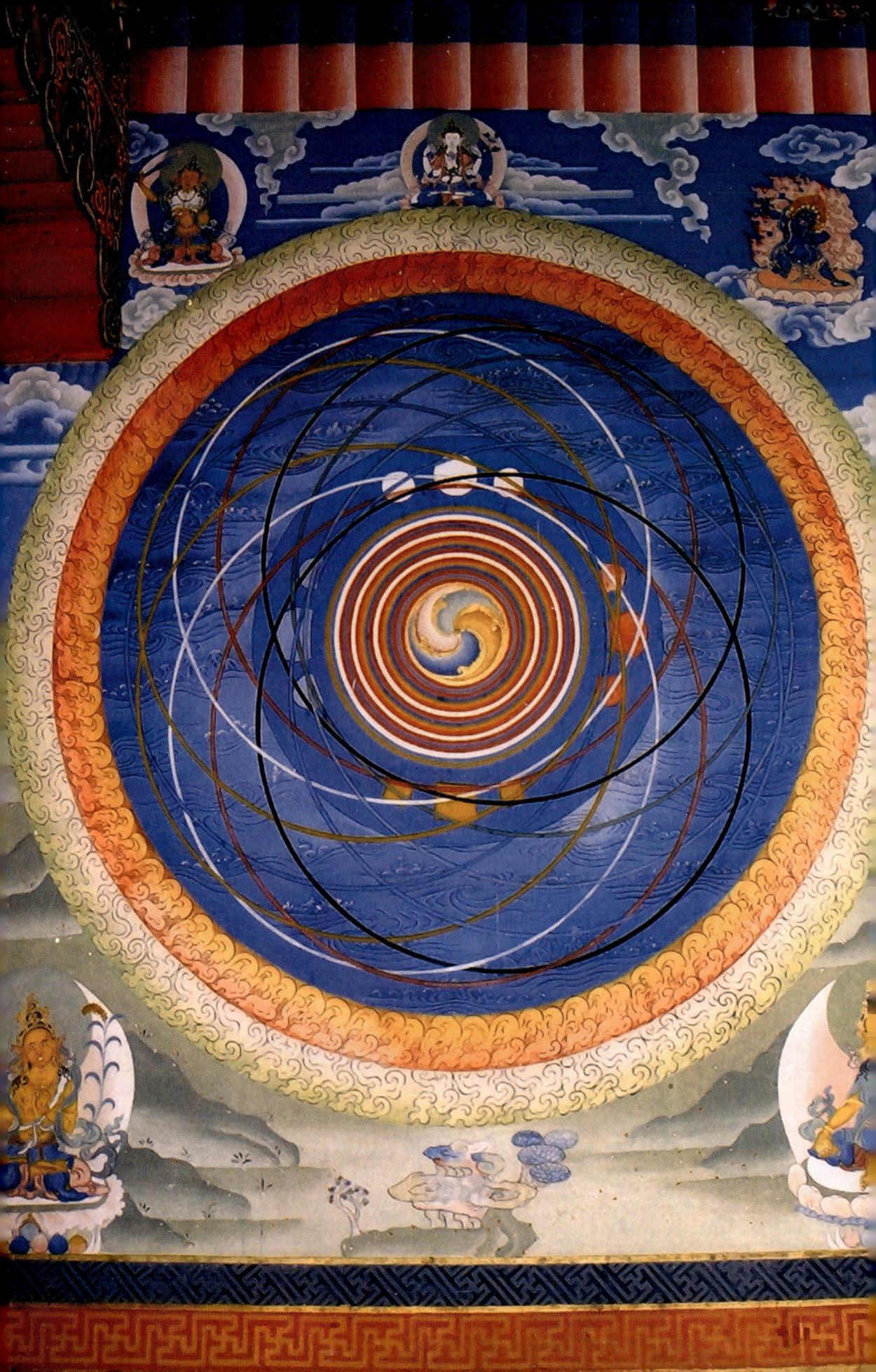

Kapitel 2

Ayurveda
Das ganzheitliche Gesundheitskonzept

>»Die Welt setzt sich aus fünf Elementen zusammen:
>Erde, Wasser, Feuer, Luft und Äther.
>So auch unser Körper.
>Er ist so etwas wie eine Welt im Kleinen.
>Daher müssen alle diese Elemente im Körper
>im richtigen Verhältnis zueinander vertreten sein:
>Reine Erde, reines Wasser,
>reines Feuer oder Sonnenlicht,
>reine Luft und freier Raum.«
>MAHATMA GANDHI (1869–1948)

Diese wunderbare und einfache Erklärung zu dem Mysterium Mensch möchten wir unserer kurzen Beschreibung des ayurvedischen Gesundheitskonzepts voranstellen. Ayurveda übt auf uns deshalb eine solche Faszination aus, weil die Prinzipien über Jahrtausende erfolgreich erprobt sind und sich bewährt haben, leicht verständlich und logisch sind, und weil sie sich von jedem auf dieser Erde mittels gesunder Ernährung, typgemäßer Lebensrhythmen und präventiver Gesundheitsmaßnahmen in das tägliche Leben integrieren lassen. Da Sie sich offenbar mit ayurvedischer Massage bereits befasst haben oder intensiver beschäftigen wollen, haben Sie sich wohl auch schon mit Ayurveda ganz allgemein auseinandergesetzt. Dennoch wollen wir in diesem Kapitel einen kurzen Überblick über diese indische Gesundheitslehre geben und jene Punkte herausgreifen, die im Zusammenhang mit ayurvedischen Massagen von besonderer Bedeutung sind.

Was ist Ayurveda?

Ayurveda ist ein mehr als 6000 Jahre altes ganzheitliches medizinisches und sehr undogmatisches System, eine Gesundheitslehre und – mehr noch – das älteste medizinische Konzept der Menschheit überhaupt, das seine schriftliche Niederlegung in weit zurückliegenden indischen Aufzeichnungen fand, den Veden. In dieser Philosophie werden Körper, Geist und Seele des Menschen in gleichem Maße berücksichtigt.

Das Sanskritwort »ayus« bedeutet Leben (die Zeitspanne von der Geburt bis zum Tod), und »veda« heißt Wissen. Ayurveda ist also das »Wissen vom Leben«. Deren Ziele waren immer der präventive Aspekt, die Erhaltung der Gesundheit, die Regeneration des Organismus sowie die Lebensführung. Gerade was Prävention und Lebensführung angeht, liegt viel in unserer eigenen Hand: Wir selbst können Sorge tragen für eine gesunde Ernährung, die auf unsere individuelle Konstitution abgestimmt ist, für eine Lebensführung, die sowohl konstitutionell als auch psychisch unseren Bedürfnissen entspricht, und wir können mit entsprechenden Maßnahmen reagieren, wenn wir ein Ungleichgewicht in uns erkennen.

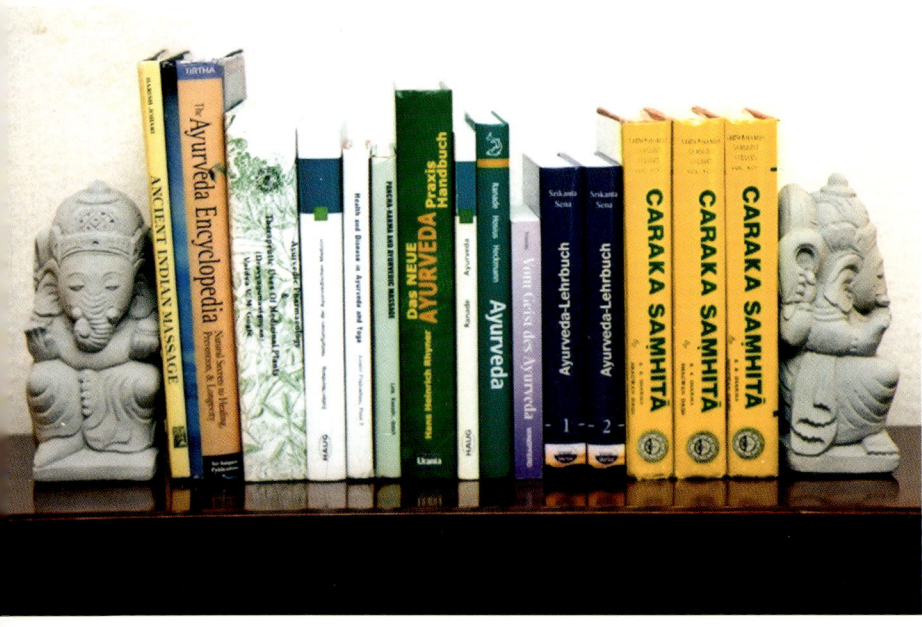

Eines der wichtigsten Werke der klassischen Ayurveda-Literatur, die »Caraka Samhita«, wurde vor rund 3500 Jahren niedergeschrieben und zählt zu den ältesten bis heute erhaltenen medizinischen Texten mit 341 Rezepturen aus dem Pflanzenreich, 177 tierischen sowie 64 mineralischen und metallischen Medikamenten. Das wohl bedeutendste Werk der Chirurgie aus der antiken Welt ist die »Sushruta Samhita«, welches vor etwa 3000 Jahren verfasst wurde. In dieser Textsammlung werden 1120 Krankheiten beschrieben, des Weiteren chirurgische Instrumente, die den heutigen gleichen.

Weitere Werke aus dem alten Indien sind die »Ashtanga Samgraha« von Vagbhata (ca. 200 v. Chr. bis 500 n. Chr.) über Gesunderhaltung, individuelle Konstitution, Diagnostik und Therapie,

»Madhava Nidana« (ca. 8. Jh. n. Chr.), ein Werk über die Krankheitslehre (dieses Buch dient den Ayurveda-Ärzten noch heute als Handbuch) sowie die »Sharangadhara Samhita« (ca. 1226 n. Chr.), in welcher erstmals die Pulsuntersuchung zu diagnostischen Zwecken beschrieben wird.

All diese Werke sind auch heute in Indien in englischer Sprache erhältlich und werden dort als offizielle Lehrbücher verwendet. Wer sich in die ayurvedische Materie gründlich einarbeiten möchte, dem seien diese Publikationen ans Herz gelegt (siehe hierzu auch das umfangreiche Literaturverzeichnis im Anhang).

In seiner Geschichte hat Ayurveda viele Strömungen erfahren, sowohl pro als auch contra. Es waren vor allem die Buddhisten, die die Lehren der Klassiker übernahmen und für die Verbreitung der ayurvedischen Gesundheitslehre in China, Tibet, Sri Lanka, Indochina, Afghanistan, der Mongolei, Nordost-Sibirien und später auch in Thailand und Birma sorgten.

Vor allem während der Kolonialzeit in Indien durch die Briten kam es jedoch zum Stillstand der ayurvedischen Wissenschaft, und erst im 20. Jahrhundert erlebte sie eine Renaissance. Seither ist die ayurvedische Medizin aus Indien nicht mehr wegzudenken, und mittlerweile hat sie auch auf anderen Kontinenten ihren Siegeszug angetreten.

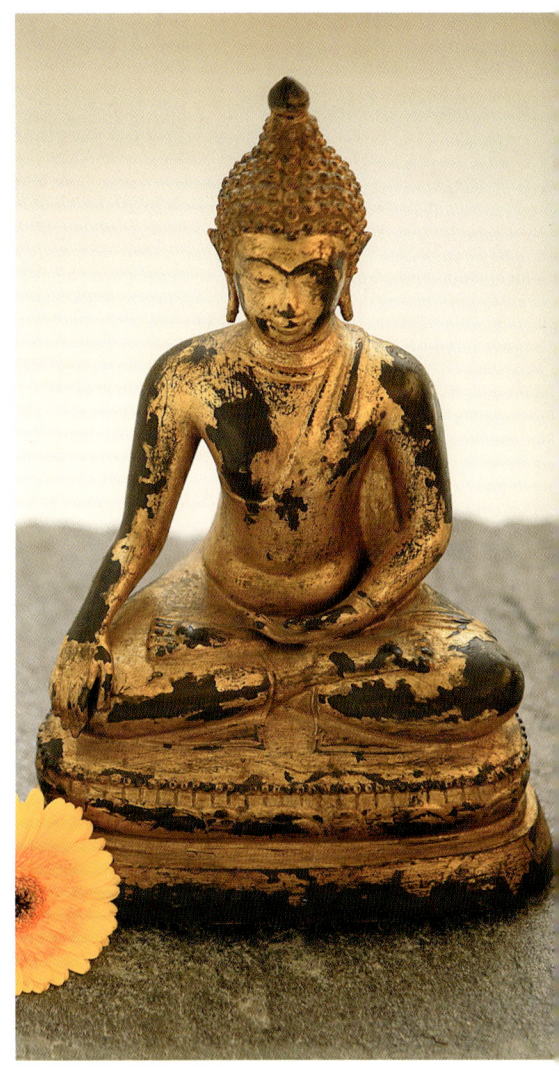

Ayurveda im Westen

Während Ayurveda in Indien und anderen Teilen Asiens heute eine Selbstverständlichkeit ist – wer einmal durch Indien gereist ist, dem werden die vielen Ayurveda-Praxen, -Apotheken und -Kliniken aufgefallen sein, vor allem im südwestlich gelegenen Bundesstaat Kerala –, stellt sich natürlich die Frage: Welches sind die modernen Einsatzmöglichkeiten der Ayurveda in der westlichen Welt? Ist es denn notwendig, sich auf ein fernöstliches medizinisches Konzept einzulassen, passt es überhaupt zu uns? Nun, Ayurveda ist trotz der Fortschritte in der modernen Medizin in folgenden Bereichen sehr vielversprechend:

- Bei metabolischen, also den Stoffwechsel betreffenden Erkrankungen,
- bei systemischen, also den ganzen Organismus betreffenden Erkrankungen, und
- bei psychosomatischen, das heißt den seelisch-körperlichen Erkrankungen.

Vor allem bei chronischen, aber auch bei psychosomatischen Krankheiten verfügt Ayurveda über Jahrtausende erprobte und erfolgreiche Behandlungsmethoden. Da dieses Konzept Gesundheit und Krankheit in einer umfassenden, ganzheitlichen Art betrachtet, kann es überall und zu jeder Zeit angewendet werden. Zu den prophylaktischen Gesundheitsmaßnahmen gehören unter anderem die äußeren Reinigungsmaßnahmen, also die Ölmassagen. Der ayurvedische Gedanke hat sich heute auch bei uns etabliert und zwar sowohl in der Prophylaxe, im Wellness-Bereich als auch in der Therapie. Sehr viele Menschen nutzen deshalb die zahlreichen Angebote im In- und Ausland und leisten sich eine Ayurveda-Kur.

Welchen Einfluss hat die ayurvedische Massage auf unseren Organismus?

Die ayurvedische Massage wirkt auf die drei Zirkulationssysteme des Körpers: die Blutzirkulation, das Nervensystem und das Lymphsystem. Den stärksten Einfluss hat sie auf das lymphatische System. Ein verstärkter Lymphfluss wiederum reduziert den Blutdruck, Verspannungen und Schmerzen. Des Weiteren bewirkt sie eine natürlichere Atmung, sie erhöht die Anzahl der Aminosäuren (Eiweißbausteine) und verringert Histamine (ein Gewebehormon). Mehr darüber haben wir in Kapitel 4 über die Massagetechnik zusammengefasst.

Darüber hinaus hat sie großen, positiven Einfluss auf das vegetative Nervensystem – ein wichtiger Aspekt in unserer hektischen Zeit, in der viele Menschen häufig ausgebrannt sind und glauben, nicht mehr oder nur eingeschränkt leistungsfähig zu sein.

Das Vorbild von Ayurveda: die Natur

Nach ayurvedischer Auffassung sind wir eins mit der Natur, sozusagen ein Mikrokosmos im Makrokosmos. Philosophisch betrachtet sind wir wiederum der Makrokosmos für den Mikrokosmos in uns, also Herrscher über die physischen und psychischen Abläufe in unserem Organismus. Und weil wir eins mit der Natur, ja, deren Spiegelbild sind, ist es des Menschen höchstes Gebot, mit der Natur in Harmonie zu leben. Was beeinflusst die Natur, in der wir leben? Es sind der Wind, die Sonne und der Mond.

Das Wind-Prinzip

Wind ist Bewegung, ist kalt. Auch wenn wir im Sommer bei Wind die Kälte nicht als solche empfinden, so ist es die Sonne, die die Luft erwärmt. Verschwindet die Sonne am Horizont und mit ihr die Wärme, bleiben der Wind und die Kälte.

Von diesem Wind-Prinzip werden unsere Bewegungen geleitet: unser Sprechen, die Atmung, das heißt die Lungentätigkeit, des Weiteren die Herztätigkeit, aber auch die Bewegung, die für den Stoffwechsel notwendig ist, der Lymph- und der Blutfluss, die Körperausscheidungen, ja sogar der Geburtsvorgang.

Wind hat eine austrocknende Eigenschaft. Weht nach einem Regen der Wind, trocknet die Natur schneller, Wasserpfützen verschwinden rascher. Aber auch unsere Haut trocknet an der rauen Luft aus.

Sonne: Symbol für Wärme, Veränderung, Energie, Durchsetzungsvermögen, Ausstrahlung und das »Feuer« in uns.

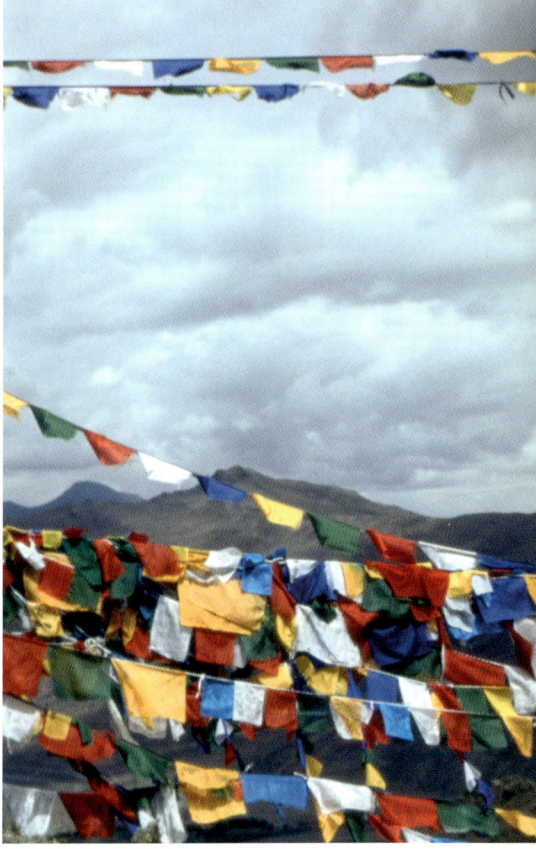

Wind: Symbol für Kälte, Durchlässigkeit, Bewegung – im physischen wie im mentalen Bereich – und für das »Flatterhafte« und Unstete.

Das Sonnen-Prinzip

Das Feuer, die Wärme, das Licht ermöglichen die Transformation. Dies lässt sich sehr gut in der Natur beobachten: Im Frühjahr erwacht die Natur langsam, sie erblüht und bietet Nahrung für andere. Beim Menschen meinen wir mit Transformation den Stoffwechsel, der alle Nahrung umwandelt und dem Körper die notwendigen Nährstoffe, Vitamine, Mineralstoffe und Spurenelemente zuführt.

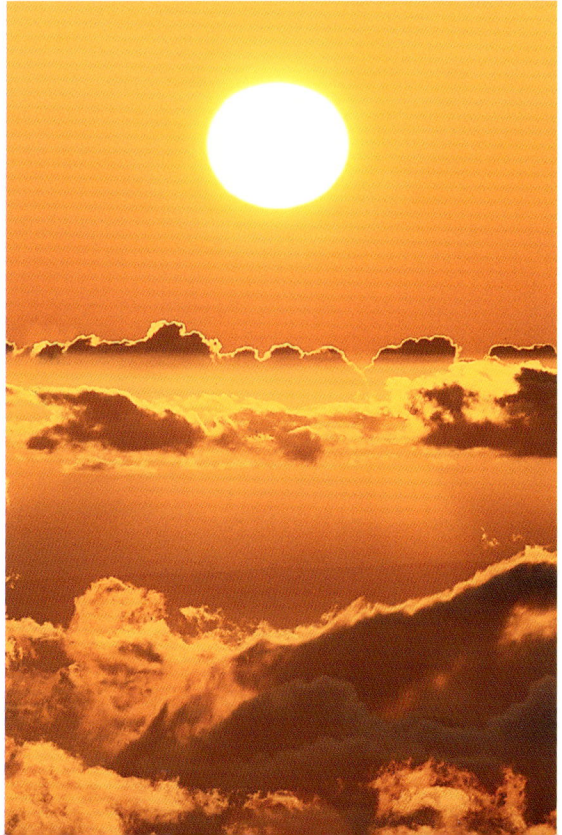

Das gilt übrigens auch im spirituellen Bereich. So sagt man in Indien, dass die Kinder besser morgens lernen sollten, da der Geist dann wacher sei. Vielleicht finden Sie Parallelen zu Ihrer eigenen Schulzeit, oder Sie stellen fest, dass Sie im Geschäftsleben morgens mehr »schaffen« als nachmittags. Sollten Sie zu den so genannten Nachtmenschen gehören, die glauben, nur am späten Abend oder bis tief in die Nacht denken und arbeiten zu können, dann hinterfragen Sie einmal Ihre Lebensgewohnheiten und prüfen Sie, ob Sie Ihren Rhythmus nicht umstellen wollen. Gerade in jenen Tagen, während wir diese Zeilen schrieben, hörten wir in einer medizinischen Sendung, dass »moderne« Krankheiten wie Übergewicht oder Diabetes die Folge des mangelnden Nachtschlafes sein könnten – eine interessante These.

Ganz ohne Frage benötigen wir das Sonnenlicht zur Bildung des Vitamins D – wichtig für unser Knochengerüst – und für eine ausgewogene Psyche. Dennoch ist Vorsicht geboten, denn die Sonne hat eine derartige Kraft, dass sie uns verzehrt. Wir kennen dieses Phänomen von den Sommerurlauben: Wir liegen lange am sonnigen, heißen Strand, und dennoch fühlen wir uns am Abend müde. Interessant in diesem Zusammenhang ist, dass während einer Panchakarma-Kur (Reinigungskur) das Sonnenlicht gemieden werden sollte.

Das Mond-Prinzip

Dem Mond wird eine kühle beziehungsweise kühlende Eigenschaft zugeschrieben, was Stabilität verleiht. So ist eine These im Yoga, sich dem Mondlicht auszusetzen, indem man des Nachts bei Mondschein die Vorhänge geöffnet hält, so dass das Mondlicht auf den Körper scheinen kann.

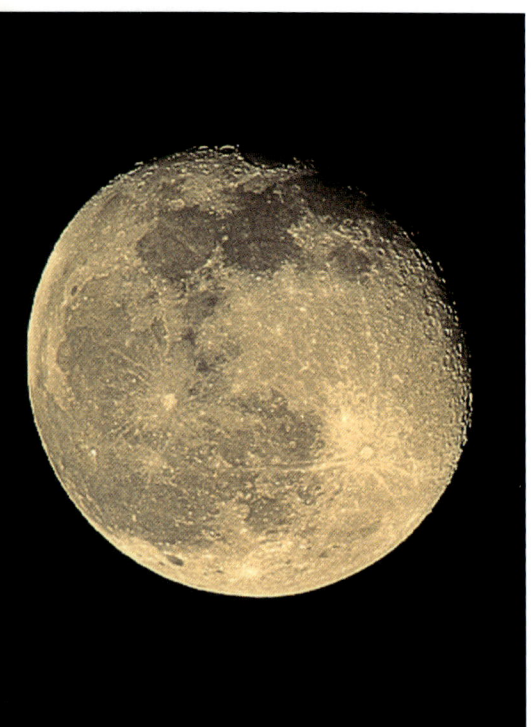

Während die Sonne uns unserer Energie beraubt, schenkt uns der Mond Energie. Südländer machen es uns Mitteleuropäern vor: Sie meiden die Sonne und insbesondere die Mittagshitze, schließen die Fenster und Rollläden ihres Hauses, so dass es drinnen kühl bleibt, und schwärmen erst gegen Abend wieder aus, weil die Luft rein, kühl und energetisierend ist. Auch die Pflanzenwelt liebt in den meisten Fällen eher das Licht, aber nicht die Hitze.

Aus der Natur wissen wir, dass der Mond Einfluss auf die Gezeiten hat. Auch bei den Menschen ist dieser 28-Tage-Zyklus zu beobachten: Bei zunehmendem Mond hält der Körper mehr Wasser im Gewebe fest, bei abnehmendem Mond »leert« sich das Gewebe wieder. Diesem Mondrhythmus folgend, sollten Panchakarma-Kuren bei abnehmendem Mond beginnen, weil der Ausleitungsprozess so sehr viel besser unterstützt wird.

Mond: Symbol für Beständigkeit, Stärke, Stabilität, das Kühlende und Festhaltende, aber auch für Wachstum und das »Sanfte«.

Ayurveda: eine Elementenlehre

Unser Kosmos besteht aus fünf Elementen (Mahabhuta), und die ayurvedische Wissenschaft sagt, dass der Mensch ein Teil des Ganzen sei, also einen Mikrokosmos in diesem Makrokosmos darstellt. Das bedeutet, dass auch wir von der Struktur her aus diesen fünf Elementen bestehen: Äther (oder Raum), Wind (oder Luft), Feuer, Wasser und Erde. Der Bogen reicht also vom sehr Subtilen und Feinstofflichen (Äther) zum sehr Schweren und Festen (Erde).

Damit ist nun nicht gemeint, dass sich der Mensch tatsächlich und materiell aus diesen Elementen zusammensetzt, vielmehr sind es die Eigenschaften dieser Elemente. Ganz wesentlich ist die Wirkung der Elemente auf unseren Organismus:

Element (Mahabhuta)	Eigenschaft des Elements	Wirkung des Elements
Äther (Akasha)	• leicht • fein • glatt • weich	• durchlässig • weich • leicht wirkend
Wind (Vayu)	• trocken • kalt • leicht • rau • fein	• aktivierend • bewegungsfördernd • leicht und rau wirkend
Feuer (Tejas)	• heiß • scharf • trocken • fein • leicht • klar	• Hitze erzeugend • verdauungsanregend • förderlich für die Ausstrahlung
Wasser (Ap)	• schleimig • kalt • flüssig, fließend • ölig • weich • langsam	• befeuchtend • haltend • auflösend
Erde (Prithivi)	• langsam • stabil • fest • schwer • rau • hart • grob • klar	• wachstumsfördernd • stärkend • stabilisierend • die Kompaktheit fördernd

Die drei Doshas

Die ayurvedische Lehre macht es uns jedoch leicht. Wir sprechen nicht (nur) von den fünf Elementen, sondern vor allem von den drei Doshas: Vata, Pitta und Kapha. Diese drei Doshas oder Tridoshas sind energetische Prinzipien, die sich immer aus zwei Urelementen zusammensetzen. Der Zustand der Doshas oder Bioenergien ist durch unsere Lebensweise, durch Umwelteinflüsse oder einschneidende Ereignisse ständigen Veränderungen unterworfen. Zwar ändert sich unsere Grundkonstitution (Prakriti) nicht, aber es kann zu erheblichen Schwankungen kommen (Vikriti) und damit zu einer Abweichung von der Grundkonstitution. Es liegt an uns, derartige Veränderungen rasch zu erkennen, um zu reagieren und das Gleichgewicht wieder herzustellen. Andernfalls können sich Krankheiten manifestieren.

Wenn Sie sich auf der vorangehenden Seite die Eigenschaften der Elemente und deren Wirkung etwas näher betrachten, so erkennen Sie, dass alle drei Doshas wichtig für den menschlichen Organismus sind: Wir benötigen

- das Leichte, Durchlässige, Aktivierende und Bewegungsfördernde der beiden Elemente Äther und Wind,
- das den Stoffwechsel Anregende und Verdauungsfördernde des Elementes Feuer,
- das Stärkende, Stabilisierende und Wachstumsfördernde der beiden Elemente Wasser und Erde.

Niemand möge also in den Fehler verfallen und klagen: »Ach, wäre ich nur ein Vata-Typ. Da würde ich mich doch viel wohler fühlen und mir viel besser gefallen.« Diese und ähnliche Aussagen haben wir in unserer Praxis schon oft gehört. Wichtig ist, dass wir unsere Konstitution, die uns bereits in die Wiege gelegt wurde, akzeptieren und auf mögliche Abweichungen oder ein allzu großes Ungleichgewicht achten. Jeder Konstitutionstyp hat seine einzigartigen Qualitäten, die es auszuschöpfen gilt. Außerdem ist es die Verschiedenartigkeit der drei Doshas, die das Menschsein so vielfältig sein lässt.

Übrigens heißt Prakriti nicht, dass alle drei Doshas mit jeweils 33 $1/3$ Prozent in uns vertreten sein müssen. Meist sind zwei Doshas höher als das dritte Dosha, und es kann sein, dass das Verhältnis zum Beispiel 45:30:25 beträgt. Das ist durchaus in Ordnung – es ist unsere Grundkonstitution, unsere Prakriti. Klafft das Testergebnis jedoch erheblich weiter auseinander, beispielsweise 50:40:10, dann befinden wir uns im so genannten Vikriti-Zustand und die Gefahr der Immunschwächung und eventueller Krankheitsanfälligkeiten steigt.

Nachdem Sie sich ja bereits ausgiebig mit der ayurvedischen Materie befasst haben, wollen wir an dieser Stelle nur sehr kurz auf Einzelheiten eingehen, um sie für eine Typbestimmung nochmals in Erinnerung zu rufen:

Vata-Dosha

Vata wird für jegliche Bewegung im Körper benötigt. Es gibt praktisch keine Körperfunktion, die nicht durch diese Bioenergie gesteuert wird. Deshalb spielt Vata bei jeder ayurvedischen Therapie eine so wichtige Rolle, denn nur Vata ist in der Lage, toxische Substanzen aus dem Körper auszuscheiden.

Vata hat seinen Sitz in Blase, Dickdarm, Rektum, Becken und den Beinen, aber auch in der Lunge, in den Nieren und den Ohren. Sehr wichtig zu wissen ist, dass Vata in den Knochen sitzt und im Nervensystem. Das erklärt, weshalb wir jedem ans Herz legen, sich regelmäßig einzuölen, um erstens das Knochengerüst entsprechend zu nähren und gesund zu erhalten, und um zweitens unsere Psyche auszubalancieren. Interessanterweise werden Sie feststellen, dass bei Kuren insbesondere zu Beginn der Behandlungen meist Vata beruhigt wird. Denn unabhängig von unserer Grundkonstitution ist es häufig das Vata-Dosha, das auf Grund unserer Lebensweise aus der Balance geraten ist, was sich in Gereiztheit, Hektik oder gar Schmerzen zeigt, und wieder ins Lot gebracht werden muss. Ist das Gleichgewicht wieder hergestellt, wird der Arzt oder Therapeut sich der eigentlichen Konstitution widmen und entsprechende Maßnahmen ergreifen.

Pitta-Dosha

Pitta heißt wörtlich: »Das, was Wärme erzeugt.« Es steuert die Körpertemperatur, verleiht uns einen gesunden, strahlenden Teint und ist für die Aufnahme allen Wissens von außen ausschlaggebend.

Wenngleich Pitta im ganzen Körper verteilt ist, liegt sein Hauptsitz in der mittleren Körperregion, nämlich zwischen Bauchnabel und Brustwarzen. Es befindet sich in Magen und Dünndarm, in Herz, Leber und Gallenblase sowie im Schweiß und im Blut. Damit wird deutlich, von welcher Bedeutung Pitta für den Organismus ist. Störungen wie fehlender Sauerstoffgehalt im Blut oder Ähnliches mehr verhindern eine gesunde Versorgung aller Organe. Unreine Haut, Entzündungen oder Allergien sind meist Anzeichen von einem aus dem Gleichgewicht geratenen Pitta.

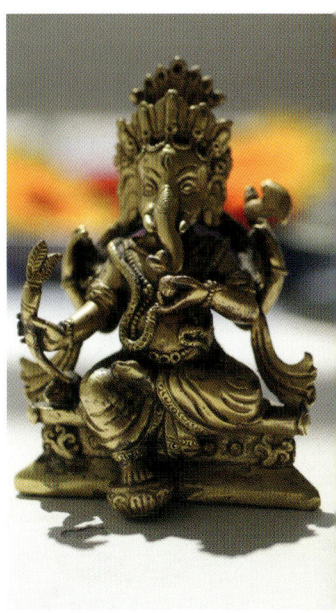

Kapha-Dosha

Es ist das Kapha, welches den Zusammenhalt der verschiedenen Körperstrukturen garantiert und die Gelenke mit ausreichend Sinovia ausstattet. Des Weiteren verleiht es dem Körper Stabilität, sexuelle Potenz und Fruchtbarkeit sowie Widerstand gegenüber Krankheit und Zerfall. Bei einem Zuviel kommt es allerdings vermehrt zu Ablagerungen im Zellgewebe.

Der Sitz von Kapha ist der obere Brustraum und der Kopf. Das Dosha finden wir, wie bereits gesagt, ganz allgemein im Gewebe, in den Gelenken in Form der Gelenkschmiere, in Kopf, Nacken und Hals, in Lunge, Magen, Milz und Bauchspeicheldrüse. Auch wenn Menschen mit einer Kapha-Konstitution recht robust sind, sind sie doch anfällig für Erkrankungen der Atemwege.

Mehr als nur drei Doshas

Im Allgemeinen wird meist von drei Doshas (Tridosha) gesprochen. Jedoch sollte man sich oder seinen Kunden und Patienten etwas differenzierter betrachten. Da nur selten klar abgegrenzte Konstitutionen festzustellen sind, sondern wir stets Mischformen antreffen, sind es im Grunde genommen zehn Doshas; dies gilt es bei der Diagnose und der Behandlung zu berücksichtigen; dabei weist der Tridosha-Typ eine ausgeglichene Konstitution auf:

1. Vata
2. Pitta
3. Kapha
4. Vata-Pitta
5. Pitta-Vata
6. Pitta-Kapha
7. Kapha-Pitta
8. Kapha-Vata
9. Vata-Kapha
10. Tridosha

Bei der ayurvedischen Massage – sei es die Selbstmassage oder in der Therapie – kann es durchaus sein, dass mit verschiedenen Ölen gearbeitet wird. Denn bedenken Sie, dass Vata seinen Sitz im unteren Teil des Körpers hat, nämlich ab Dickdarm bis in die Beine. Das heißt, dass vor allem die Beine eine sehr trockene Haut haben können (auch bei anderen Konstitutionstypen) und es sich deshalb empfiehlt, ein entsprechend nährendes und besänftigendes Öl zu verwenden. Der Kopf sollte stets mit einem kühlenden Öl massiert werden, unabhängig von der Konstitution.

Individuelle Typbestimmung

Die bisherigen Ausführungen zu den fünf Elementen beziehungsweise den Doshas sollten es Ihnen möglich machen, die eigene Grundkonstitution oder die des Kunden oder Patienten durch Befragung und Betrachtung festzustellen. Ebenso wichtig ist es, den augenblicklichen Zustand zu ermitteln, um entsprechend zu handeln. Um Ihnen bei dieser Entscheidung zu helfen, fassen wir im Folgenden die wichtigsten Kriterien nochmals zusammen:

Element (Mahabhuta)	Bioenergie (Dosha)	Eigenschaften der Bioenergien	Wirkung der Elemente	Funktion der Bioenergien
Äther Wind	Vata = Wind-Prinzip	leicht, fein, kalt, durchdringend, trocken, rau	**Äther:** ist durchlässig und weich, wirkt leicht **Wind:** aktiviert, ist bewegungsfördernd, wirkt leicht und rau	steuert jegliche Bewegung des Organismus (Atmung, Herztätigkeit, Ausscheidungen, Umwandlung der Gewebe, Austausch der Körperflüssigkeiten)
Feuer (und etwas Wasser)	Pitta = Sonnen-Prinzip	leicht, heiß, beweglich, durchdringend, ölig, flüssig, sauer, scharf	**Feuer:** erzeugt Hitze, ist verdauungsanregend, fördert die Ausstrahlung **Wasser** (nur kleiner Anteil): siehe unten	notwendig für den Metabolismus (den Stoffwechsel betreffend), die Körpertemperatur, steuert Hunger und Durst, ist verantwortlich für die Bildung von Hormonen und Enzymen
Wasser Erde	Kapha = Mond-Prinzip	kalt, flüssig, ölig, träge, weich, stabil, schwer, statisch, klar, süß	**Wasser:** wirkt befeuchtend, haltend und auflösend **Erde:** fördert das Wachstum, wirkt stärkend und stabilisierend	verleiht Stabilität und Energie, ist verantwortlich für Formgebung, Struktur und Aufbau, Substanz der Synovia (Gelenkschmiere)

Betrachtet man sich die Eigenschaften der fünf Elemente beziehungsweise drei Doshas einmal etwas genauer, wird einem rasch klar, dass man sowohl in den Verhaltensweisen als auch in der Behandlung antagonistisch, also gegensätzlich, vorgehen sollte:

- **Vata ist leicht und kalt.** Dieser Konstitutionstyp verträgt also Schweres, Süßes, Nährendes und Warmes. Außerdem braucht er Befeuchtendes. **Für die Therapie:** Der Vata-Typ benötigt wärmende, nährende Öle bzw. nährende Behandlungen; die Massage sollte besänftigend sein.
- **Pitta ist leicht und heiß.** Dieser Konstitutionstyp verträgt auf Grund seines meist gesunden Stoffwechsel zwar das meiste, muss aber gerade deshalb vorsichtig sein, um sich nicht zu übernehmen. Für ihn ist Kühlendes das Richtige. **Für die Therapie:** Der Pitta-Typ benötigt ein eher kühlendes Öl und ebenfalls eine ausgleichende Massage.
- **Kapha ist schwer und kalt.** Dieser Konstitutionstyp findet seinen Ausgleich durch Leichtes, Scharfes und Warmes. **Für die Therapie:** Der Kapha-Typ benötigt ein wärmendes Öl, die Massagetechnik sollte anregend sein. Den Stoffwechsel mobilisierende Behandlungen wie beispielsweise Udvartana sind besonders zu empfehlen.

Quelle der Tabelle: HANS H. RHYNER: »Gesund leben, sanft heilen mit Ayurveda«, CH-Neuhausen 2000

Konstitutionstest

Ganz gleich, ob Sie sich selbst einölen oder einen Kunden behandeln, Sie sollten immer durch ein Überprüfen Ihrer Befindlichkeit oder durch Befragen herausfinden, welches Massageöl in diesem Augenblick das Richtige für Sie beziehungsweise Ihren Kunden oder Patienten ist. Wenn Sie sich eingehend mit den oben aufgeführten Merkmalen der Elemente beschäftigen und die Eigenschaften der Doshas verinnerlichen, fällt Ihnen die Diagnose sicherlich recht leicht. Dann werden Sie auch erkennen, ob Sie ein nährendes Öl wählen sollten oder eines, das den Stoffwechsel anregt, ob Sie lieber ein kühlendes Öl verwenden und ob Sie eine besänftigende oder eine reduzierende Massagetechnik anwenden.

Der folgende Konstitutionstest wird Sie bei Ihrer Anamnese unterstützen und Ihnen helfen, die richtige Diagnose zu treffen. Haben Sie zum Beispiel in der Vata-Spalte die meisten Fragen angekreuzt, sind Sie ein Vata-Typ. Finden sich jedoch in der Spalte Vata und Pitta fast gleich viele Kreuzchen, dann zählen Sie zu den Mischtypen, in diesem Fall ist es Vata-Pitta oder Pitta-Vata, je nachdem, welche Spalte mehr Markierungen aufweist. Nach dem Ergebnis dieser Befragung richten sich die Massagetechnik, die Sie bei sich oder Ihrem Kunden anwenden wollen, sowie das zu verwendende Massageöl. Nach welchen Gesichtspunkten Sie das Öl auswählen und die Massagetechnik bestimmen, erfahren Sie in den Kapiteln 3 und 4.

FRAGEBOGEN			
	VATA	**PITTA**	**KAPHA**
Physische und physiologische Merkmale			
Körperbau	Sehr klein oder sehr groß, leicht, feingliedrig, zarte Gelenke ☐	Mittlere, schlanke und gleichmäßige Statur, weiche Formen, Gelenke weich ☐	Mittlere, kräftige und stabile, stämmige Statur, weicher und runder Körper, kräftige und gut geschmierte Gelenke ☐
Kopf und Gesicht	Längliche, schmale und markante Gesichtsform, schmales Kinn ☐	Ovale bis dreieckige Gesichtsform, energisches Kinn ☐	Ovale bis runde und eher breite Gesichtsform, weiches Kinn ☐
Körpergewicht	Leicht, nimmt schwer zu ☐	Mittel ☐	Mittel bis schwer, nimmt schwer ab ☐
Hände	Schmal, lange Finger, lange und oft feine Nägel; meist kalt ☐	Gut geformt, Nägel etwas weich; gute Durchblutung ☐	Eher große, breite Hände, kräftige Nägel; eher kühle Hände ☐

FRAGEBOGEN

	VATA	PITTA	KAPHA
PHYSISCHE UND PHYSIOLOGISCHE MERKMALE			
Haut	Fein und empfindlich, Neigung zu Trockenheit, kalt, rau, wird in der Sonne leicht braun; Venen gut sichtbar; mag Einölen und Wärme, auch feuchte Wärme ☐	Gute Durchblutung, oft hell mit Sommersprossen und Muttermalen, fettig/ölig, warm, evtl. rau, wird in der Sonne leicht rot; zieht Kühlendes vor ☐	Weich, ölig, gute Hautfeuchtigkeit, eher hell, kühl; Venen kaum sichtbar; mag Trockenmassagen und trockene Wärme ☐
Haare	Fein, trocken, spröde, manchmal glanzlos ☐	Leicht fettig, seidig; evtl. frühes Ergrauen und frühe Glatzenbildung; hoher Haaransatz ☐	Füllig, kräftig und weich; evtl. niedriger Haaransatz ☐
Augen	Trocken, eher klein, lebhafter, auch unruhiger Blick; dünne Wimpern und Augenbrauen ☐	Feucht, von mittlerer Größe, oft leuchtend; Neigung zu Brennen und Entzündungen ☐	Groß, gut befeuchtet, ruhiger Blick, manchmal schwermütig; buschige Wimpern und Augenbrauen ☐
Nase	Sehr schmal, lang ☐	Spitz ☐	Rundlich ☐
Lippen	Sehr fein; blass, trocken ☐	Geschwungen, gut durchblutet; Neigung zu Herpes ☐	Voll ☐
Zähne	Klein, schmal, unregelmäßig; kariesanfällig ☐	Mittlere Größe; Neigung zu Zahnfleischbluten ☐	Groß und gleichmäßig; Bildung von Zahnstein ☐
Appetit, bevorzugte Speisen	Meist recht unregelmäßig: mal viel, mal wenig; isst gern warm, bevorzugt Süßes, Saures und Salziges; trinkt ausreichend; sollte **nicht** fasten ☐	Stark, kann viel essen/ Neigung zu Heißhunger; isst gern regelmäßig (reizbar, wenn diese Regelmäßigkeit ausbleibt), verträgt Kaltes, bevorzugt Kaltes, Süßes, Bitteres und Herbes; trinkt ausreichend; kann 1 x wöchentlich saftfasten ☐	Gering, isst verhältnismäßig wenig, langes Sättigungsgefühl, isst langsam – »Genießer« –, oft Lust auf Süßigkeiten; bevorzugt Scharfes, Bitteres und Herbes; darf kontrolliert fasten ☐
Durst	Nimmt Durst wahr und trinkt meist ausreichend ☐	Hat viel Durst und trinkt viel ☐	Hat wenig Durst ☐

FRAGEBOGEN			
	VATA	**PITTA**	**KAPHA**
PHYSISCHE UND PHYSIOLOGISCHE MERKMALE			
Stoffwechsel, Körperausscheidungen	Trockener Stuhl; wenig Urin; neigt zu Blähungen ☐	Starke Verdauungskraft, große Urin- und Stuhlmengen, Neigung zu Durchfall ☐	Regelmäßiger Stuhlgang, gut geformter, evtl. öliger Stuhl, mäßige Urinmenge; oft träger Stoffwechsel ☐
Schweiß	Schwitzt wenig, kein Körpergeruch ☐	Schwitzt stark, unangenehmer Körpergeruch ☐	Schwitzt mäßig, süßlicher Körpergeruch ☐
Schlaf	Leicht, oft unterbrochen; **Träume:** können von Angst geprägt sein, träumt vom Fliegen und dem Erklimmen von Höhen ☐	Mittel, kann manchmal schwer einschlafen, Nachtschweiß; **Träume:** oft von Kämpfen, träumt von Feuer, Blitzen und Blumen ☐	Lang und tief; **Träume:** können schwer und von depressiver Natur sein, träumt von Wasser und Blumen, von Himmel und Wolken ☐
Sexualität	Schwankend zwischen aktiv und entsagend ☐	Mittel, ist leidenschaftlich ☐	Sehr ausdauernd und starkes Empfinden ☐
WESENSART UND CHARAKTEREIGENSCHAFTEN			
Mentale Eigenschaften	Wacher Verstand, flexibel, rasche Auffassungsgabe, lebendig, sehr lebhaft und spontan, voller Tatendrang, vielseitig interessiert und sehr kreativ, liebt die Veränderung; übersensibel, manchmal schüchtern, emotional, unruhig, instabil, unkonzentriert, gutes Kurzzeitgedächtnis ☐	Analytisch, kritisch, starker Wille, sehr zielgerichtet, intelligent, liebt die Herausforderung, sehr ehrgeizig, leistungswillig, Kämpfernatur; mag den Luxus; oft wenig tolerant, bestimmend, beharrt auf seiner Meinung, mutet sich oft zu viel zu, neigt zur Perfektion und Eifersucht ☐	Strahlt Ruhe, Stärke und Gelassenheit aus, ist beim Essen und Handeln eher langsam, hat viel Ausdauer, ist herzlich und geduldig, geht sehr überlegt und methodisch vor; tolerant, gutes Langzeitgedächtnis; Helfersyndrom; oft lethargisch und schwerfällig, kann unnachgiebig (stur) sein, hält gern an Dingen und Vergangenem fest ☐
Gefühlsebene	Sehr fröhlich und beschwingt, aber auch labil, neigt zu Ängstlichkeit und Sorgen; Neigung zu Depressionen ☐	Sehr geistreich und witzig, neigt aber zu Überreaktionen, leicht reizbar, oft emotional und eifersüchtig ☐	Meist ausgeglichen und sanft, großzügig, kann aber auch sentimental werden; Neigung zu Schwermut ☐

FRAGEBOGEN			
	VATA	**PITTA**	**KAPHA**
WESENSART UND CHARAKTEREIGENSCHAFTEN			
Sprechweise, Stimme	Sehr schnell und redegewandt; wechselt gern von einem zum anderen Thema, verliert leicht den Gesprächsfaden; manchmal heisere und tiefe Stimme ☐	Guter Ausdruck, guter Rhetoriker; scharfzüngig bis verletzend, emotional; die Stimme kann hoch und schrill sein ☐	Eloquent, klar, oft bedächtig, nicht immer sehr gesprächig; melodische Stimme ☐
Verhaltensweise im Alltag, Lebensart	Bewegungsfreudig und reiselustig, nimmt alles sehr leicht; wählt künstlerische Berufe; wechselt gern Aufenthaltsort, Beruf oder Interessen ☐	Sportlich (dabei ehrgeizig), engagiert, übernimmt gern die Führungsrolle; neigt zu risikoreichen Verhaltensweisen ☐	Großzügig, bodenständig, liebt den Komfort, zieht langfristige Planungen schnellen Entscheidungen vor; verlässt ungern seinen Standort ☐
KÖRPERLICH-SEELISCHE VORZÜGE, BIO-SCHWANKUNGEN			
Stimmungen	Heiter, Gefühl von Leichtigkeit; Stimmungsschwankungen bis hin zu Depressionen ☐	Leidenschaftlich, robust; unduldsam ☐	Meist ausgeglichen, aber auch in sich gekehrt (Schneckenhaus), melancholisch ☐
Leistungsfähigkeit	Vor allem frühmorgens und abends (Vata-Zeit = 2–6 Uhr und 14–18 Uhr); kann aber auch rasch ermüden oder das Interesse verlieren ☐	Sehr leistungsfähig in der Pitta-Zeit (= 10–14 Uhr und 22–2 Uhr), fordert viel von sich und kann sich dabei überfordern ☐	Sehr ausdauernd, vor allem in der Kapha-Zeit (= 6–10 Uhr und 18–22 Uhr), sehr widerstandsfähig, ist aber oft nur schwer in Gang zu setzen ☐
Anfälligkeit, gesundheitliche Störungen	Kälteempfindlich (kalte Hände und Füße); labil, krankheitsanfällig; Gelenkschmerzen, nervöse Störungen ☐	Robust; anfällig für Entzündungen, brennendes Gefühl, Fieber ☐	Sehr robust; jedoch empfindliche Bronchien, Neigung zu Ödemen ☐
Puls	Schnell; **Tierbild:** Bewegung wie eine sich rasch durch Sand bewegende Schlange ☐	Mittel; **Tierbild:** Bewegung wie ein hüpfender Frosch oder Spatz ☐	Langsam; **Tierbild:** Bewegung wie ein Schwan im Auf und Ab der Wellen ☐
Anzahl			

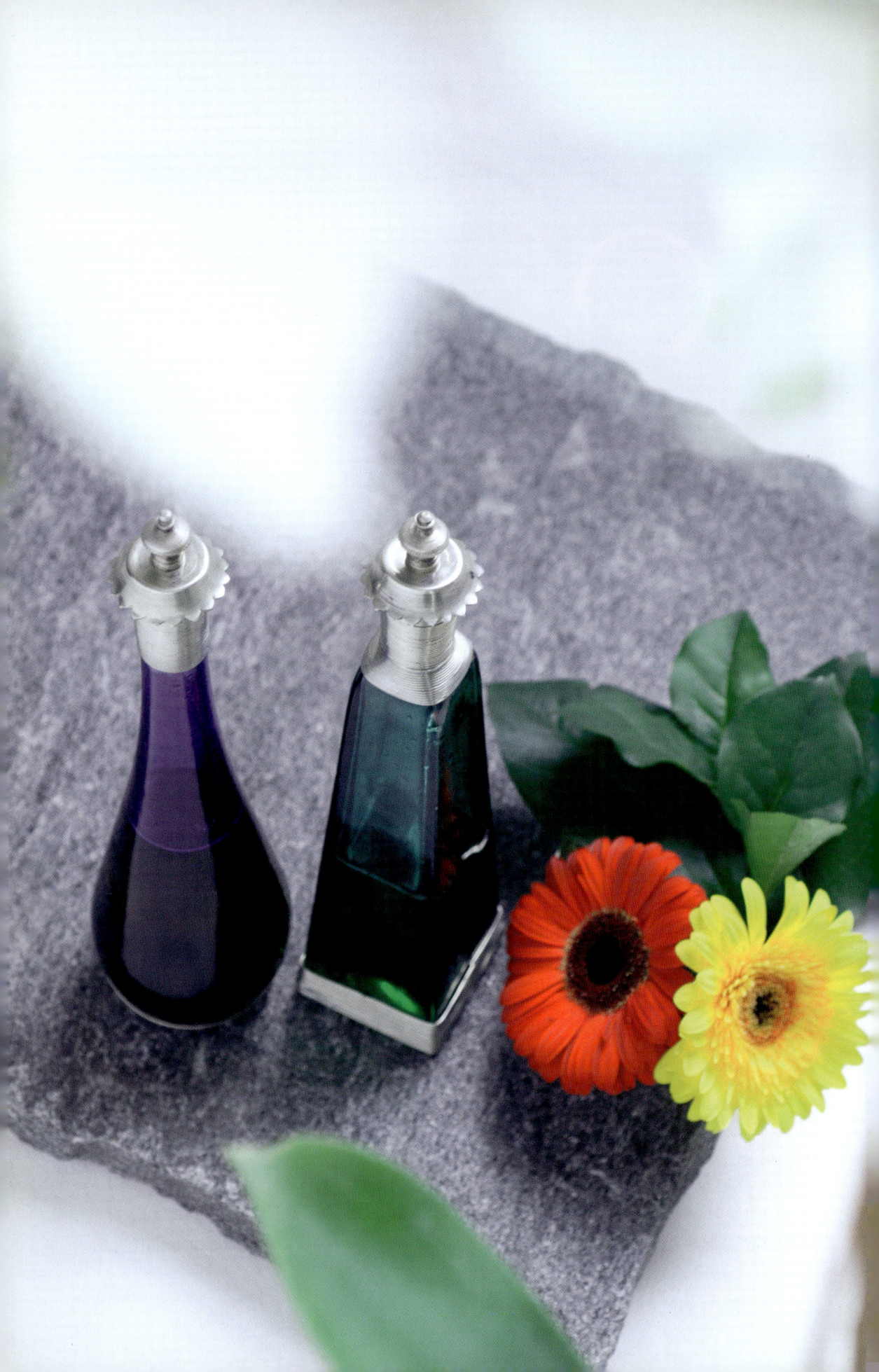

Kapitel 3

Ayurvedische Massageöle
Thaila · Keram

Die in der ayurvedischen Heilkunde verwendeten Massageöle sind etwas sehr Spezielles. Dabei handelt es sich um medizinierte Öle, das heißt, das Öl wird mit speziellen wässrigen Auszügen (Kashaya), vorbereiteten Pasten aus frischen oder getrockneten Heilkräutern (Kalka), Säften von frischen Heilkräutern (Swarasa) oder mit anderen Zutaten, zum Beispiel mit nährenden Milchprodukten, gekocht. Mit jeder neuerlichen Zugabe von Kalka und dem weiteren Kochvorgang potenziert sich die Wirkung des Öles. Dieser sehr arbeitsintensive Herstellungsprozess gewährleistet, dass die therapeutischen Eigenschaften der hinzugefügten Inhaltsstoffe vom Öl aufgenommen werden. Die Trägersubstanz Öl übernimmt also die »heilende« oder auch nährende Wirkung der Kräutersubstanzen und anderer Inhaltsstoffe, wie Milch oder Ghee (H. H. RHYNER). Die klassischen Rezepturen, die den indischen Massageölen zugrunde liegen, sind zum Teil 2000 Jahre alt und haben sich in ihrer Wirksamkeit somit lange bewährt. Des Weiteren wird auch mit tierischen Ölen (Vasa) und geklärter Butter (Ghee) massiert. Wir werden in diesem Kapitel nur auf medizinierte Öle eingehen.

Die Produktion ayurvedischer Massageöle unterliegt einem Jahrhunderte lang erprobten Herstellungsverfahren und ist ein recht langwieriger Prozess: Der Kochvorgang kann bis zu 72 Stunden beanspruchen und muss in dieser Zeit genauestens überwacht werden. Interessant ist die Erkenntnis japanischer Wissenschaftler im vergangenen Jahrhundert, dass Sesamöl bei einer Temperatur von über 100 °C, die es während des Kochvorgangs für eine kurze Zeit einnimmt, Antioxidantien entwickelt. Das könnte der Grund für seine stärkende, die Immunkraft positiv beeinflussende Wirkung sein sowie für den Verjüngungsprozess, den ayurvedische Öle auf unsere Organe ausüben.

Da unsere westlichen Nasen ziemlich »verwöhnt« zu sein scheinen und wir Cremes, Lotionen und Körperöle meist nach ihren Wohlgerüchen auswählen und weniger nach ihrer Wirkung, sind die Düfte der Ayurveda-Öle für den einen oder anderen möglicherweise etwas gewöhnungsbedürftig. Aber unsere Erfahrung hat gezeigt, dass Patienten gerade in den Therapien sehr wohl erkennen, wie wirksam diese Öle sind – die Frage nach intensiven »Wohlgerüchen« ergibt sich dann gar nicht mehr!

Die Öle und ihre therapeutische Wirkung

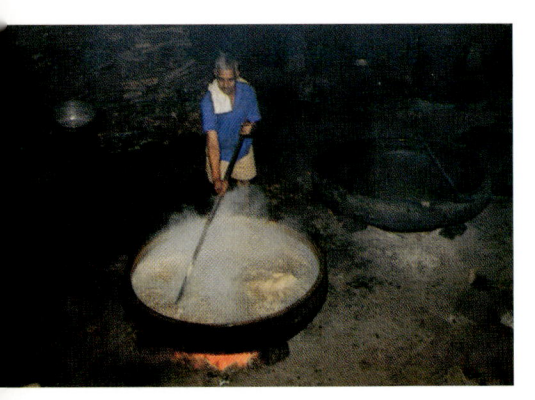

In Indien werden in solch riesigen Gefäßen arzneiliche Öle nach traditioneller Methode hergestellt.

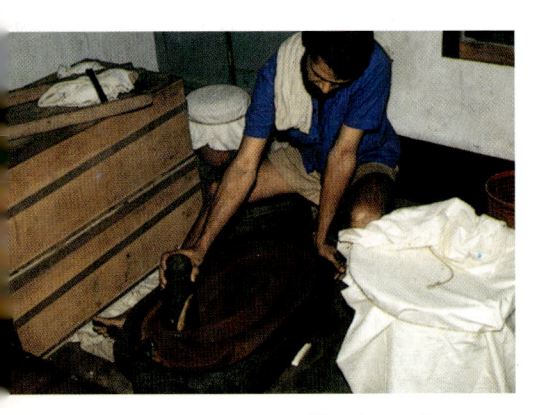

Die Herstellung von Kräuterpasten (Kashaya) erfolgt in mühsamer Handarbeit.

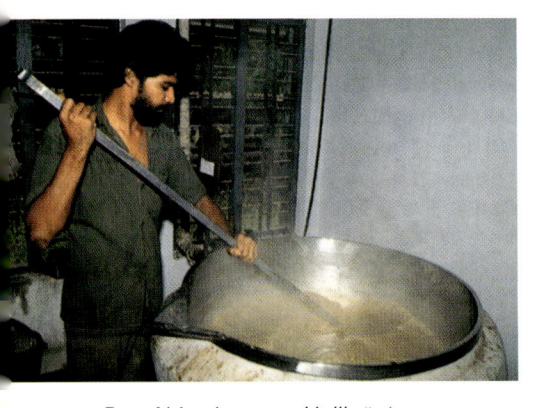

Das Abkochen von Heilkräutern.

Basis der meisten ayurvedischen Öle ist Sesamöl, Trägersubstanz für die enthaltenen Heilmittel. Das Wort »Thaila« oder »Taila« kommt von »Tila«, was Sesamsamen heißt. Es gibt aber auch Öle aus der Kokosnuss; sie werden »Keram« genannt. Während Sesamöl hauptsächlich ein wärmendes Öl ist, wirkt Kokosöl kühlend. Das ist natürlich eine Verallgemeinerung, denn je nach Inhaltsstoffen kann auch Sesamöl dort eingesetzt werden, wo eher eine kühlende Wirkung erwünscht ist. Daneben gibt es noch Massageöle auf Sesamölbasis, denen Rizinusöl oder Ghee (geklärte Butter) hinzugefügt wurde; sie haben die Bezeichnung »Kuzhambu«.

Wenngleich alle Öle auf Grund ihrer Fettsubstanz Vata reduzieren sowie Pitta und Kapha erhöhen, werden sie dennoch in der Therapie für alle Konstitutionstypen verwendet. Die Massageöle übernehmen ja die Eigenschaften der ihnen beigegebenen Substanzen, so dass hier kein unerwünschter Effekt entsteht. Umso wichtiger ist es jedoch, die richtige Wahl zu treffen. Je nach Zusammensetzung kann die Öltherapie nährend oder reduzierend wirken, sie kann wärmend oder kühlend sein, und die Massage kann eine anregende oder entspannende Wirkung haben.

Deshalb ist es unabdingbar, der Behandlung oder Massage eines Patienten eine genaue Anamnese und Diagnose vorangehen zu lassen, denn das Öl soll ja den gewünschten Effekt haben und nicht kontraproduktiv wirken. Wer eine das Gewebe aufbauende Wirkung wünscht (Brimhana), wird also ein nährendes Öl wählen; wer eine das Gewebe eher reduzierende Wirkung erzielen will (Langhana), der wird ein sehr belebendes und den Stoffwechsel anregendes Öl bevorzugen. Wer sich nach Entspannung sehnt (Samvahana), wird einem sehr sanften, ausgleichenden Öl den Vorzug geben.

Natürlich wird eine ayurvedische Ölmassage in den allermeisten Fällen immer als ausgleichend und angenehm empfunden. Wollen wir aber mehr als nur einen »Wohlfühleffekt« erreichen, dann sollte die richtige Wahl getroffen werden.

Denken Sie immer daran, dass das ayurvedische, das heißt medizinierte Öl eine sehr starke Wirkung hat. Ja, man geht so weit und sagt, dass die Hauptwirkung bei einer Behandlung dem Öl zuzuschreiben ist. Hat ein Kunde oder Patient das Glück, auf einen guten Therapeuten zu stoßen, dann vervielfacht sich der Effekt einer ayurvedischen Massage: Nicht nur das (richtig gewählte) Öl tut seine Wirkung, sondern auch der Masseur oder die Masseurin trägt dazu bei, dass die Behandlung von Erfolg gekrönt ist. Das bedeutet jedoch, dass er oder sie gut ausgebildet ist und sich mit der Materie sehr gründlich auseinandergesetzt hat.

Welches Öl für wen?

Im Folgenden wollen wir Ihnen einige Öle vorstellen, um Ihnen die Auswahl etwas zu erleichtern. Sollten Sie ein Massageöl wählen, das vor allem im Wellness-Bereich eingesetzt werden kann und nicht ayurvedisch aufbereitet ist, dann empfehlen wir dringend, sich zumindest ein qualitativ hochwertiges Öl im Reformhaus zu besorgen. Allerdings möchten wir darauf hinweisen, dass es sich dann zwar um eine Ölmassage handelt, nach unserem Verständnis aber um keine ayurvedische Massage im traditionellen Sinne des Wortes.

Wirkung	Massageöl
Neutral	• Olivenöl • Mandelöl • Aprikosenkernöl
Wärmend	• Sesamöl • Senfsamenöl (Achtung: ungeeignet für den Kopf!)
Kühlend	• Kokosöl

Eine kurze Anmerkung zu Olivenöl: Dieses Öl ist pflegend und in seiner Wirkung leicht kühlend. In Indien, das Olivenöl importiert, wird es gern für die Babymassage verwendet. Da dessen Molekularstruktur nicht so fein wie beispielsweise die des ayurvedisch aufbereiteten Sesamöls ist, sondern sehr grob und somit nur von pflegender Natur, dringt es nicht tief in die Haut ein und verändert somit auch nicht das Körpergewebe, was in diesem Fall erwünscht ist.

Als Therapeuten empfehlen wir für die Praxis in erster Linie natürlich ayurvedisch aufbereitete Massageöle. Denn sie sind durch den bereits beschriebenen Kochprozess von einer viel feineren Molekularstruktur, können also besser in die Haut eindringen, und sie haben durch die Beigabe ent-

Ayurvedische Massageöle
Thaila • Keram

sprechender Heilkräuter auch einen tiefer greifenden Gesundheitsaspekt und wirken harmonisierend auf die Doshas. Wir haben in der folgenden Übersicht zwischen Ölen, die für die Kopfmassage und solchen, die für die Körpermassage geeignet sind, unterschieden, wobei sich manche für beide Behandlungen – für die Kopf- und für die Körpermassage – verwenden lassen. Auch werden Ihnen sehr fremd erscheinende Namen auffallen; diese Bezeichnungen kommen aus Indien und die Öle werden auch hierzulande unter diesen Namen angeboten.

Bei der Entscheidung, welches Kopföl für wen geeignet ist, stehen vor allem der eher kühlende und der eher wärmende bzw. neutrale Effekt des Öls im Vordergrund. Das heißt aber auch, dass, wenn es sehr kalt ist, auch für jemanden mit einer Pitta-Konstitution jenes Öl zu verwenden ist, das für die kühle Witterung gedacht ist:

- Bringamalakadi Thaila auf Sesamölbasis ist ein Haaröl für die kühle Witterung und eignet sich vor allem für das Vata- und das Kapha-Dosha. Durch seine die Blutzirkulation anregende Wirkung ist es auch bei Erkältungen geeignet, da es den Körper dabei unterstützt, Toxine abzutransportieren. Wenn es sehr kalt ist, kann es auch für die Pitta-Konstitution verwendet werden.
- Neelabringadi Keram auf Kokosölbasis ist für die warme Witterung gedacht und eignet sich insbesondere für Personen mit einer Pitta-Konstitution. Es schützt vor Hitzeeinwirkung (da der Kopf ohnehin »heiß« ist, ist dies ein wichtiger Aspekt) und kann frühzeitiges Ergrauen der Haare sowie Haarausfall verhindern oder hinauszögern.

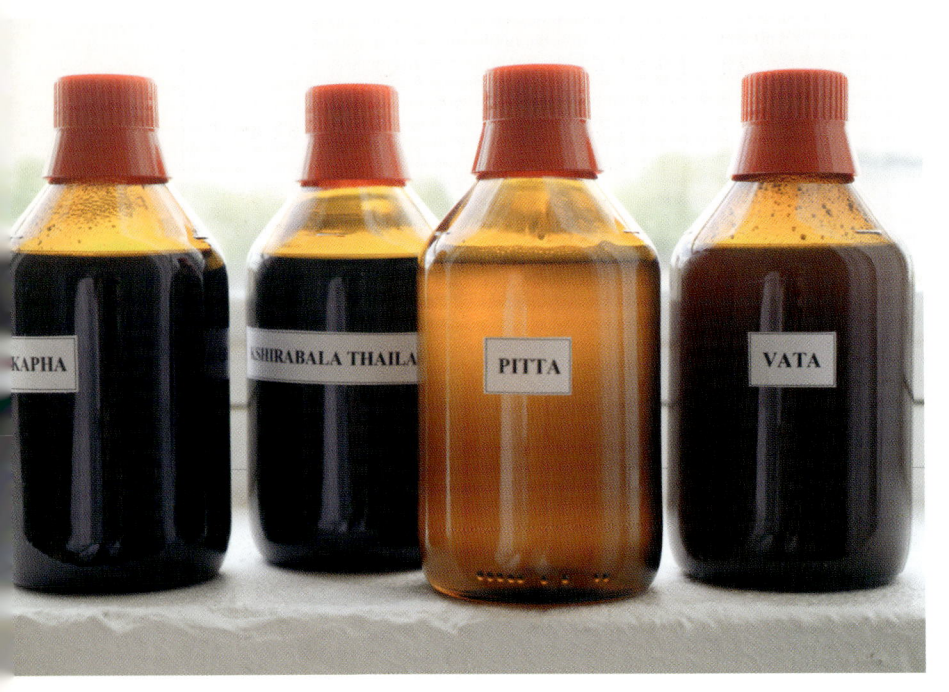

Kshirabala Thaila ist ein sehr nährendes und besänftigendes Massageöl. »Kshira« heißt in Sanskrit Milch. Der Name dieses Öles sagt also bereits aus, dass ihm Milch (meist Kuhmilch) beigemengt wird. Es ist ein sehr sanftes und stark beruhigend wirkendes Öl, das sich auch für die Massage von Kleinkindern gut eignet.

Öle sind am besten lichtgeschützt aufzubewahren. So halten sie sich bis zu drei Jahre.

Vata-, Pitta- und Kapha-Öl sind auf die jeweiligen Doshas abgestimmte Ayurveda-Öle. Sie reduzieren das überschüssige Dosha oder tragen dazu bei, eine Störung in diesem Bereich zu mindern oder gar zu beseitigen.

Sicherlich fällt Ihnen auf, dass wir bei Vata und Pitta das entsprechende Konstitutionsöl auch für die Kopfmassage aufgeführt haben, nicht aber bei Kapha. Das hat seinen Grund: Kapha-Öl ist sehr stark in seiner Wirkung und deshalb für die Kopfhaut ungeeignet. Das trifft auch für Senfsamenöl zu: Würde man dieses Öl für eine Kopfmassage verwenden, könnte es zu vermehrtem Haarausfall kommen. Deshalb legen wir Ihnen ans Herz, Kapha-Öl oder Senfsamenöl **niemals** für eine Kopfmassage zu verwenden.

In der folgenden Übersicht sind die Massageöle so aufgelistet, dass sie sich den drei Doshas zuordnen lassen:

Dosha	Für die Kopfmassage	Für die Körpermassage
VATA	• Sesamöl • Aprikosenkernöl • Vata-Öl (= Dhanvanthara Thaila; Basis: Sesamöl) • Kshirabala Thaila (Basis: Sesamöl und Kuhmilch) • Haaröl (= Bringamalakadi Thaila; Basis: Sesamöl)	• Sesamöl • Aprikosenkernöl • Olivenöl • Mandelöl • Vata-Öl (= Dhanvanthara Thaila; Basis: Sesamöl) • Kshirabala Thaila (Basis: Sesamöl und Kuhmilch)
PITTA	• Aprikosenkernöl • Kokosöl • Pitta-Öl (= Eladi Keram; Basis: Kokosöl) • Kshirabala Thaila (Basis: Sesamöl und Kuhmilch) • Haaröl (= Neelabringadi Keram; Basis: Kokosöl)	• Kokosöl • Olivenöl • Mandelöl • Aprikosenkernöl • Pitta-Öl (= Eladi Keram; Basis: Kokosöl) • Kshirabala Thaila (Basis: Sesamöl und Kuhmilch)
KAPHA	• Sesamöl • Kshirabala Thaila (Basis: Sesamöl und Kuhmilch) • Haaröl (= Bringamalakadi Thaila; Basis: Sesamöl)	• Sesamöl • Senfsamenöl • Kapha-Öl (= Sahacharadi Thaila; Basis: Sesamöl)

Daneben gibt es ayurvedische Massageöle, die bei speziellen Beschwerden oder Störungen eingesetzt werden, auch partiell, und in die Hand des erfahrenen Ayurveda-Arztes oder -Therapeuten gehören. Hier nennen wir ausschließlich die in Indien gebräuchlichen Namen der Öle, da es für sie keine deutschen Bezeichnungen gibt:

Ayurvedische Spezialöle	Wirkung
Balagulchyadi Thaila (Basis: Sesamöl)	• Geeignet für die Kopf- und Körpermassage. • Empfehlenswert vor und nach sportlicher Betätigung, nach körperlicher Belastung und für die Beweglichkeit der Gelenke. • Entzündungshemmend. • Bei Vata-Pitta-Störungen.
Dhanvanthara Kuzhambu (Basis: Sesamöl, Rizinusöl, Ghee)	• Geeignet für die Kopf- und die Körpermassage. • Wegen seiner nährenden Eigenschaft empfehlenswert während der Schwangerschaft und nach der Entbindung, • Bei Körper- und Knochenschmerzen. • Nach Knochenbrüchen. • In der Geriatrie. • Bei Vata-Störungen.
Mahanarayana Thaila (Basis: Sesamöl und Kuhmilch)	• Nährendes, aufbauendes Öl, deshalb einzusetzen bei Stressfaktoren. • Für die Marma-Massage geeignet. • Bei Vata-Störungen.
Murivenna Keram (Basis: Kokosöl)	• Geeignet bei Schmerzen in den Gelenken und Knochen sowie nach Verletzungen; bei Zerrungen und Schwellungen. • Bei Vata- und Pitta-Störungen.
Pinda Thaila (Basis: Sesamöl)	• Ein ideales Massageöl für die Behandlung der großen Gelenke (Hüfte, Knie). • Bei Vata- und Pitta-Störungen.
Prabhanjana Vimardana Kuzhambu (Basis: Sesamöl, Rizinusöl, Ghee)	• Empfehlenswert bei Schmerzen und degenerativen Erscheinungen des Knochengerüsts und der Muskulatur. • Sehr nährend mit starker Anti-Vata-Wirkung.

Reinigung nach der Ölmassage

Diese Frage wird uns immer wieder gestellt: Wie kann ich das überschüssige Öl von der Haut abwaschen, und vor allem: Wie bekomme ich das Öl aus den Haaren? Öl hat ja eine reinigende Wirkung, das heißt, man sollte sich erst nach dem Einölen oder der Massage duschen. Da sich die Poren geöffnet haben und die Wirkstoffe des Öles in die Haut eingedrungen sind, sollten diese keinesfalls mit einem der üblichen Shampoos herausgewaschen werden. Allenfalls kann eine sehr milde Seife für den Körper und ein sehr mildes Shampoo für die Haare empfohlen werden, eventuell ein Babyshampoo.

Noch besser sind die im Ayurveda-Fachhandel angebotenen Reinigungspulver (es gibt Reinigungspulver für die Haut und für die Haare), die sich für das Abnehmen des noch verbliebenen Öles besonders gut eignen. Diese Pulver trocknen übrigens die Haut nicht aus:

- Für den Kopf benötigen Sie etwa 2 Esslöffel Haarreinigungspulver, das Sie mit der gleichen Menge Wasser mischen. Diese Paste massieren Sie in die Haare ein und spülen sie reichlich mit lauwarmem Wasser wieder aus. Abhängig von Ihrem Haar (Haarlänge, Haarfülle) benötigen Sie eventuell zusätzlich ein sanftes Haarshampoo für eine einmalige Nachwäsche.
- Für die Reinigung des Körpers benötigen Sie 3–4 Esslöffel Körperreinigungspulver, das Sie ebenfalls mit der gleichen Menge Wasser mischen. Diese Paste tragen Sie auf dem ganzen Körper auf und reiben sie sanft ein, dann waschen Sie sie mit warmem Wasser ab. Sie werden überrascht sein, wie sanft sich Ihre Haut durch diesen Peelingeffekt anfühlt!
Die Beschreibung dieses Pulvers finden Sie übrigens in Kapitel 11 über die Pulvermassage, Seite 239.
⇨ Tipp: Dieses Pulver eignet sich auch hervorragend für ein Hautpeeling zwischendurch!

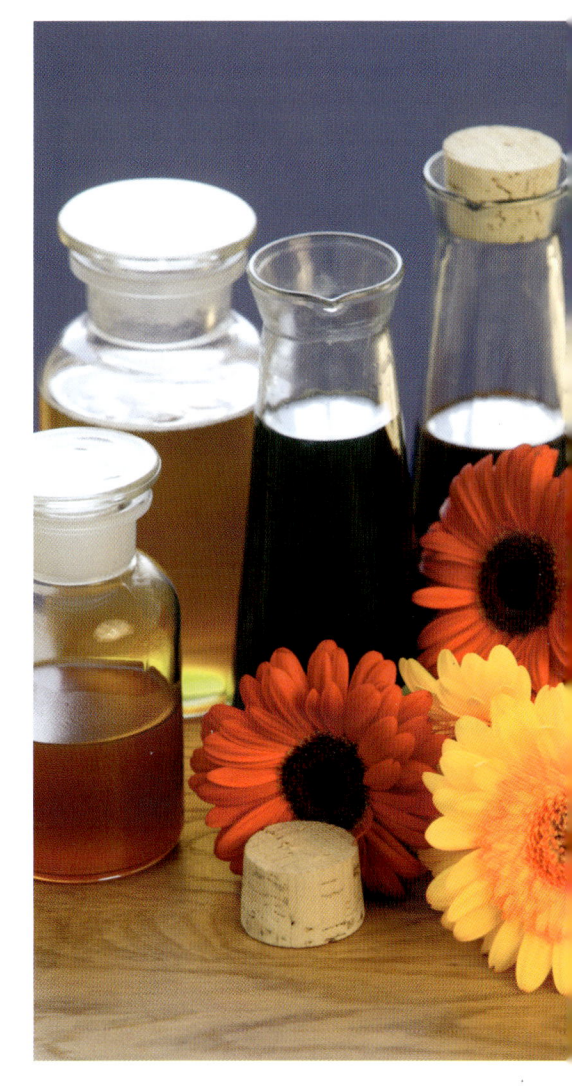

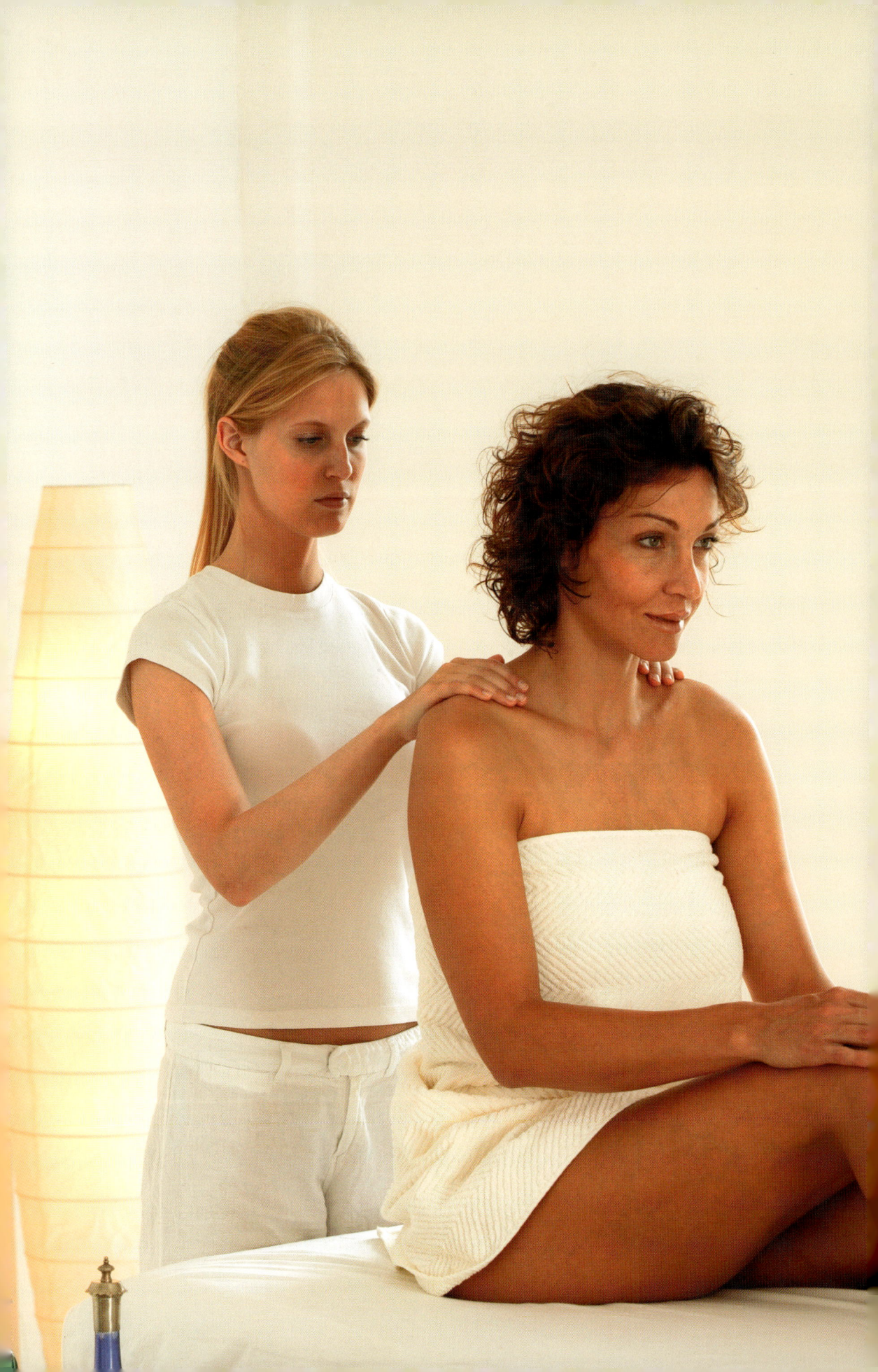

Kapitel 4

Die ayurvedische Massage
und ihre Wirkung

Wer schon einmal ayurvedische Behandlungen genießen durfte, wird bestätigen, wie wohltuend eine solche Massage ist, wie sie Körper, Geist und Seele entspannt oder, je nach Therapieart, wie belebend sie wirken kann. Hinzu kommen spezielle Behandlungen, die der Therapeut anwendet, wenn es die Konstitution des Kunden oder Patienten erfordert oder die momentane Situation. Viele gönnen sich des Öfteren diesen »Luxus« des Verwöhntwerdens, und immer mehr Menschen entscheiden sich für eine Ayurveda-Kur, sei es im In- oder im Ausland, um für eine gewisse Zeit ihre Seele baumeln zu lassen, zum Ausgleich ihrer Konstitution oder ganz einfach zur Gesundheitsvorsorge. Ölmassagen besänftigen unsere in der heutigen Zeit meist angespannten Nerven, aber sie nähren und kräftigen auch das Gewebe. Wie die verschiedenen Öle im Einzelnen wirken (neutral, wärmend, kühlend, gewebeaufbauend oder -reduzierend, entspannend oder anregend), ist in Kapitel 3 über die ayurvedischen Massageöle zu lesen.

Reinigend, nährend, regenerierend, stimulierend

In Indien sagt man, dass die Massage für den menschlichen Organismus so wichtig sei wie die Nahrung. Während die Nahrung den Körper mit wesentlichen Vitaminen, Proteinen und anderen Vitalstoffen von außen versorgt, ist die Massage die Ursache für die richtige Verarbeitung der von außen zugeführten Nahrung.

Die Massage regt bestimmte chemische Prozesse an, was bedeutet, dass der Stoffwechsel in der erforderlichen Weise arbeitet und alle Organe entsprechend versorgt. Die körpereigene Energie bleibt

Die ayurvedische Massage
und ihre Wirkung

erhalten oder wird erneuert, das Gewebe bleibt elastisch, und der Organismus wird vor frühzeitigem Verfall bewahrt. Ölmassagen tragen durch den angeregten Stoffwechsel zur inneren Reinigung bei, da Toxine über die Haut sowie über die Nieren und den Darm ausgeschieden werden. All das ist die Ursache dafür, dass Ayurveda »verjüngt«. Natürlich können wir unser chronologisches Alter nicht verändern: Wer 45 Jahre alt ist, wird nach ayurvedischen Massagen nicht plötzlich 28, leider. Deshalb lehnen wir den heute gern verwendeten Begriff »Anti-Aging« ab, denn den natürlichen Alterungsprozess des Menschen kann auch Ayurveda nicht aufhalten. Aber mit dieser Gesundheitsvorsorge helfen wir unserem Körper, seine Immunkraft zu stärken, wir haben ein strafferes Gewebe und ein strahlenderes Erscheinungsbild, das Knochengewebe bleibt stark, die Gelenke behalten weitestgehend ihre Beweglichkeit und – was am wichtigsten ist – wir erhalten unsere Organfunktionen »jung«, das heißt, wir beeinflussen unser biologisches Alter.

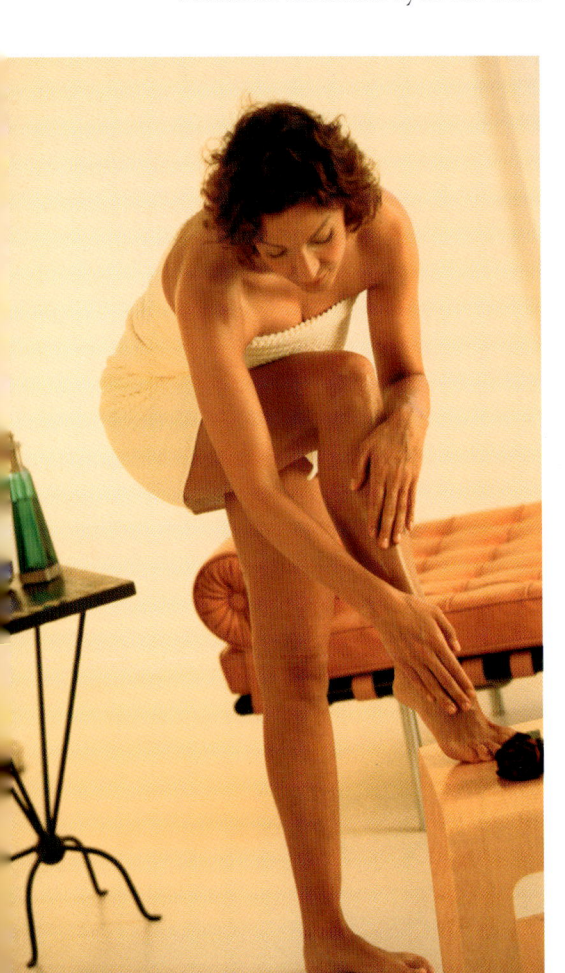

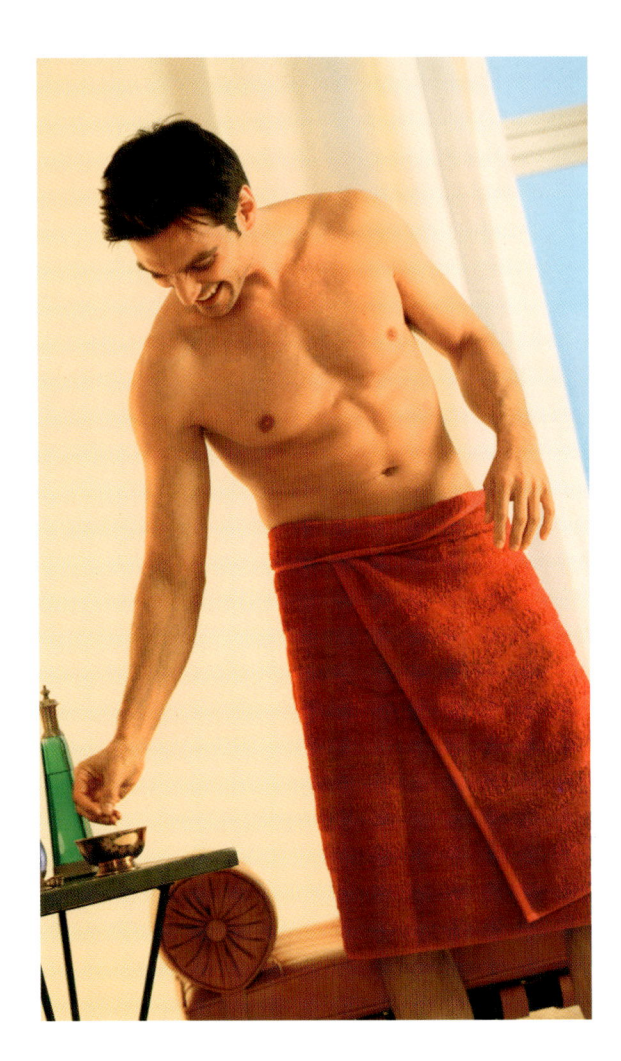

Ein Sprichwort in Indien lautet: Es ist besser, das Geld zum Ölmann zu tragen als zum Doktor. Ein Hinweis darauf, welch großes Vertrauen man in die prophylaktische Wirkung des Öles hat! Auch lässt sich daraus schließen, dass bereits vor tausenden von Jahren weder der Arztbesuch noch der Erwerb des Öls preisgünstig oder gar kostenlos war.

In Indien ist es in den Familien eine Selbstverständlichkeit, bereits die Babys einzuölen und durch sanfte Massagen zu beruhigen oder durch kräftige Streichungen Blockaden zu lösen. Später verwöhnt man sich selbst mit einer Abhyanga, und gerade die indischen Frauen sind berühmt ob ihrer wunderschönen Haare, die ihre Fülle der Pflege mit ayurvedischem Öl verdanken. Im Alter, wenn die Haut trockener wird und genährt werden muss, ist das Einölen besonders wichtig; häufig ist es dann die Aufgabe der jüngeren Familienmitglieder, die Eltern und Großeltern mit einer Abhyanga zu pflegen und zu verwöhnen.

Hinzu kommt die Bedeutung der Massage mit dem auf Körpertemperatur erwärmten Öl in unserem kalten Klima. Kälte, Bewegungsmangel und übermäßige geistige Arbeit fördern die Austrocknung der Haut und eine schlechte Blutzirkulation. Die Ölbehandlung ist ein ausgezeichnetes Mittel, um die Gesundheit von Körper und Geist zu fördern. Aber Ölmassagen sind nicht nur eine Wohltat für den Körper und den Organismus, sondern auch für die Psyche. Gerade in unserer rastlosen Zeit, in der menschliche Nähe fast schon zu einem Tabu geworden ist, werden die ayurvedischen Massagen als besonders angenehm empfunden. Oft erleben wir bei Kuren, wie einsame Menschen nach einigen Tagen der Behandlung wieder aufleben, befreit lachen und durch ihr frisches, ja jugendliches Aussehen auffallen. Müdigkeit fällt von ihnen ab, die Last des Alltags gerät in Vergessenheit und die Energie kehrt zurück. Häufig hören wir viel später von Patienten, dass keine andere Kur so lange angehalten habe wie diese Ayurveda-Kur. Und in den meisten Fällen halten sich die Kunden oder Patienten an unseren Rat, stellen ihre Ernährung um, bewegen sich mehr, gehen an die frische Luft, praktizieren Yoga, und sie ändern ihre Gewohnheiten und verwenden statt Hautcremes oder Körperlotionen nun ayurvedische Öle für die Körperpflege und Eigenmassage.

Was bei der ayurvedischen Massagetechnik zu beachten ist

Unser Anliegen war und ist, dass ayurvedische Massagen richtig ausgeführt werden. Was heißt das: richtig? Nun, wir erleben immer wieder, dass manche Therapeuten glauben, es würde genügen, irgendein Massageöl zu verwenden und dann »drauflos« zu massieren. Da wir in einer Zeit leben, die arm an Berührung ist, kommt es vielleicht sogar zu einem Erfolgserlebnis: Der Kunde oder die Kundin fühlt sich nach der Massage wohl, und das bedeutet für ihn oder sie, dass es eine »gute« Massage war.

Doch so einfach sollten wir es uns nicht machen. Bereits bei Ihrem ersten Gespräch mit dem Kunden oder Patienten sollten Sie durch eine sehr genaue und umfassende Anamnese feststellen, welche Konstitution er oder sie hat (siehe Konstitutionstest S. 32), wie sein oder ihr Befinden ist, welche Methode Sie anwenden und welches Öl Sie verwenden. Je gründlicher Ihre Befragung und je genauer Ihre Diagnose sind, desto erfolgreicher ist auch die Behandlung. Denn bedenken Sie: Die Hauptarbeit leistet das Öl; ist der Therapeut gut und damit die Massage, dann ist auch die Behandlung von hundertprozentigem Erfolg gekrönt.

Vorbereitung, Hauptbehandlung, Nachbehandlung

Es kann sein, dass Sie vor einer Massage Ihrem Kunden oder Patienten etwas geben müssen, das den Stoffwechsel anregt, zum Beispiel Ingwer. Ingwer, in seiner Wirkung heiß, regt das Verdauungssystem an und erleichtert den Abbau der Toxine, die bei der Massage freigesetzt werden. Hat Ihr Klient einen trägen Stoffwechsel und Sie ergreifen diese Maßnahme nicht, dann lösen Sie durch die Massage zwar die Schlackenstoffe, aber sie finden nicht ihren Weg aus dem Körper. Dies sollten Sie also beachten. Fühlt sich der Patient am Folgetag unwohl und »schwer«, dann ist genau diese Situation eingetreten.

Die Hauptbehandlung ist in unserem Fall die Massage, die in den Folgekapiteln detailliert beschrieben wird. Dazu gehören auch die Kopf- und die Gesichtsmassage.

Die Nachbehandlung unseres Kunden richtet sich in erster Linie nach dessen Konstitution. Das heißt: Herrscht Kälte und Trockenheit vor, bekommt er feuchte Wärme – er benutzt das Dampfbad. Diagnostizieren wir hingegen Kälte und Feuchtigkeit im Gewebe, so benötigt unser Kunde trockene Wärme – er schwitzt in der Sauna. In den alten Schriften ist zu lesen, dass sich Toxine am besten bei einer Wärme zwischen 45 und 60 °C aus dem Gewebe lösen. Danach folgt meist ein heißes Bad oder eine warme Dusche. Einen Hinweis darauf finden Sie in den jeweiligen Massagekapiteln. Dem Patienten wird ein heißer Tee oder Ingwerwasser gereicht und, wenn möglich, ein stärkendes Mittel, zum Beispiel Chyavanprash oder ein Teelöffel Honig. Danach folgt eine Ruhepause von ca. 30 Minuten, in der sich der Patient gut eingepackt von der Massage ausruhen kann. Der Raum sollte warm sein und es darf kein Luftzug herrschen. Für absolute Ruhe ist zu sorgen.

Wirkung der Massage

Eine Massage wirkt im physischen Bereich über das lymphatische System. Lymphe, eine wasserklare bis milchig getrübte Flüssigkeit, welche überall im Körper außerhalb der Zellen zu finden ist (ausgenommen sind das Gehirn, die Knochen und das Knochenmark), dient der Zell- und Gewebsernährung sowie dem Transport der Lymphozyten von den Bildungsorten in das Blut. Gleichzeitig transportiert die Lymphe aber auch Abfallprodukte und Fremdpartikel von den Zellen ab.

Die ayurvedische Massage
und ihre Wirkung

In unserer bewegungsarmen Zeit arbeitet das lymphatische System oft nicht genügend, so dass die Organzellen nicht ausreichend ernährt und auch Toxine nicht im gewünschten Maße abtransportiert werden. Sind wir auf Grund einer Krankheit gar bettlägerig, sind diese wichtigen Körperfunktionen sehr eingeschränkt. Die richtig ausgeführte Massage mit allen notwendigen Vor- und Nachbehandlungen ermöglicht es, die Lymphe in Fluss zu bringen, um so ihrer Aufgabe gerecht zu werden. Der Grund für die Steigerung der Abwehrkräfte liegt darin, dass die in der Lymphe enthaltenen »immunkompetenten Zellen«, die Lymphozyten, die Fähigkeit zur spezifischen Reaktion auf ein Antigen haben und somit der Immunität dienen.

Des Weiteren enthält die Lymphe wichtige Aminosäuren, zum Beispiel Tryptophan, das für die Bildung von Serotonin und Melatonin verantwortlich ist, die uns Energie verleihen und das Nervensystem sowie den Hormonstatus im Gleichgewicht halten. Außerdem finden wir in der Lymphe Proteine und die meisten Enzyme. Ein weites Feld also, das wir hier nur kurz anschneiden. Wir wollten lediglich aufzeigen, wie wichtig der gesunde Lymphfluss für unsere Gesundheit ist.

Ayurveda nennt das Lymphsystem das »Kapha-Transportsystem« (HARISH JOHARI). Moderne ayurvedische Ärzte gehen davon aus, dass Kapha eine Eigenschaft der Lymphe ist. Das bedeutet, dass, wenn die Kapha-Aktivität erhöht wird, sich auch die Versorgung des Körpers mit Vitalstoffen

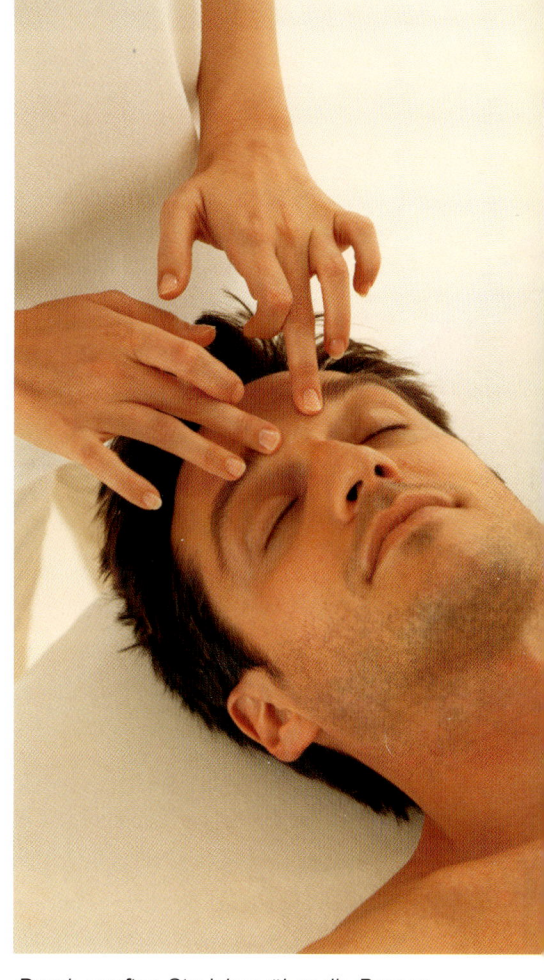

Durch sanftes Streichen über die Brauen werden die Augen entstaut.

verbessert, was den Gelenken, der seelisch-geistigen Stärke, der Sexualkraft und anderen Dingen zugute kommt. Oft genügt schon die Massage der Füße, Hände oder des Kopfes, um diesen positiven Effekt zu erzielen. Besser ist es natürlich, den ganzen Körper täglich mit Öl einzureiben (wenn das nicht einzuplanen ist, dann zumindest ein- oder zweimal in der Woche) oder sich den Luxus zu gönnen, sich hin und wieder von einem guten Ayurveda-Therapeuten massieren zu lassen. Die Massage lockert die gesamte Muskulatur, fördert den Lymphfluss, was wiederum eine vermehrte Zufuhr von Sauerstoff für unseren Körper bedeutet, baut, wie bereits beschrieben, Toxine ab und nährt das Gewebe mit Vitalstoffen. Die Massage kann der Konstitution des Behandelten entsprechend sehr sanft oder aber mit behutsamem Druck ausgeführt Körper und Geist sehr entspannen – ein wichtiger Aspekt in unserer »eiligen« Zeit.

Die ayurvedische Massage
und ihre Wirkung

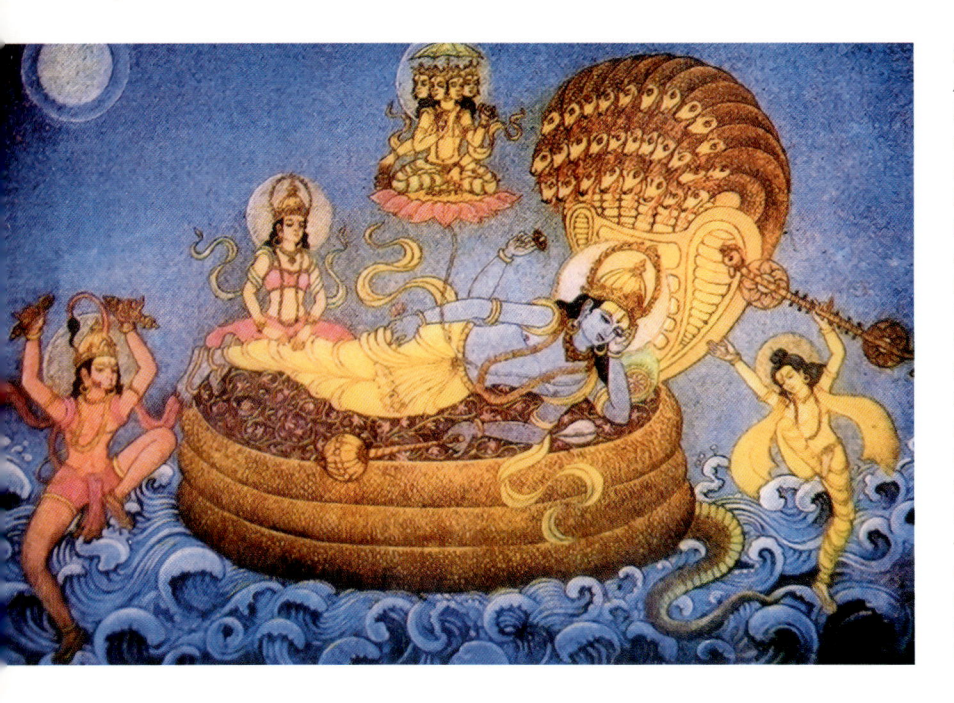

Diese anschauliche Abbildung des Wohlbehagens ist auf dem 1994 in Neu Delhi publizierten Buch »Ancient Indian Massage« von HARISH JOHARI zu finden. Die Illustration zeigt Vishnu auf einem Schlangenbett inmitten des Ozeans. Seine Gefährtin Lakshmi massiert dessen Füße, und die tausendköpfige Kobra Ananta Sesha – sie repräsentiert die äußere Energie von Purusha – rezitiert Verse aus den Veden.

Bevor wir in den folgenden Kapiteln die einzelnen Therapien beschreiben, hier eine kurze, tabellarische Zusammenfassung über die Wirkung der ayurvedischen Massage:

- **Sie stärkt die Organe über unser größtes Organ: die Haut.** Die Stimulierung geschieht über die Marmas oder, nach westlicher Terminologie, über die Reflexzonen.
- **Sie stärkt die Sinne.** Auch dies geschieht über die Marmas. Vor allem im Kopfbereich trifft dies zu, da hier die Sinne praktisch an der Oberfläche liegen. Aber auch durch die Ganzkörpermassage werden die Sinne stimuliert, insbesondere der Tastsinn.
- **Sie stärkt das Hormonsystem.** Da die Ölmassage nachweislich die Produktion der Wachstumshormone stimuliert, ist die Massage bei Kleinkindern von solch großer Bedeutung. Sie sind auch verantwortlich für einen funktionierenden Stoffwechsel. Da diese Hormone vor allem nachts produziert werden, ist es so wichtig, ihnen »Zeit« zu geben, indem wir zu angemessener Zeit zu Bett gehen. (An anderer Stelle in diesem Buch haben wir bereits auf diesen Punkt hingewiesen und auf die Tatsache, dass es auf Grund einer Dysfunktion des Stoffwechsels beispielsweise zu Übergewicht kommen kann.) Des Weiteren wird die Produktion von jenen Hormonen gefördert, die zur »Verjüngung« beitragen.
- **Sie stärkt das Immunsystem.** Durch die Ölmassage wird die Produktion von Immunstoffen (z. B. Interleukin-2) gefördert.
- **Sie steigert das Wohlbefinden.** Die ayurvedische Ölmassage ist auch eine Seelenmassage. Wichtige Neurotransmitter werden durch die Behandlung zur Produktion angeregt. Diese Botenstoffe (z. B. Endorphin) sind die Ursache für das psychische Wohlbefinden.

- **Sie entspannt Körper und Geist.** Damit steigern sich auch die Vitalität, die Leistungskraft und das Selbstwertgefühl.
- **Sie harmonisiert die Bioenergien.** Die Doshas werden ausgeglichen und kommen wieder in ein Gleichgewicht.
- **Sie kann eine Besserung bei psychosomatischen Beschwerden herbeiführen.** Dies ist vor allem bei chronischen Erkrankungen der Fall. Im besten Fall kommt es zu einer Heilung.

Wichtige Hinweise für die Therapien

Auch hierzu eine kurze Zusammenfassung über das, was Sie vor und während der Massage beachten oder wissen sollten:

- Die Massageliege sollte nach den Vastu-Regeln (Vastu = altindische Bau- und Wohnkultur) in einer Nord-Süd-Achse aufgestellt sein. Der Kunde liegt mit dem Kopf im Süden und den Füßen im Norden.
- In Indien werden Männer traditionell nur von Männern behandelt und Frauen nur von Frauen. In Mitteleuropa weicht man in den Praxen von dieser Tradition ab; Frauen behandeln auch Männer und Männer behandeln Frauen. Bei Synchronmassagen kann es sogar zu einem »gemischten Doppel« kommen, was manche Kunden als sehr angenehm empfinden, weil sie somit sowohl die männliche als auch die weibliche Energie erhalten. Es bleibt Ihnen überlassen, wie Sie hier vorgehen wollen.
- Die rechte Körperseite ist die aktive, also männliche Seite, die linke Körperseite ist die passive, also weibliche Seite. Um einen Ausgleich zu schaffen, wird empfohlen, dass ein Therapeut zu Beginn der Massage am besten auf der weiblichen Seite seines Patienten (also links) beginnt, um die männliche Seite nicht zu verstärken, und eine Therapeutin auf der männlichen Seite (also rechts), um so die weibliche Seite nicht zu verstärken. Allerdings hat es sich bewährt, dass bei einer Synchronmassage der führende Therapeut stets auf der rechten Seite des Kunden steht, ganz gleich, ob es sich um einen männlichen oder weiblichen Therapeuten handelt. Finden Sie selbst heraus, was am besten für Sie ist.
- Legen Sie vor der Behandlung fest, wie viele Streichungen Sie machen wollen: 7, 8, 10, 12, 14 oder mehr. Bleiben Sie dann bei dieser festgelegten Anzahl und achten Sie darauf, dass Sie auf beiden Körperseiten stets die gleiche Anzahl an Streichungen vornehmen. Wenn Sie noch ungeübt sind, sollten Sie mit 7 Streichungen beginnen. Nach einiger Zeit werden Sie feststellen, dass Sie, ohne zu hetzen oder hektisch zu werden (Ihre Nervosität überträgt sich auf Ihren Kunden, ebenso aber auch Ihre Ruhe!), auch mehr Streichungen durchführen können. Arbeiten

Sie synchron, dann ist es erforderlich, diese Anzahl vorher mit dem anderen Therapeuten festzulegen.
- Haben Sie einmal einen bestimmten Arbeitsschritt vergessen, dann lassen Sie ihn bei dieser Massage ganz einfach aus. Kommt der Kunde wieder, fügen Sie diese Streichung in Ihr Programm ein. Der Kunde oder Patient freut sich, dass Sie so variabel arbeiten!
- Die Streichungen an den Armen und Beinen dürfen niemals am Handrücken oder über dem Fußrist enden. Sie unterbrechen damit den Energiefluss, was der Kunde als äußerst unangenehm empfindet. Streichen Sie immer über die Finger- und Zehenspitzen hinaus.
- Wenn Sie eine Seite zu Ende behandelt haben und zur anderen Seite wechseln, bleiben Sie in Körperkontakt. Behalten Sie zum Beispiel eine Hand auf dem Bein des Kunden und gehen Sie auf die andere Seite des Massagetisches. Dann fahren Sie in der Therapie fort.

Wer kann und soll massiert werden?

Grundsätzlich ist die ayurvedische Massage für jeden geeignet:

- Für das Kleinkind zur Stärkung des Muskel- und Knochengewebes und zur Beruhigung,
- für den Heranwachsenden und Erwachsenen zur Stärkung des Gewebes, zum Muskelaufbau vor allem bei exzessivem Sport und zum Ausgleich der Doshas,
- für den älteren Menschen zur Anregung des Stoffwechsels, zur Stärkung des Immunsystems, zur Ernährung der Muskulatur und der Knochen, zur Befeuchtung der Haut sowie zum Ausgleich der Doshas.

Aus den obigen Ausführungen ist zu erkennen, dass das Öl dem menschlichen Organismus immer gut tut. Wann welches Öl zu verwenden ist, wurde in Kapitel 3 bereits beschrieben. Wichtig ist, die richtige Diagnose zu treffen, um das richtige Öl auszuwählen. Gerade in der Geriatrie sind Ölanwendungen von großem Nutzen: Die Gelenkigkeit und Beweglichkeit wird erhalten, Schlaflosigkeit kann abgewendet werden, die Gliedmaßen werden besser durchblutet, der Stoffwechsel wird angeregt und die Gewebe (Dhatus) werden gereinigt und genährt. Vor allem werden die Gelenke vor frühen Verschleißerscheinungen bewahrt und eventuelle Schmerzen können gelindert werden.

Empfohlene Dauer einer Massage

Vielleicht ist Ihnen bei der Lektüre anderer Ayurveda-Lehrbücher bereits aufgefallen, dass stets eine sehr genaue Zeitangabe gemacht wird. Die Erklärung hierzu ist in einem Kommentar von Delhana zur

»Sushruta Samhita«, einer der ayurvedischen klassichen Textsammlungen, nachzulesen: Die Wirkstoffe benötigen 1–7 Minuten, um die Haut, die Muskeln und die Venen zu durchdringen. 10 Minuten braucht das Öl, um bis zu den Knochen vorzudringen. Die ayurvedische Zeiteinteilung bemisst sich nach Matra: 1 Matra sind 9 Sekunden. Nach der ayurvedischen Regel genügen 300 Matra (= 45 Minuten) für eine Ganzkörpermassage. Hinzu kommen etwa 2 Minuten für den Wechsel der einzelnen Positionen beziehungsweise die Kopfmassage, so dass man für eine Behandlung 47 Minuten rechnet. Das klingt ein bisschen mathematisch. Aber es sei lediglich deutlich gemacht, dass diese Zeit für eine Ganzkörpermassage ausreicht und die Wirkstoffe des Öls in erwünschtem Maße in den Körper gelangen. Alles, was über diese Zeit der klassischen Massage hinausgeht, dient lediglich dem subjektiven Wohlbefinden des Kunden oder Patienten. Selbstverständlich kann die Therapie verlängert werden, wenn Sie aus einem bestimmten Grund an einer Körperstelle länger arbeiten müssen, zum Beispiel am Rücken, an den Gelenken oder wo auch immer – das sei Ihrem Ermessen überlassen und ist den Bedürfnissen des Kunden oder Patienten anzupassen.

Daneben gibt es natürlich andere Therapien, die in Krankheitsfällen einer längeren Behandlungszeit bedürfen. Oft wird die Behandlung mit beispielsweise 30 Minuten begonnen, steigert sich täglich um 5 Minuten, um dann wieder reduziert und zu den anfänglich angesetzten 30 Minuten zurückzukehren. Das trifft zum Beispiel beim Stirnguss zu (Shirodhara); aber diese Therapien sind nicht Thema dieses Buches.

Welche Behandlungsmethoden gibt es?

Es gibt verschiedene Methoden der Massage. Auch hier gilt es, eine genaue Anamnese vorzunehmen, so dass die Therapie auf Grund einer falschen Methode nicht kontraproduktiv ist und der Kunde oder Patient sich nach der Massage unwohl fühlt. Ziel muss immer sein, dass wir den bestmöglichen Effekt erzielen und der Patient sich wohl fühlt. Es kann das eine oder andere Mal zu einer kurzfristigen Verschlechterung eines Zustandes kommen, auch können sich Schmerzen verstärken. Das ist auch aus der Homöopathie bekannt oder anderen Therapien. Der Arzt oder Therapeut sollte seinen Patienten über dieses mögliche Geschehen aufklären; er selbst muss aber sichergehen, dass er die richtige Methode anwendet.

Hier ein Überblick über die beiden Massagemethoden:

- **Samvahana:** eine ausgleichende, sanfte Massage. Sie wird bei Vata-Konstitutionen angewendet oder auch bei anderen Konstitutionstypen mit starken Vata-Symptomen. Die Streichung geht von innen nach außen, das heißt von der Körpermitte zu den Enden der Gliedmaßen. Da meist in sieben Positionen massiert wird, sollte auf alle Fälle stets am Ende einer Position diese Methode angewendet werden.

- **Mardana:** Druckmassage. Dies ist eine sehr kräftige Massage. Die Streichrichtung kann sowohl von der Körpermitte zu den Enden der Gliedmaßen verlaufen als auch, wenn die Therapie besonders anregend sein soll (wie bei der Massage mit den Seidenhandschuhen, mit Pulvern oder mit Zitronenwickeln, oder bei einer Kapha-Konstitution) entgegengesetzt, nämlich von außen nach innen, das heißt von den Gliedmaßenenden zur Körpermitte.

Meist wollen wir mit der Massage Vata beruhigen. Deshalb wird auch in den meisten Fällen mit der so genannten Anuloma-Technik massiert; dabei gehen die Streichungen in Richtung des Haarwuchses und zu den Enden der Extremitäten. Diese Methode besänftigt auch Pitta. Bei sehr niedrigem Blutdruck, bei Kapha-Konstitution oder bei einer Sportmassage werden die beiden Techniken Anuloma und Pratiloma gern kombiniert. Das heißt, man beginnt mit der besänftigenden Massage (Anuloma), arbeitet zwischendurch mit der Pratiloma-Technik (Streichbewegungen gehen gegen den Haarwuchs und zum Herzen hin). Am Ende kehrt man dann wieder zur Anuloma-Technik zurück.

Ist eine sehr stark anregende Wirkung gewünscht, zum Beispiel bei einer Kapha-Reduzierung, werden gern Behandlungsformen wie die Garshan-Massage, Udvartana oder Jambira Pinda Sweda angewendet (siehe Kapitel 11). Dabei wird generell in der Pratiloma-Technik gearbeitet. Zusammenfassend bedeutet dies:

- Die **Anuloma-Technik** ist entspannend und reduziert Vata und Pitta.
- Die **Pratiloma-Technik** ist anregend und reduziert Kapha.
- Bei der **Anuloma-Pratiloma-Technik** gehen die Streichungen in beide Richtungen.

Im Laufe der Massagebeschreibungen werden Sie auch häufig lesen: Streichung im Uhrzeigersinn oder dagegen. Vor allem bei der Massage von Marmapunkten gilt es das Folgende zu beachten:

- Die Massage der Marmas im Uhrzeigersinn wirkt beruhigend und harmonisierend.
- Die Massage der Marmas gegen den Uhrzeigersinn wirkt aktivierend und steigert die Energie.

Und zuletzt noch ein kurzer Überblick über die von CARAKA genannten sechs verschiedenen Therapieformen:

1. Langhana	= reduzierende Therapie		4. Snehana	= Öltherapie
2. Brimhana	= nährende Therapie		5. Swedana	= Schwitztherapie
3. Rikshana	= austrocknende Therapie		6. Sthambana	= adstringierende Therapie

Damit wollten wir Ihnen zeigen, wie differenziert Ayurveda die einzelnen Behandlungsformen sieht und wie wichtig es deshalb ist, eine richtige Diagnose zu stellen. Zur fachgemäßen Ausführung gehört sowohl die Wahl des passenden Öles als auch die der passenden Massagetechnik. Nur so sind eine Massagebehandlung und die damit verbundene Nachbehandlung (zum Beispiel das Schwitzen) von Erfolg gekrönt.

Was die Öle angeht, so können sie eine besänftigende, anregende, erhitzende oder kühlende Wirkung haben. Mehr dazu haben Sie bereits in Kapitel 3 über die Massageöle erfahren.

Die Lehre von den Marmas

Da Sie sich mit Ayurveda bereits beschäftigt haben, ist Ihnen sicherlich auch schon der Begriff »Marma« bekannt. Marmas sind so genannte Vitalpunkte, an denen Muskelgewebe, Venen, Arterien, Sehnen, Knochen bzw. Gelenke und Geist aufeinandertreffen und die automatisch bei der ayurvedischen Massage mitbehandelt werden. Werden diese Marmapunkte durch Massage stimuliert, kann dies einen heilenden Effekt auf das Geist-Körper-System ausüben (LELE/RANADE/QUTAB). Diese Vitalpunkte werden in einer individuellen Maßeinheit gemessen, dem »Anguli«. Anguli (Fingerbreite) ist eine individuelle Maßeinheit (Körpergröße und Spannweite eines Menschen sind idealerweise 84 Anguli). Sie errechnet sich aus der Breite von der Wurzel des Zeigefingers bis zur Wurzel des kleinen Fingers bei beiden Händen. Diese beiden Zahlen werden addiert und durch acht geteilt; das ergibt 1 Anguli (H. H. RHYNER). Damit lässt sich die Lage der Marmas bestimmen. Dieses Maß ist bei jedem Menschen individuell zu berechnen.

In der indischen Kampfkunst (Kalarippayatt) machte man sich das Wissen um die Verletzbarkeit dieser Marmapunkte zunutze; gleichzeitig war aber bereits im Altertum sehr wohl bekannt, wie sich durch Massage oder Akupressur bestimmter Marmas die Vitalkraft stärken lässt.

Eine der zahlreichen Abbildungen in dem umfassenden und 1998 in Neu Delhi publizierten Werk »The Ayurveda Encyclopedia« von SWAMI SADA SHIVA TIRTHA.

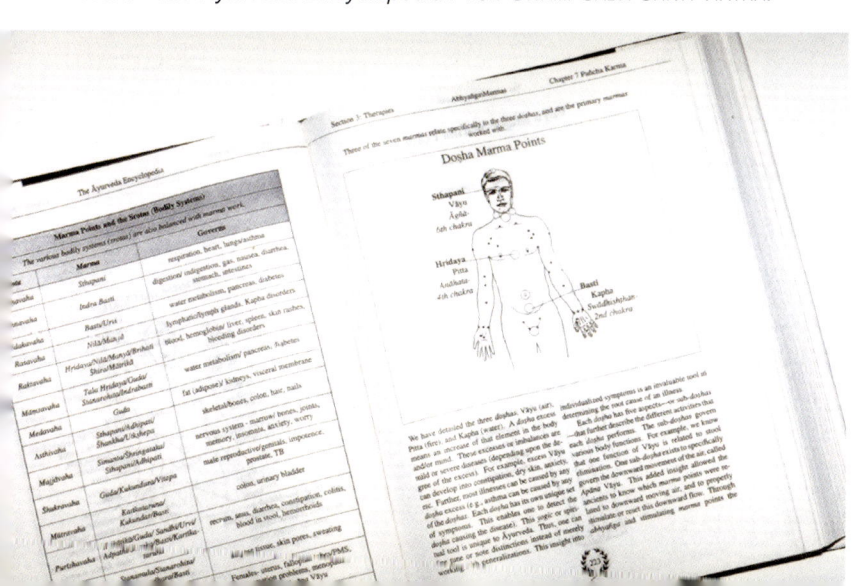

Hier sind die drei Marmapunkte eingezeichnet, die in engem Bezug zu den drei Doshas stehen und die Hauptenergiezentren darstellen, an denen bei Ungleichgewichten der Bioenergien gearbeitet wird.

Natürlich gibt es eine spezielle Marmamassage, die sehr subtil ist und deshalb gründlich erlernt werden muss. Dabei wird Öl aufgetragen, eingerieben, die Gelenke werden bewegt und »gezogen«, auf den einzelnen Marmapunkten wird eine vibrierende Bewegung ausgeführt oder es wird geklopft oder gestrichen, manchmal wird auch mit Druck gearbeitet, es gibt kleine halbkreisförmige Bewegungen mit dem Handballen oder den Fingerspitzen. Es würde jedoch zu weit führen, im Rahmen dieses Buches auf den Sitz der einzelnen Marmapunkte, auf vorbeugende Behandlungen oder die Behandlung von Traumata einzugehen, oder gar die Marmamassage detailliert zu erklären. Dennoch werden Sie im Verlauf der Beschreibungen der einzelnen Massageschritte einige dieser speziellen »Marmagriffe« wiedererkennen oder genauere Hinweise erhalten. Zur Vertiefung verweisen wir gern auf das Buch von H. H. Rhyner »Das neue Ayurveda Praxis-Handbuch«, das die Thematik der Marma-Lehre in Wort und Bild behandelt. An dieser Stelle wollen wir lediglich einige Punkte herausgreifen, die für die ayurvedische Massage ganz allgemein von Interesse sind:

Marma	Lage	Behandlung und Wirkung
KOPF		
Adhipati	7. Chakra: Kronen-Chakra (Sahasrara); auf dem Scheitel	Leichte Massage ▶ Beruhigend, lässt die Schau nach innen zu
Utkshepa	Auf der Schläfe	Leichte Massage ▶ Stimuliert den Dickdarm
Sthapani	6. Chakra: drittes Auge (Ajna); zwischen den Augenbrauen	Leichter Druck oder leichte Massage ▶ Fördert mentale Stabilität und klares Denken
Avartha	Drei Punkte auf den Augenbrauen: außen, Mitte, innen	Leichter Druck oder leichte Massage ▶ Positive Wirkung auf die Körperhaltung und die Augenbewegung
Apanga	An den äußeren Augenwinkeln	Guss, leichter Druck oder leichte Massage ▶ Reduziert Stress
Phana	Neben den Nasenflügeln	Leichter Druck; Ghee auftragen ▶ Reduziert Stress, wirkt auf das Atemsystem
Vidhura	Hinter dem Ohr (Trommelfell)	Leichter Druck; Sesamöl oder Ghee auftragen ▶ Positive Wirkung auf Kopf- und Halsstellung

Die ayurvedische Massage und ihre Wirkung

Marma	Lage	Behandlung und Wirkung
KÖRPER		
Amsa	Am Ansatz der Schulterkugel	Druck, leichte Massage ▶ Wirkt positiv auf das 5. Chakra
Hridaya	4. Chakra: Wind-Chakra (Anahata); in der Mitte des Brustkorbs	Leichte Massage ▶ Stabilisiert über das Herz die Emotionen
Nabhi	3. Chakra: Feuer-Chakra (Manipura); hinter dem Nabel	Leichte Massage ▶ Stärkt dieses Chakra und das Feuer-Element
Vasti	Auf Blasenhöhe	Leichte Massage ▶ Stärkt das Bindegewebe und regt die Ausscheidung an
Nithamba	Auf Nierenhöhe (Plexus lumbalis)	Leichte Massage oder Guss; Wärmebehandlung ▶ Fördert die Produktion der roten Blutkörperchen
Kukundara	Sakroiliakalgelenk	Leichte Massage, Wärmebehandlung ▶ Wirkt positiv auf das 2. Chakra
HÄNDE		
Talahridaya	Handinnenfläche: Handzentrum	Fester Druck ▶ Stimuliert den Solarplexus, stabilisiert den Körpermittelpunkt, stärkt Herz und Lunge
Kurca	Handinnenfläche: Karpalgelenk	Leichte Massage ▶ Fördert die Bildung retinaler (die Netzhaut betreffender) Pigmente
FÜSSE		
Talahridaya	Fußsohle: über dem Fußzentrum	Fester Druck ▶ Wirkung siehe oben
Kurca	Fußsohle: neben dem Ballen des großen Zeh	Leichte Massage ▶ Wirkung siehe oben

Quellen:
HARISH JOHARI: »Ancient Indian Massage«, Neu Delhi 1994
LELE/RANADE/QUTAB: »Pancha-Karma and Ayurvedic Massage«, Pune 1997
H. H. RHYNER: »Das neue Ayurveda Praxis-Handbuch«, CH-Neuhausen 2004

Dies ist nur ein kleiner Ausschnitt aus den 107 Vitalpunkten, denn weitere Marmapunkte befinden sich am Hals (deshalb sollte dort **sehr** vorsichtig massiert werden, es besteht Verletzungsgefahr!), am Brustkorb, am Unterleib, am Rücken sowie an den Armen, Händen, Beinen und Füßen. Hilfreiche Grafiken und weitere Erläuterungen erhalten Sie in den Kapiteln 7 (Kopf- und Gesichtsmassage), 8 (Fuß- und Handmassage), 9 (Rückenmassage) sowie 10 (Bauchmassage).

Richtlinien für die Praxis

Einrichtung

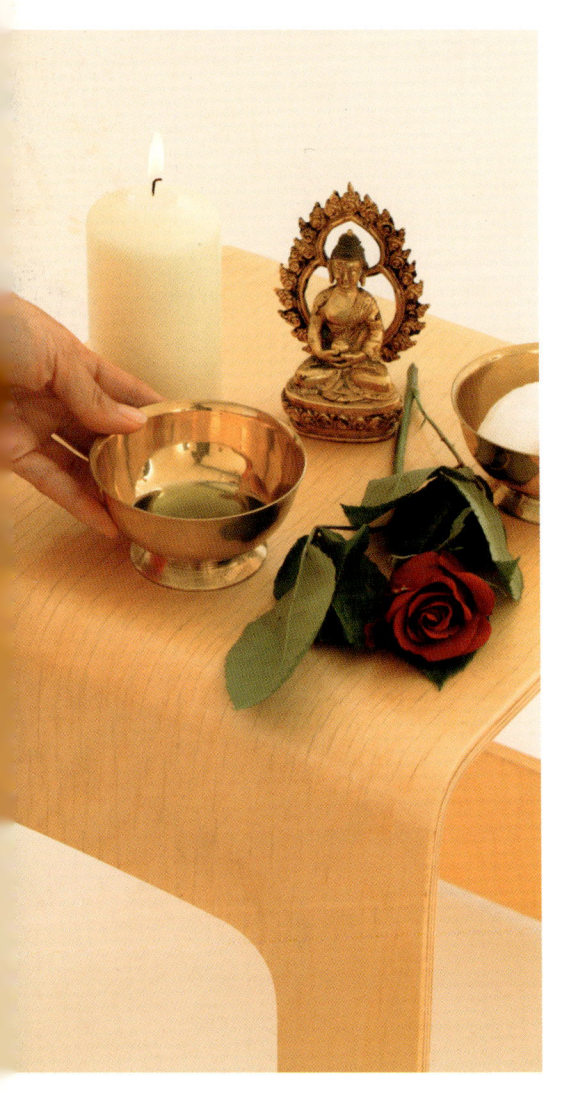

Der wichtigste Einrichtungsgegenstand ist naturgemäß die höhenverstellbare Massageliege. In Indien finden Sie in den Praxisräumen meist eine Holzliege vor. Sehr ähnliche Liegen sind auch hier zu erwerben; erkundigen Sie sich einmal bei jenen im Anhang angegebenen Adressen, die Praxiseinrichtungen anbieten. Diese Liegen sind relativ schwer, mit seitlichen Rinnen versehen sowie mit Abflussvorrichtungen für das viele Öl, was für Behandlungen wie Shirodhara oder Seka (Stirn- und Ganzkörperguss) notwendig ist. Holzliegen sind nicht jedermanns Sache, da sie hart und für manchen Rücken sehr unbequem sind.

Es gibt aber auch sehr viel leichtere Liegen, deren Oberfläche gepolstert ist und die somit von den Kunden als sehr angenehm empfunden werden. Man kann sie mit und ohne Abdeckung verwenden. Durch entsprechendes Zusatzgerät lassen sich auch mit diesen Liegen Körpergüsse ausführen. Vielleicht probieren Sie in einer Praxis selbst einmal aus, mit welchem Material Sie lieber arbeiten wollen oder besser zurechtkommen. Manche Praxen verfügen über beide Liegen.

Daneben sollte ein kleiner Tisch oder Ähnliches platziert sein, auf dem alles bereitsteht: Wärmevorrichtung zur Erwärmung des Öles (bereits beim Vorgespräch haben Sie festgelegt, mit welchem Öl Sie bei diesem Kunden arbeiten werden) und entsprechende Stahltöpfe für das Wasserbad (Öl nie direkt erwärmen!) oder ein Babyflaschenwärmer,

Wattepads oder Watte aus 100 % Baumwolle, eventuell künstliche Tränen (falls Öl in die Augen gerät und entfernt werden soll), Rosenwasser (zum Kühlen der Augen), Papiertaschentücher und Rasnadi Churna (ein Pulver, das am Ende der Behandlung auf das Kronen-Chakra gegeben wird, um eine Erkältung zu verhindern).

Ebenso bereitliegen sollten Handtücher, eventuell eine Decke oder ein Leintuch für den Fall, dass der Kunde friert (auch eine Wärmflasche kann gute Dienste leisten!), Polster oder ein zusammengerolltes Handtuch zum Abstützen des Nackens. Sollten Sie an einer Holzliege arbeiten, empfiehlt es sich, bei den Seitenlagen des Kunden auch für die Hüft-, Knie- und Fußgelenke etwas zum Unterlegen vorzubereiten. Halten Sie einen Einwegslip bereit und auch ein Band oder Ähnliches für den Fall, dass Ihre Kundin lange Haare hat, welche während der Behandlung zusammengebunden werden.

Bevor Ihr Kunde oder Patient zum vereinbarten Termin in Ihrer Praxis eintrifft, bereiten Sie einen Kräutertee vor – am besten einen ayurvedischen Kräuter- oder entsprechenden Dosha-Tee –, den Sie ihm während der Ruhezeit nach der Massage reichen, vielleicht zusammen mit einem Löffel Honig oder einem anderen Stärkungsmittel wie Chyavanprash.

Wenn Sie reinigende Düfte einsetzen wollen wie Lavendel, Myrrhe, Rosmarin oder Weihrauch – sie neutralisieren die Energie im Raum und können auch gemischt werden – oder Bergamotte zur Unterstützung der Klarheit, Orange oder Zitrone zur Erfrischung des Geistes, dann empfiehlt es sich vor allem in kleinen Räumen, diese ätherischen Öle vor der Behandlung zum Einsatz zu bringen und nicht währenddessen; der Duft könnte sonst zu stark werden. Im Handel gibt es auch spezielle Chakra-Räucherstäbchen, die sich ebenfalls gut eignen.

Musik während der Behandlung empfinden die meisten Menschen als sehr angenehm. Dennoch empfehlen wir, darauf zu verzichten. Ihr Kunde sollte sich ja nicht auf die Musik, sondern auf sich und sein Inneres konzentrieren; die Musik würde nur ablenken. Der Raum lässt sich auch mit Musik »reinigen«. Aber erstens sollten Sie eine CD nur vor der Behandlung abspielen, und zweitens sollten Sie nie Duft und Musik gleichzeitig einsetzen, weil es sich hier um zwei unterschiedliche Schwingungen handelt.

Wenn Sie wollen, können Sie am Kopfende des Patienten einen Rosenquarz aufstellen, so dass negative Energie aufgefangen wird. Eine Kerze, Symbol für das Leben, stellen Sie im Osten auf. Im Raum sollte wenig Ablenkendes stehen oder hängen; eine kleine Vase mit Blumen oder Zweigen wirkt jedoch immer einladend.

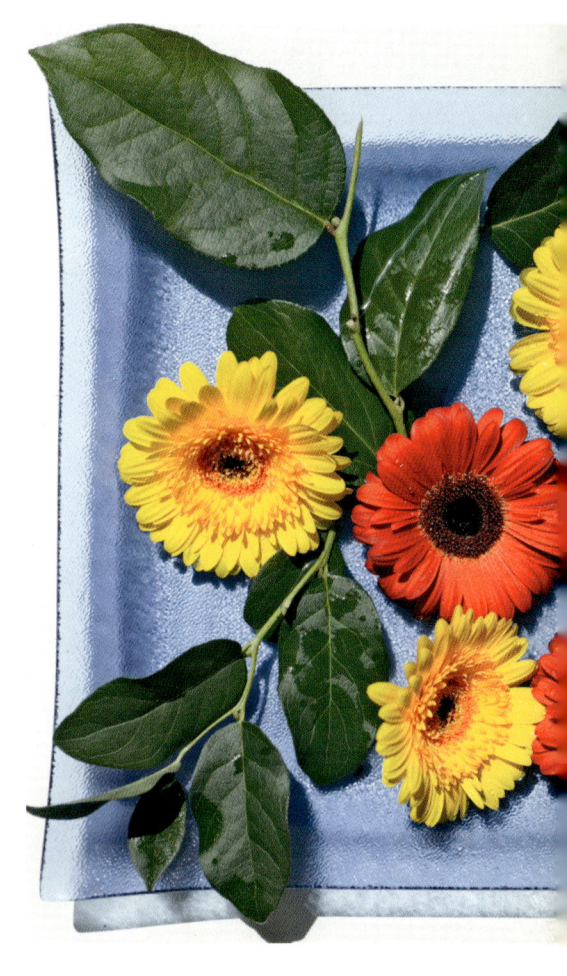

Vorbereitung von Therapeut und Patient

Im Vorgespräch erkundigt sich der Therapeut bei seinem Patienten nach dessen Appetit und seiner Verdauung, ebenso nach Stressfaktoren und Schlaf. Blutdruck und Puls sind ebenfalls zu überprüfen. Außerdem wird der Kunde über die nun folgende Behandlung kurz informiert, denn während der Therapie wird so wenig wie möglich gesprochen. Jedoch sollte er darauf hingewiesen werden, dass er bei Problemen sofort Bescheid geben soll.

Schmuck wird in einem bereitgestellten Schälchen abgelegt, auch Kontaktlinsen sollte der Kunde ablegen.

Der Therapeut/die Therapeutin

- Er sollte nur dann behandeln, wenn er selbst gesund und ausgeglichen ist. Oberstes Gebot ist, dem Kunden Gutes angedeihen zu lassen und dem Patienten helfen zu wollen (Heilkraft der Behandlung!).
- Er stellt sich voll und ganz auf seinen Kunden oder seine Patientin ein, persönliche Gedanken und Wünsche sollten während der Behandlung beiseite gelegt werden.
- Er muss vor, während und nach der Therapie den physischen und seelischen Zustand seines Kunden oder Patienten überprüfen.
- Er sollte seinem Patienten dabei helfen, sich zu entspannen und sich zu öffnen.
- Er sollte darauf achten, während der Behandlung nicht zu viel Energie abzugeben. Energie sollte vielmehr aus dem Kosmos aufgenommen werden, sonst erschöpft der Therapeut oder die Therapeutin sich rasch.
- Er soll seinem Kunden gegenüber stets freundlich, hilfsbereit und offen sein, aber er darf keine Abhängigkeiten schaffen.
- Er sollte für den Notfall gerüstet sein und Notfallmaßnahmen kennen.
- Er oder sie trägt lockere Kleidung, hat kurze Fingernägel und legt Schmuck vorher ab.
- Vor und nach jeder Behandlung reinigt er oder sie Hände und Füße, um keine Fremdenergien auf den Patienten zu übertragen oder selbst aufzunehmen.

Der Kunde oder Patient/die Kundin oder Patientin

- Er darf 2–3 Stunden vor der Therapie keine größere Mahlzeit zu sich nehmen.
- Der Magen sollte jedoch nicht ganz leer sein, deshalb empfiehlt es sich, etwas zu trinken.
- Blase und Darm sollten, falls notwendig, entleert werden.
- Er sollte seinem Therapeuten vertrauen und bereit sein, sich zu öffnen.
- Er sollte sich ausschließlich auf die Therapie konzentrieren, nicht auf den Therapeuten, und er sollte nicht an andere Dinge denken.
- Er sollte stets den Anweisungen des Therapeuten Folge leisten.

Die Massage und was es danach zu beachten gilt

Ablauf einer Massage
- Füße des Kunden abwischen oder vorangehendes Fußbad.
- Dem Kunden auf den Massagetisch helfen.
- Am Anfang der Behandlung durch Fragen überprüfen, ob die Öltemperatur und der Druck der Massagestreichungen als angenehm empfunden werden.
- Ruhig und sorgfältig arbeiten, nicht hetzen. Die Zeit im Blickfeld behalten (die Uhr ist so anzubringen, dass der Kunde sie nicht sieht).
- Die Zeiteinteilung in allen Stellungen unter Kontrolle halten.
- Bei emotionalen Reaktionen des Kunden Verständnis zeigen und beruhigend auf ihn einwirken.
- Flexibel bleiben: kein starrer Ablauf, auf spezielle Bedürfnisse des Kunden eingehen (Lagerung, Beschwerden).
- Bei unerwarteten, unerwünschten Nebenwirkungen wie Allergien, Kopfschmerzen, Öl in den Augen usw. Therapie unterbrechen oder stoppen und Gegenmaßnahmen durchführen.

Nach der Massage
- Gemeinsam mit dem Kunden »atmen«.
- Watte aus den Ohren entfernen.
- Rasnadi Churna auf Scheitel und Stirn geben und durch die Nase »einschnupfen« lassen.
- Überschüssiges Öl mit Papiertüchern von Kopf und Körper abwischen, ebenso die Füße abwischen (Rutschgefahr!).
- Dem Kunden vom Massagetisch herunterhelfen, vorher Schuhe anziehen, dann zum Schwitzbad, Bad oder Ruheraum begleiten – nie allein gehen lassen!
- Nach dem Schwitzbad duschen.
- Mindestens 30 Minuten ruhen, warmen Tee und eventuell Chyavanprash zur Stärkung reichen.
- Der Kunde muss auf dem Nachhauseweg Kopf, Ohren und Körper vor Zugluft schützen.
- Nach der Therapie zwei Stunden keinen Sport treiben und nicht arbeiten.
- Der Therapeut macht sich Notizen über die Behandlung und die Reaktion des Kunden.
- Die Liege reinigen und anschließend desinfizieren.

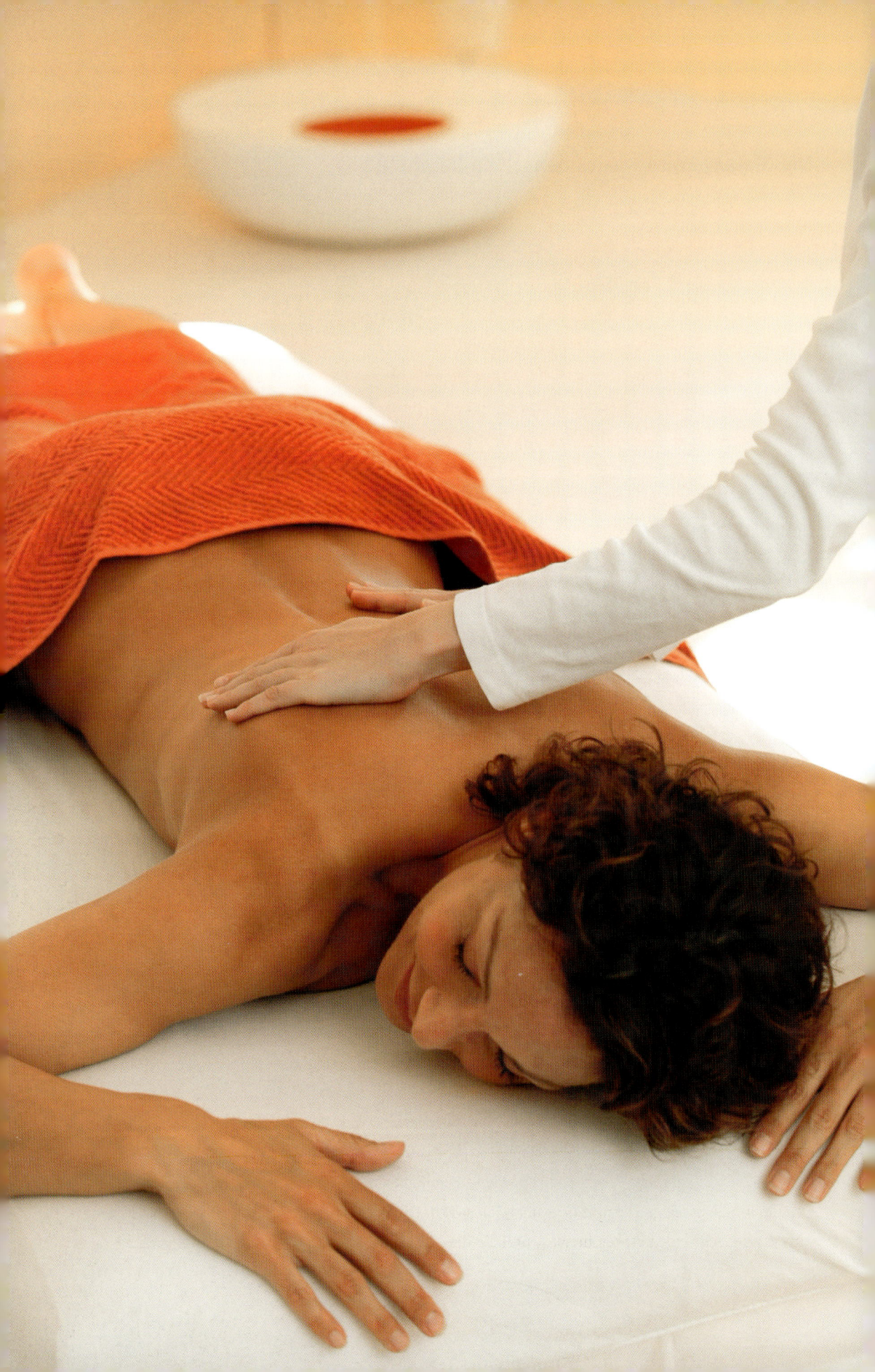

Kapitel 5

Ganzkörpermassage solo
Abhyanga solo

Im Folgenden stellen wir Ihnen zwei Varianten der Ganzkörpermassage vor, wie sie insbesondere im südwestlich gelegenen Bundesstaat Kerala Indiens gelehrt werden. Abhyanga bedeutet in Sanskrit lediglich »einölen« oder »Einsalbung«. Aber dieser Begriff hat sich für die Ganzkörpermassage hierzulande so eingebürgert, dass heute von jedem darunter eine professionelle ayurvedische Massage verstanden wird. Beide Ganzkörpermassagen werden von einem Therapeuten ausgeführt.

Wirkung der Abhyanga

Bereits zu Beginn des Buches sind wir auf die Besonderheiten einer Massage mit ayurvedischen Ölen und deren Wirkung eingegangen. Im Allgemeinen wird sie als äußerst wohltuend empfunden. Mehr: Wer einmal eine solche Massage von kundiger Hand und in angenehmer Atmosphäre genießen durfte, wird sie sich immer wieder einmal gönnen. Sie macht die Haut sanft und geschmeidig, stärkt das Immunsystem, regt den Stoffwechsel an und fördert das allgemeine Wohlbefinden. In einer Kur, während der Sie täglich Massagen erhalten, ist diese Steigerung des positiven Empfindens, aber auch der kurative Effekt schon allein durch Ihre Ausstrahlung sichtbar.

Wichtig für den Kunden oder Patienten ist es, dass er in einer ausführlichen Anamnese vor den Behandlungen offen legt, was er sich von ayurvedischen Behandlungen erwartet und welche somatischen Beschwerden er hat, so dass der Therapeut die richtige Behandlungsmethode (anregend oder ausgleichend und beruhigend, nährend oder reduzierend, mit viel oder wenig Druck) anwendet und auch das für die jeweilige Therapie passende Öl auswählt. Die Aufgabe des Klienten ist also, mögliche somatische Beschwerden zu beschreiben, und die des Ayurveda-Arztes oder -Therapeuten ist es, die

Angaben entsprechend zu interpretieren und die richtige Diagnose zu treffen. Selbst wenn es sich um eine Massage handelt, die lediglich dazu dient, das Wohlbefinden des Kunden zu steigern und ihn zu entspannen, so sind dennoch die Technik und die Wahl des richtigen Öls zu beachten. Ausführlich haben wir das bereits in den vorangehenden Kapiteln beschrieben.

Indikationen

- VATA-Störungen, neurologische, rheumatische und psychosomatische Erkrankungen
- Immunschwäche
- Gewichtsverlust
- Gewebeverlust
- Anorexia
- Vor und nach der Schwangerschaft, nach einer Operation, als Regeneration (Rasayana), in der Geriatrie
- Zur Vorbereitung auf die Geburt nach dem 7. Schwangerschaftsmonat
- Vorbereitung bei einer intensiven Ayurveda-Kur (Panchakarma)

Kontraindikationen

- Ausgeprägte Kapha-Konstitution (Fettleibigkeit)
- Diabetes
- Verdauungsstörungen
- Fieber
- Nach Therapien wie Vamana (therapeutisches Erbrechen), Virecana (therapeutisches Abführen) und Vasti (Einlauf)
- Die ersten 7 Monate der Schwangerschaft

Material

- Massagetisch
- Heizplatte für das Erwärmen der Öle, Babyflaschenwärmer o. Ä.
- Wasserbad für die Öle: Stahltöpfe
- 150–200 ml Öl für den Körper (eher wärmendes, nährendes Öl)
- ca. 40 ml Öl für den Kopf (eher leichtes, nicht erhitzendes Öl)
- Rasnadi Churna
- Handtuch
- Einwegslip
- evtl. Decke, Polster o. Ä. zum Abstützen von Nacken sowie Knie- und Fußgelenken
- Watte (Baumwolle!)
- Rosenwasser, evtl. künstliche Tränen
- Papiertaschentücher
- Wischtücher (Küchentücher)
- evtl. Schwammtücher zum Unterlegen der Öltöpfe
- für die Dusche: evtl. Badeschuhe, Haar- und Körperreinigungspulver, mildes Shampoo (Babyshampoo), Handtücher

Behandlungsempfehlungen und Vorbereitung

- Empfohlen wird der Vormittag.
- Behandlungsdauer: ca. 50–60 Minuten.
- Je nach Indikation beruhigend oder anregend.
- Um die Luft des Behandlungszimmers zu reinigen, können Sie in eine Ecke des Raums eine Schale mit Wasser und 1 Esslöffel Himalajasalz stellen.

Wollen Sie Ihrem Kunden oder Patienten etwas ganz Besonderes angedeihen lassen, dann bietet sich ein Fußbad mit Himalajasalz an. Dazu benötigen Sie eine kleine Wanne mit sehr warmem Wasser, in das Sie 1 gehäuften Esslöffel Salz geben. Der Kunde sitzt auf einem Stuhl mit Lehne davor und stellt seine Füße in das angenehm warme Fußbad. Bereits jetzt kann die Reinigung beginnen, denn das Salz zieht Schlackenstoffe über die Füße aus dem Körper.

Während des Fußbades können Sie eine Kopfmassage verabreichen; siehe hierzu die Beschreibung auf den Seiten 86 ff. Der dort beschriebenen Variante der Abhyanga geht eine Shiroabhyanga in sitzender Position voraus.

Die Solo-Abhyanga Schritt für Schritt

Variante 1

Im Folgenden beschreiben wir die klassische Form der Ganzkörpermassage. Diese Abhyanga wird in sieben Stellungen ausgeführt:

1 Sitzen — 2 Liegen auf dem Rücken — 3 Seitenlage links — 4 Liegen auf dem Rücken — 5 Seitenlage rechts — 6 Liegen auf dem Rücken — 7 Sitzen

Das mag den einen oder anderen erstaunen, kennen wir doch zumeist die Massage in zwei Stellungen: Rücken- und Bauchlage. Diese Vorgehensweise begründet sich jedoch darin, dass manche ungern auf dem Bauch liegen, weil sie so schlechter atmen können oder Probleme mit ihrer Halswirbelsäule bekommen. Deshalb werden anstelle der Bauchlage die beiden Seitenlagen (einmal links, einmal rechts) eingeschoben, in denen Sie für die Behandlung alle Körperbereiche erreichen. Damit wird auch vermieden, bei der Bauchlage den Nacken unnötig zu strapazieren. Der Behandlungstisch verfügt ja über keine Aussparung im Nasenbereich, wie das die üblichen Massageliegen haben. Solche Liegen sind für ayurvedische Therapien ungeeignet, nachdem hier mit viel Öl gearbeitet wird und ein Loch in der Liege bedeuten würde, dass Öl auf den Boden tropft.

Ganzkörpermassage solo
Abhyanga solo

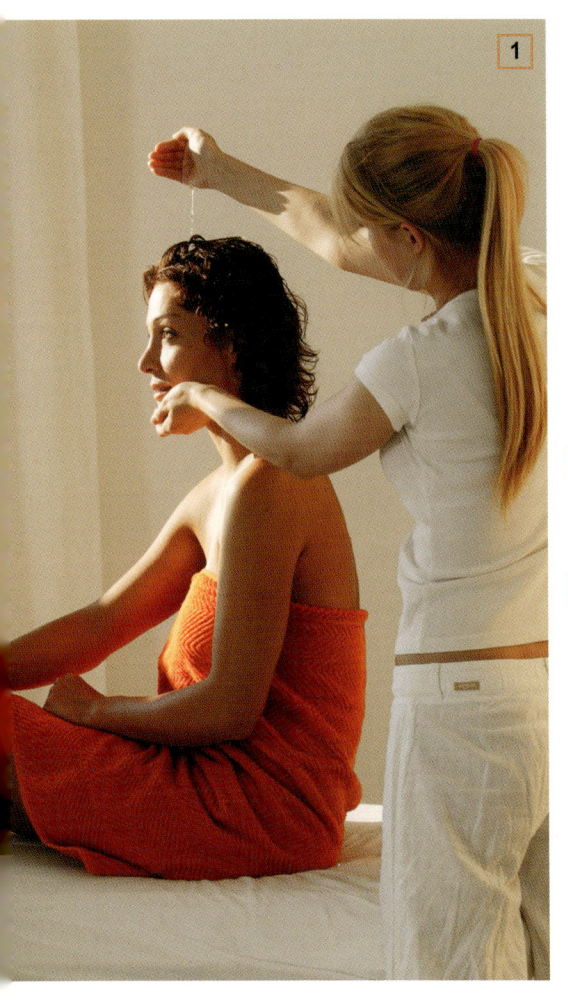

▶ **Position 1:**
Aufrechter Sitz, Beine ausgestreckt
Der Therapeut steht links vom Patienten.

▶ Kontakt mit dem Klienten aufnehmen: Beide Hände auf dessen Schultern legen und kurz innehalten, eventuell das Dhanvantari-Gebet sprechen (siehe S. 18 f.) oder eine andere Formel, die auch dem Therapeuten hilft, sich voll und ganz auf seinen Patienten einzustellen.

1 Öl auf den Scheitel auftragen (Kronen-Chakra), dabei das Kinn des Kunden stützen, während man das Öl einreibt.

2 Öl auf das Sternum (= Brustbein; Herz-Chakra), den Nabel (= Solarplexus), die Hände (Innen- und Außenfläche) sowie die Fußsohlen in kreisenden Bewegungen im Uhrzeigersinn auftragen bzw. einreiben. Druck mit dem Daumen auf den Marmapunkt zentral in Handflächen und Fußsohlen (Stimulation von Lunge und Herz).

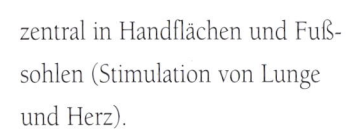

▶ Dann das Öl zügig auf den ganzen Körper auftragen: Rücken, Schultern, Arme, Brustkorb, Seiten, Hüften, Beine bis zu den Füßen. Rasch, aber nicht hastig arbeiten, denn
  a) das Öl soll bereits auf dem ganzen Körper wirken, und
  b) der Körper soll erwärmt werden.

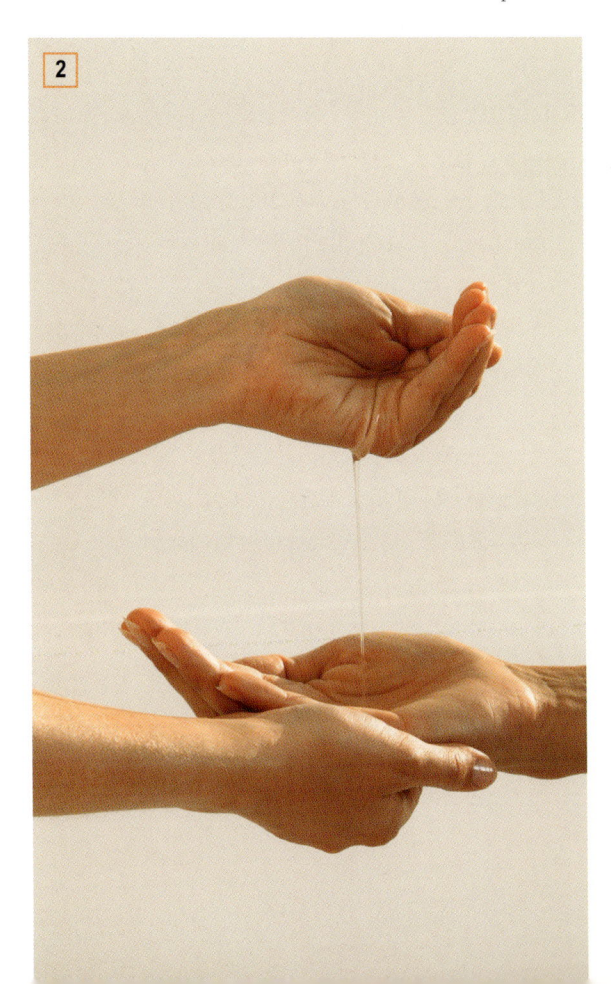

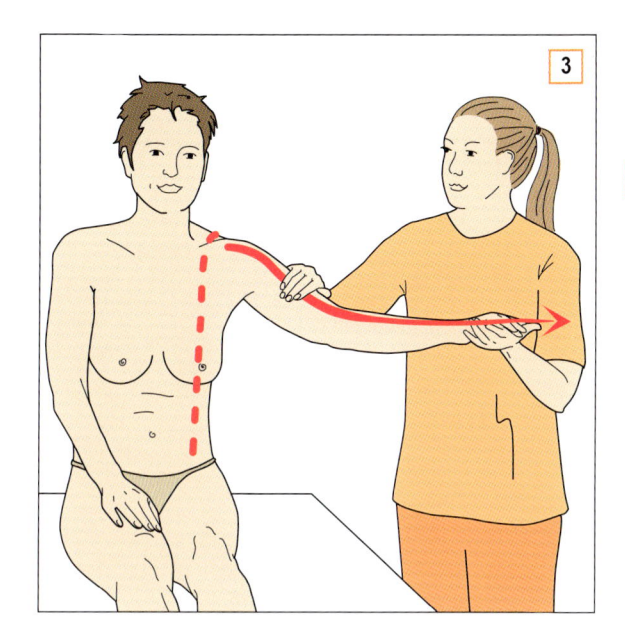

Ganzkörpermassage solo
Abhyanga solo

Es folgt die eigentliche Druckmassage (*Mardana*):

3 Locker die linke Hand des Patienten in die eigene linke nehmen und dessen leicht gestreckten Arm etwa auf Schulterhöhe anheben. Mit der rechten Hand vom Kreuzbein über den Rücken, die Schulter, den Arm und über die Fingerspitzen hinaus streichen.
Alle fünf Finger bleiben bei den Streichungen eng nebeneinander liegen.

▶ Die Streichung an den Fingerspitzen beenden und am Kreuzbein wieder neu ansetzen: Kreuzbein, Rücken, Schulter, Arm, Hand, Fingerspitzen. 7 × wiederholen.

⇨ **Abhängig von Konstitution und Indikation ist auch der Druck zu variieren. Fragen Sie Ihren Kunden, ob der Druck angenehm ist.**

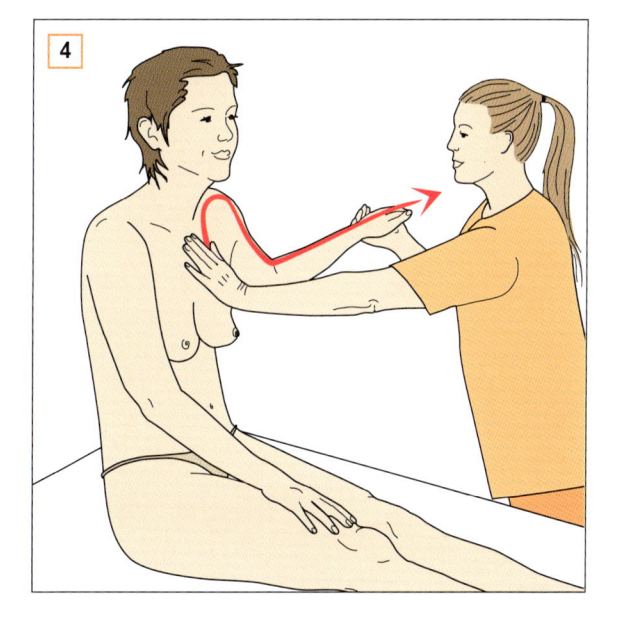

4 Die Standposition wechseln, die linke Hand des Kunden mit der rechten ergreifen und mit der linken Hand vom Sternum über das Schlüsselbein, die Schulter, den Arm, die Hand und die Fingerspitzen hinaus streichen.
▶ Neu ansetzen: Sternum, Schlüsselbein, Schulter, Arm, Hand, Fingerspitzen. 7 × wiederholen.

Ganzkörpermassage solo
Abhyanga solo

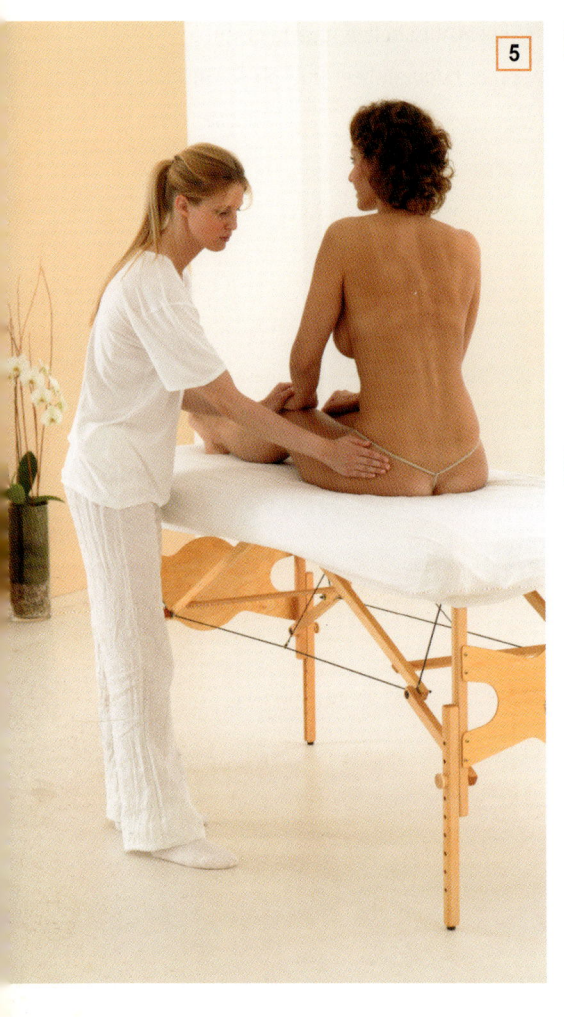

5 Die Hand des Kunden neben der Hüfte auf der Massageliege oder auf dessen Knie absetzen, die linke Hand des Therapeuten ruht leicht auf dessen Hand (Körperkontakt!) und nacheinander Kreuzbein und Hüfte mit der rechten Hand kräftig massieren.
Jeweils 7 × wiederholen.

▶ Die Hand des Kunden hinter dem Körper auf dem Massagetisch absetzen und nun mit beiden Händen die Beine massieren:

6 Am Beinansatz beginnend, mit beiden Händen (die Finger liegen nebeneinander) kräftig über Oberschenkel, Knie, Unterschenkel, Fußrist und über die Zehenspitzen hinaus streichen. 7 × wiederholen.

⇨ **Wenig Druck auf dem Knie und über dem Fußgelenk!**

Die eigene Position wechseln, um die rechte Körperseite des Kunden zu behandeln. Bei diesem Positionswechsel eine Hand auf dessen Körper belassen, so dass der Körperkontakt nicht abreißt. Dann die selben Streichungen wie oben:
- ▶ 7 × Kreuzbein, Schulter, Arm, Hand, Fingerspitzen.
- ▶ 7 × Sternum, Schlüsselbein, Schulter, Arm Hand, Fingerspitzen.
- ▶ 7 × Kreuzbein.
- ▶ 7 × Hüfte.
- ▶ 7 × ganzes Bein.

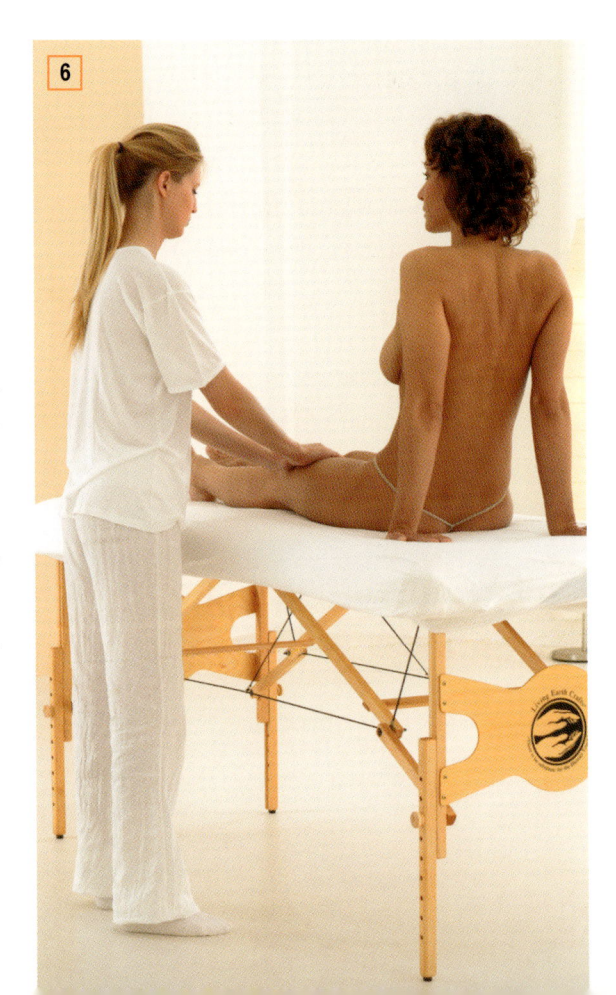

Ganzkörpermassage solo
Abhyanga solo

Nun legt sich der Kunde auf den Rücken. Dabei sollte der Therapeut ihm helfen, indem er ihn in der Lendenwirbelsäule stützt, ebenso Kopf und Nacken. Fragen, ob er bequem liegt und ob er eine Unterlage unter dem Kopf wünscht. Darauf achten, dass der Kunde wirklich gerade liegt, ihn eventuell »gerade rücken«.

▶ **Position 2:
Erste Rückenlage**

In dieser ersten Rückenlage widmet sich der Therapeut zu Beginn der Kopf- und Gesichtsmassage. Erst dann folgt die Massage des Körpers.

7 Auf das Sternum warmes Öl fließen lassen und den Nabel mit Öl füllen. Bauch und Sternum in kreisenden, leichten Bewegungen (Uhrzeigersinn) massieren. Dann Öl zügig auf den ganzen Körper auftragen.

Nun folgt die Gesichts- und Kopfmassage:
▶ Gesicht einölen: vom Halsmuskel über das Kinn, die Wangen bis zur Stirn.
▶ 10 × den Halsmuskel ausstreichen: mit flacher Hand wechselweise vom Hals zum Kinn streichen. Bei Frauen mit der linken Hand beginnen, bei Männern mit der rechten.
▶ 2 × dieselbe Bewegung, aber nun über die Schläfen und den Kopf hinaus, dabei die Haare mitnehmen und leicht ziehen.

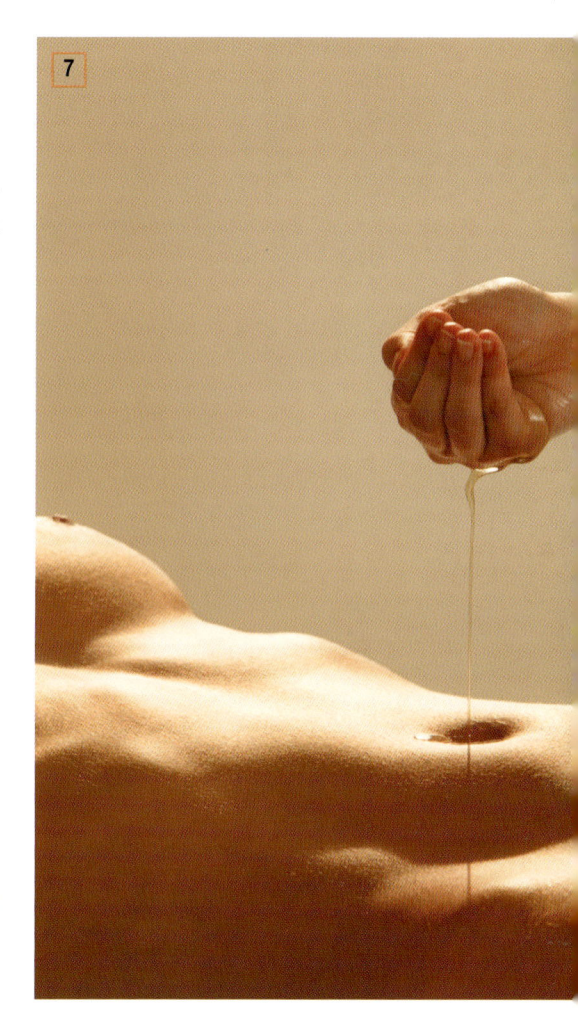

Ganzkörpermassage solo
Abhyanga solo

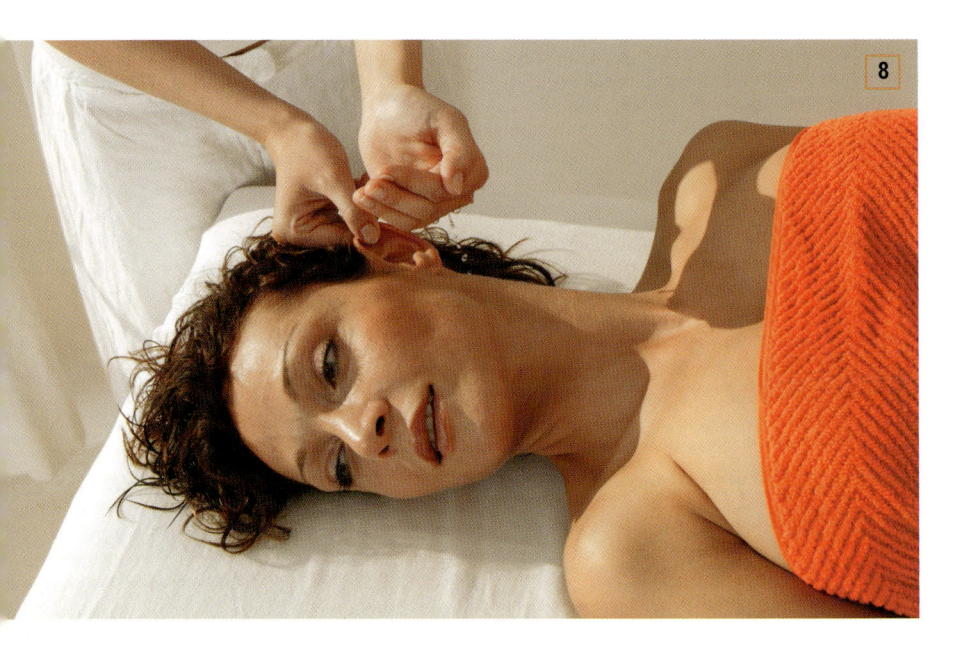

8 Ohren mit Öl füllen (den Kunden informieren, was nun geschieht). Dazu den Kopf sanft zur Seite drehen. Das Öl nie direkt einfüllen, sondern erst in die eigene Hand geben, um die Wärme zu prüfen; es darf nur lauwarm sein. Mit der Hand leicht über das Ohr reiben und mit Watte abdichten. Auf der anderen Seite wiederholen.

⇨ **Vorsicht: Bereits bei der Anamnese ist sicherzustellen, dass keine Verletzungen im Ohr (Trommelfell!) vorliegen. In diesem Fall nur in Öl getränkte Watte in beide Ohren geben.**

▶ Kopf wieder gerade ausrichten.

9 1 × Stirn mit aufgestellten Fingerkuppen im Zickzack von einer Schläfe zur anderen massieren und wieder zurück. Bei Frauen an der linken Schläfe beginnen, bei Männern an der rechten.

10 1 × mit einer Hand – bei Frauen mit der rechten Hand, bei Männern mit der linken – über die Stirn zur anderen Schläfe streichen.

11 5 × mit den Daumenballen beider Hände an den Schläfen rechts und links gleichzeitig zum Gesicht hin kreisen.

12 5 × mit den Daumenballen bzw. Handinnenflächen an den Wangenknochen rechts und links gleichzeitig zum Gesicht hin kreisen.

13 5 × den Raum zwischen Oberlippe und Nase (Bart) mit den Mittelfingern beider Hände zu den Mundwinkeln ausstreichen.

14
15 10 × abwechselnd mit der rechten bzw. linken Hand vom Ohr aus das Kinn und den Unterkiefer ausstreichen.

Ganzkörpermassage solo
Abhyanga solo

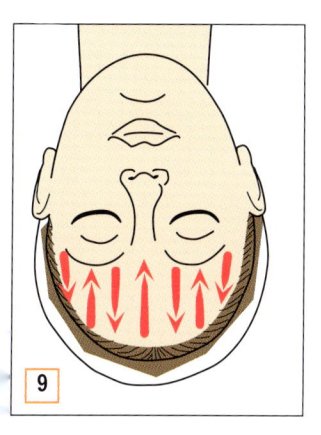

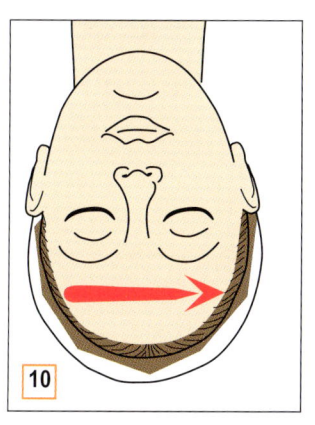

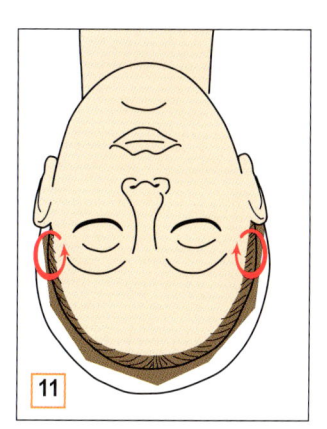

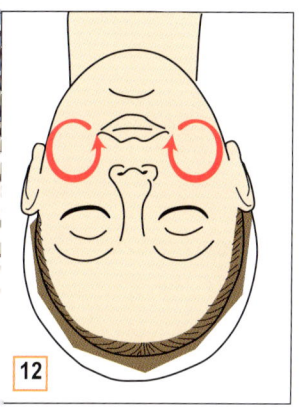

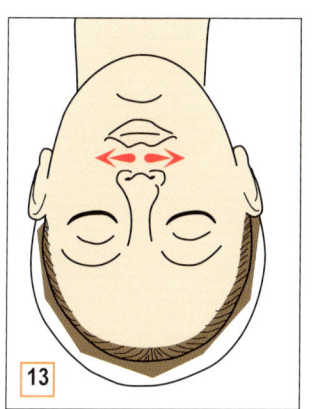

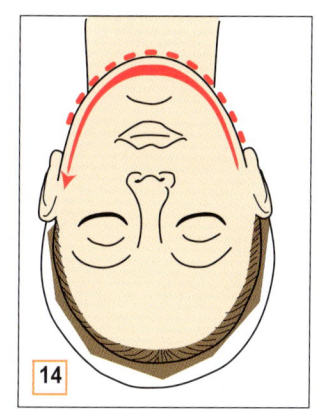

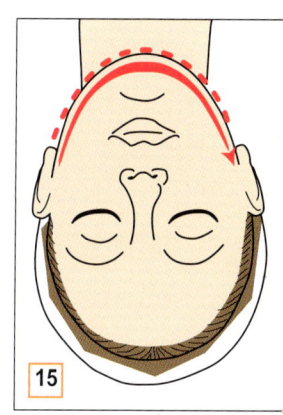

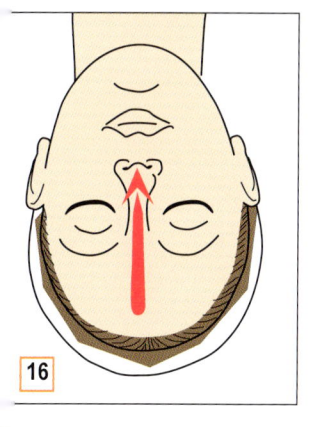

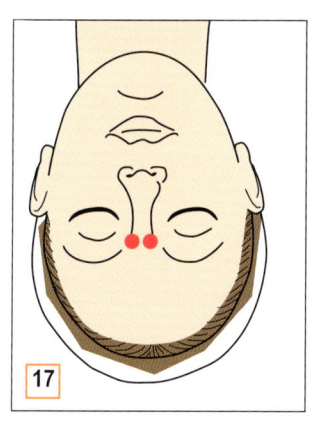

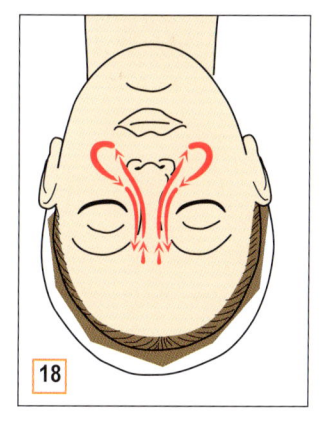

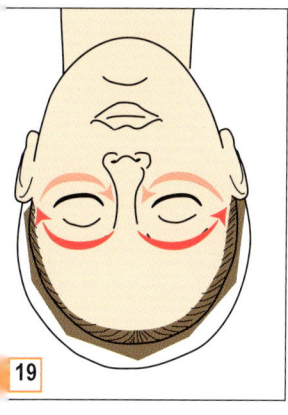

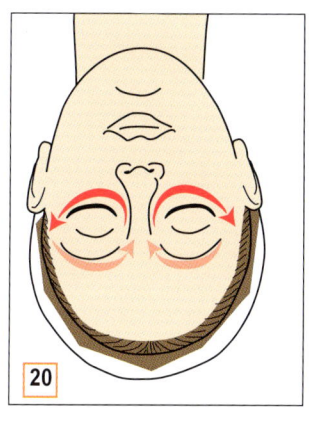

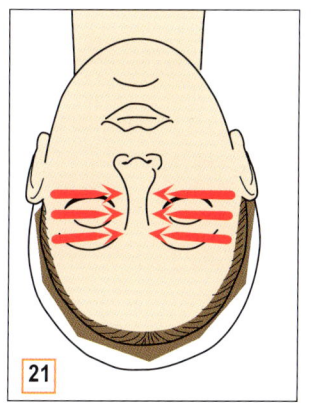

⇨ Achtung: Zeige- und Mittelfinger sind geöffnet.

16 10 × abwechselnd mit der rechten bzw. linken Hand vom Haaransatz über die Nase/Nasenspitze streichen.

17 1 × mit drei Fingern (Daumen, Zeige- und Mittelfinger) an der Nasenwurzel zwicken.

18 5 × mit den Mittelfingerkuppen beider Hände rechts und links des Nasenbeins von der Nasenwurzel bis zur Nasolabialfalte und wieder zurück streichen.

19 5 × mit beiden Mittelfingern von der Nasenwurzel über die Augenbrauen (kräftiger Druck) und über das Jochbein (ohne Druck) zurück zur Nasenwurzel beide Augen umkreisen.

20 5 × mit beiden Mittelfingern (oder beiden Daumen) von der Nasenwurzel über das Jochbein (kräftiger Druck) und oberhalb der Augenbrauen (ohne Druck) zurück zur Nasenwurzel streichen.

⇨ Frage an den Kunden: Kontaktlinsen?

21 Zeige-, Mittel- und Ringfinger sanft auf die Augen legen und 5 × nach innen kreisen. Hände noch vor die Augen halten, dann langsam wegnehmen.

▸ **Abschlussstreichung:** Wie beim Einölen vom Halsmuskel über das Kinn, die Wangen bis zur Stirn streichen.

▸ Mit beiden Händen unter den Nacken greifen, eventuell bis zu den Schulterblättern, langsam wieder zum Kopf herauf fahren, den Kopf am Schädelknochen »erfassen« und die Halswirbelsäule leicht strecken. Dann den Kopf sanft auf die Liege ablegen.
Das kann bis zu 3 × wiederholt werden.

Jetzt folgt die Körpermassage in der ersten Rückenlage:

Der Therapeut steht auf der linken Seite des Kunden. Prüfen, ob weiteres, frisches warmes Öl auf den ganzen Körper aufzutragen ist. Abhängig von der Konstitution kann es bereits von der Haut absorbiert werden. Eventuell nochmals Öl in den Nabel geben und sanft verteilen.

▸ 7–10 sanfte Kreise mit flachen, aufeinanderliegenden Händen im Uhrzeigersinn auf dem Bauch; klein beginnen und größer werden.

⇨ **Achtung: Eher sanfte, aber bestimmte Bewegungen ausführen, keinen zu starken Druck ausüben!**

Ganzkörpermassage solo
Abhyanga solo

22 7 Streichungen vom Bauch über den Brustkorb am Busen innen vorbei und an der linken Seite zurück zur Hüfte und zum Bauch.

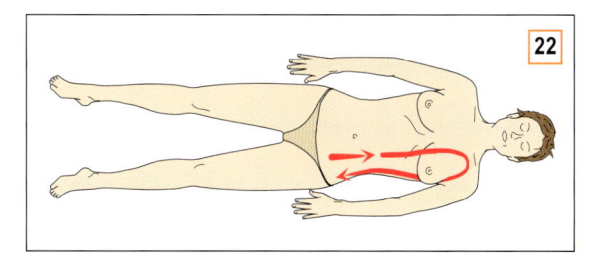

23 7 Streichungen vom Bauch über das Brustbein, die linke Schulter, den Arm, die Hand und über die Finger hinaus. Den Druck auf den Arm nach unten verstärken.

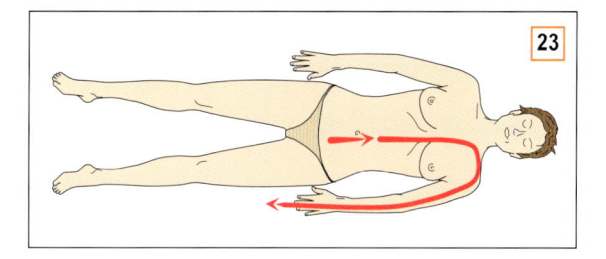

24 7 Kreise auf der Hüfte und 7 Streichungen von der Hüfte über den Oberschenkel, das Knie (wenig Druck), Unterschenkel, Fuß und über die Zehen hinaus.

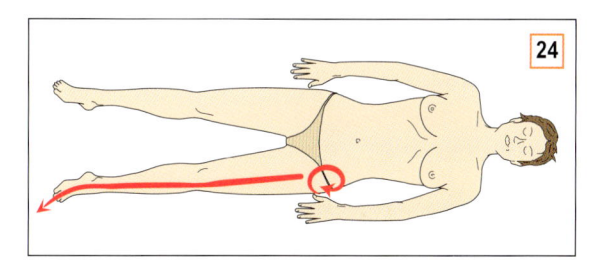

25 3 × ausstreichen: Bei der linken Hand beginnen, über die Schulter, den Brustkorb, Bauch, Bein, Fuß, Zehenspitzen.

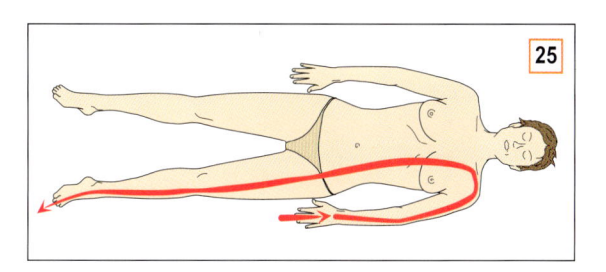

Positionswechsel: Körperkontakt behalten, auf die rechte Seite des Kunden gehen und dort die gleichen Streichungen ausführen (22–25).

Ganzkörpermassage solo
Abhyanga solo

▶ **Position 3:**
   Seitenlage links

Beim Wechsel der Position dem Kunden helfen.

⇨ **Achtung: Wenn Sie auf einem Massagetisch aus Holz arbeiten, ist er nun sehr ölig und damit rutschig. Hilfestellung ist also sehr wichtig!**

Das rechte Bein liegt leicht angewinkelt vor oder über dem linken, das linke Bein ist ausgestreckt, der linke Arm liegt hinter dem Rücken, der rechte leicht angewinkelt vor dem Brustkorb. In dieser Position werden der **Rücken, die rechte Schulter sowie die Beine, die Knöchel und der Fuß** behandelt.

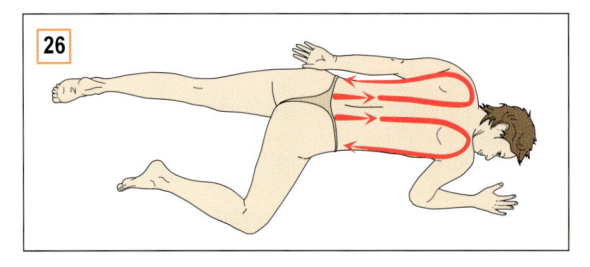

▶ Auf den Rücken und die Beine frisches warmes Öl auftragen.

26 7 × von der Lendenwirbelsäule in aufsteigenden kräftigen Schwimmbewegungen neben der Wirbelsäule hinauf zum Nacken und den Schultern streichen und seitlich zurück zum Kreuzbein.

⇨ **Mit Druck nur bei den Aufwärtsbewegungen arbeiten. Absicht ist, die Muskulatur zu lockern und zu dehnen.**

▶ Nun am Rücken und der rechten Schulter arbeiten. Erspüren Sie Verspannungen und arbeiten Sie an diesen Blockaden, eventuell mit dem Daumen.

▶ Zum Abschluss nochmals 7 × von der Lendenwirbelsäule in aufsteigenden Schwimmbewegungen zum Nacken, den Schultern und zum Kreuzbein hin ausstreichen.

27 Hüftgelenk mit beiden Händen mit kreisenden Streichungen kräftig massieren. Auch hier Verhärtungen erspüren und eventuell mit dem Daumen arbeiten.

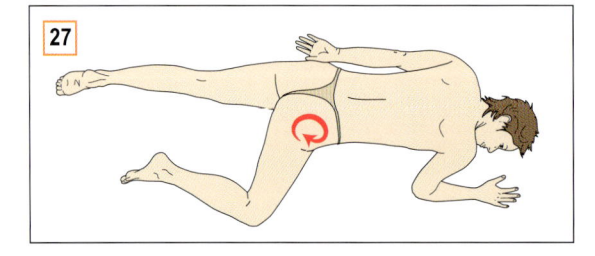

28 7 × das oben liegende rechte Bein vom Knie einschließlich Oberschenkel über die Hüfte in Schwimmbewegung kräftig massieren.

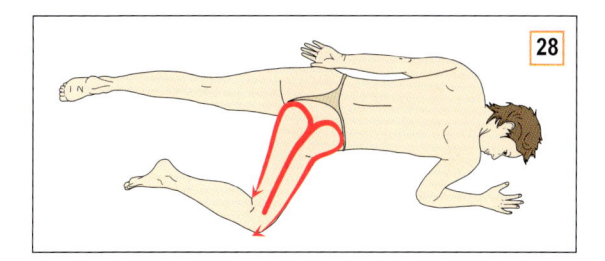

29 7 × das Kniegelenk und die Kniekehle kreisend massieren.

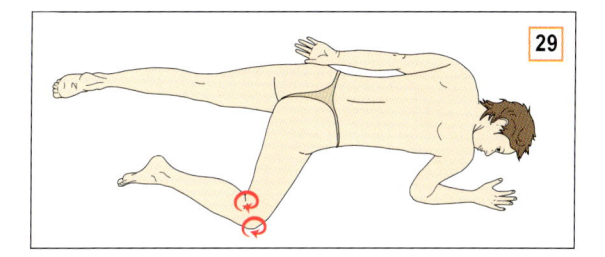

30 7 × den Unterschenkel einschließlich Knie in Schwimmbewegung kräftig massieren.

▸ 7 Kreise um das Fußgelenk.

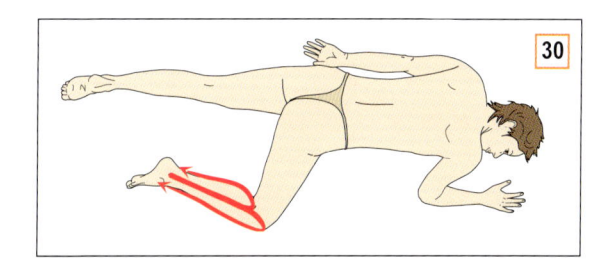

⇨ **Achtung: Auf Venenleiden achten (bereits bei der Anamnese erfragen) und eventuell nur streichen. Keinen Druck anwenden!**

▸ Die Ferse wie ein Sandwich umfassen und massieren, mit einer Hand den Fuß unterlegen und mit der anderen die Fußaußenkante rasch und kräftig hin und her reiben, dann den ganzen Fuß mit beiden Händen ausstreichen.

31 Die Innenseite des unten liegenden, ausgestreckten linken Beines behandeln: Oberschenkel, Knie, Innenseite des Knies, Unterschenkel, Ferse, Fußkante, Sohle.

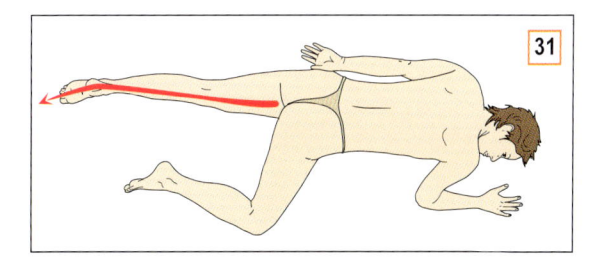

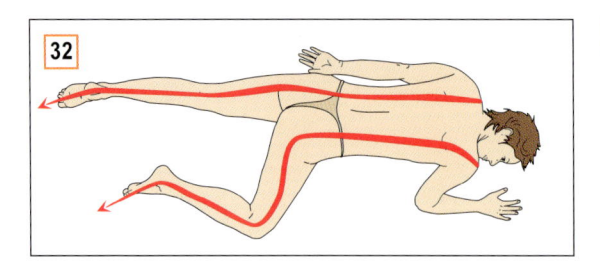

32 3 × ausstreichen: beide Schultern, Hüften, Beine, Füße und über die Zehen hinaus.

▶ Position 4:
Zweite Rückenlage

In dieser Lage wird sich insbesondere den **Schultern**, **Armen**, **Händen**, **Fingern**, **Beinen und Füßen** gewidmet.

▶ Wie in Position 2: Nabel mit warmem Öl füllen. Bauch mit beiden Händen im Uhrzeigersinn kreisend massieren, keinen Druck ausüben. Falls notwendig, Öl auf den ganzen Körper auftragen. Nun wie bei der ersten Rückenlage beginnen:

▶ 7 × Streichungen vom Bauch über Brustbein, Schlüsselbein, Seite.
▶ 7 × Streichungen vom Bauch über das Brustbein, die linke Schulter, den Arm, die Hand und über die Finger hinaus.

Der Therapeut steht neben der Hüfte:

33 Die Hand des Kunden mit beiden Händen erfassen, den
34 Unterarm anheben und den Arm anwinkeln. Das Handgelenk mit beiden Händen umfassen und in 6 schnellen Wechselkreisen massieren: 3 × zum Arm, 3 × zur Hand. Dann den Ellbogen sanft auf die Massageliege aufstellen.

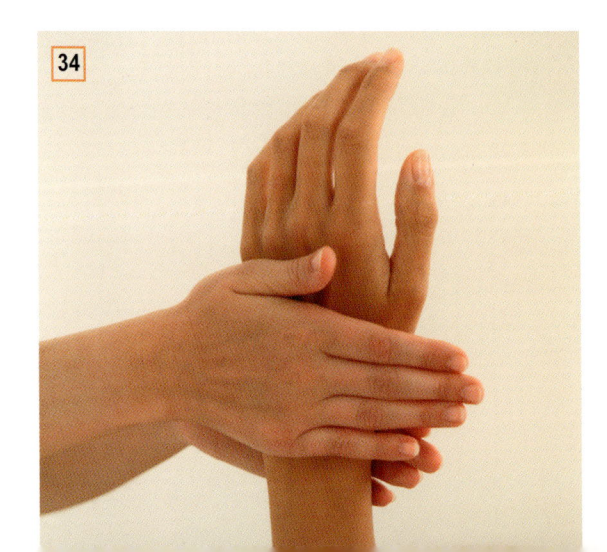

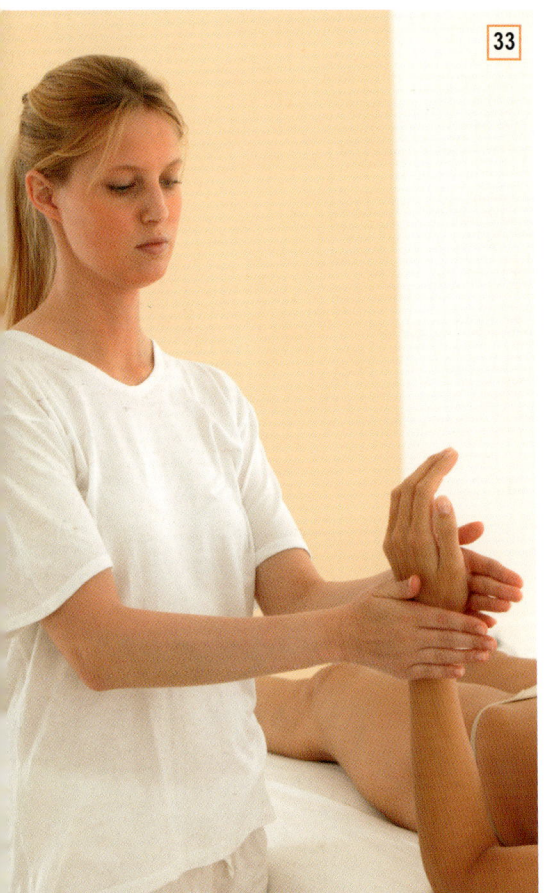

Ganzkörpermassage solo
Abhyanga solo

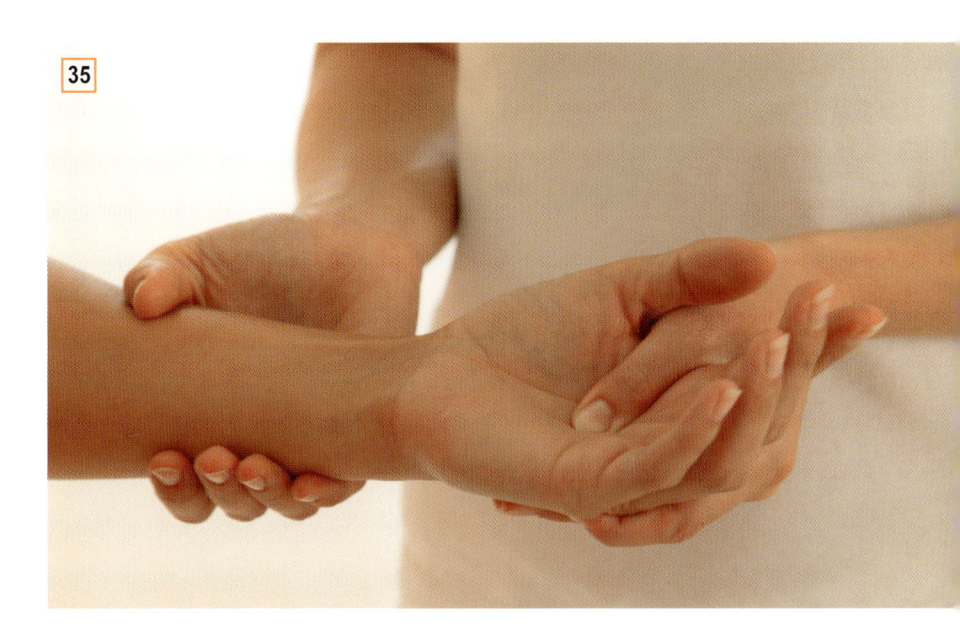

35 Den Daumen auf die Mitte der Handinnenfläche legen und das Hand-Chakra öffnen: Druck auf die Mitte der Handinnenfläche mit dem Daumen, Gegendruck auf die Handaußenfläche mit dem Zeige- oder Mittelfinger.
▶ 5 Kreise in der Handinnenfläche.
Die Kreise bleiben immer gleich.

36 3 × die Handinnenfläche vom Handgelenk aus zu den Fingerwurzeln mit beiden Daumen in einer Schwimmbewegung nach oben fest massieren (»Schmetterling«). Jedes Mal wieder am Handgelenk beginnen.
▶ Beginnend beim Daumen, jeden Finger umfassen (»Zangengriff«), 3 × kräftig auf- und abreiben und nach oben loslassen. Die andere Hand hält dabei das Handgelenk stabil.
▶ 5 kleine Kreise an der Handwurzel.

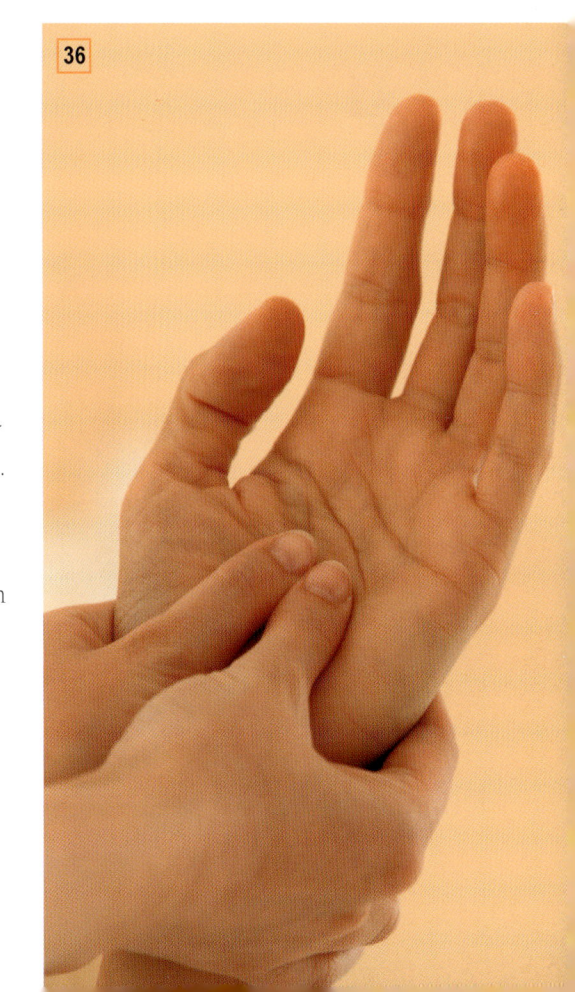

Ganzkörpermassage solo
Abhyanga solo

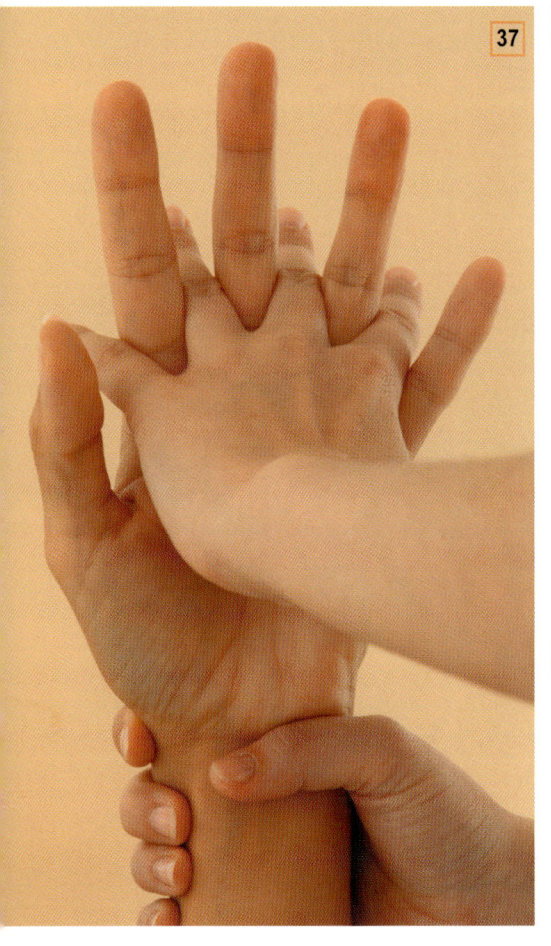

37 Die Hand des Kunden senkrecht aufstellen, am Handgelenk fest umfassen und mit den Fingern der anderen Hand in den Fingerzwischenräumen 3 × kräftig auf- und abfahren, dabei die Finger wie einen Rechen halten. Dann fest zugreifen und die eigenen Finger nach oben hin lösen.

▶ Einen kleinen Schritt zum Kopfende des Kunden machen und die gleiche Bewegung wie vorher, nur von der Rückseite der Handfläche aus: 5 Kreise auf dem Handrücken und 3 »Schmetterlinge«, Zwischenräume der Finger massieren (»Rechen«).

Zusätzliche, aber nicht notwendige Stellung:

38 Den Arm leicht angewinkelt über den Kopf strecken (Achtung: auf Reaktion des Patienten achten, er soll nicht über seine Beweglichkeit hinaus gefordert werden, keine zu weite Dehnung »erzwingen«), durch eigenen Arm unterstützen (unterlegen) und 3 × von der Hüfte über die Seite und die Achselhöhle bis zur Hand und den Fingerspitzen streichen.

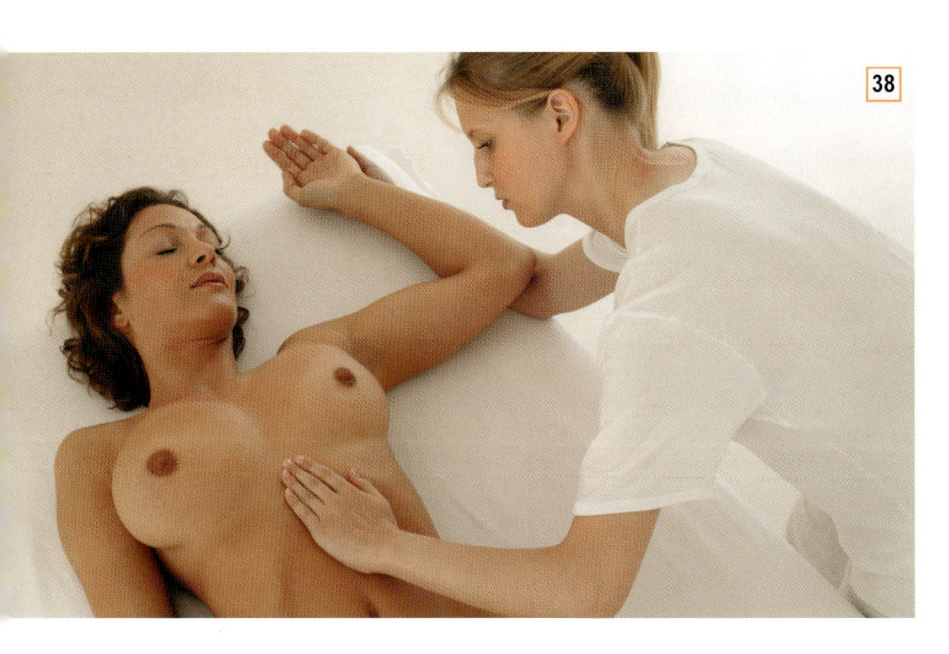

Ganzkörpermassage solo
Abhyanga solo

39 Nun den Arm langsam neben dem Körper ablegen und 3 × vom Schambein über Schulter, Arm und Fingerspitzen ausstreichen.

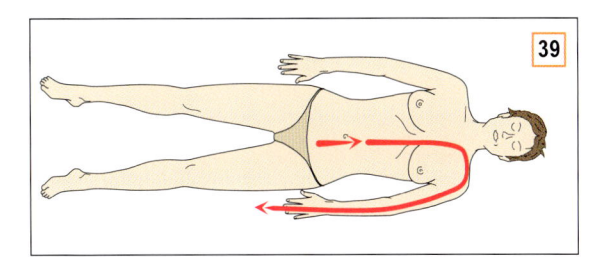

Es folgt die Massage des Beines. Alle Bewegungsabläufe sollen zügig sein und ineinander übergehen:

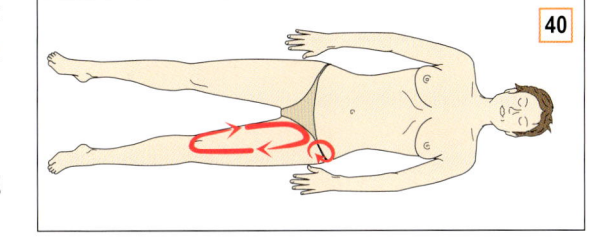

40 7 × mit einer Hand die Hüfte kräftig im Uhrzeigersinn massieren, die andere hat Körperkontakt mit dem Knie oder Oberschenkel.

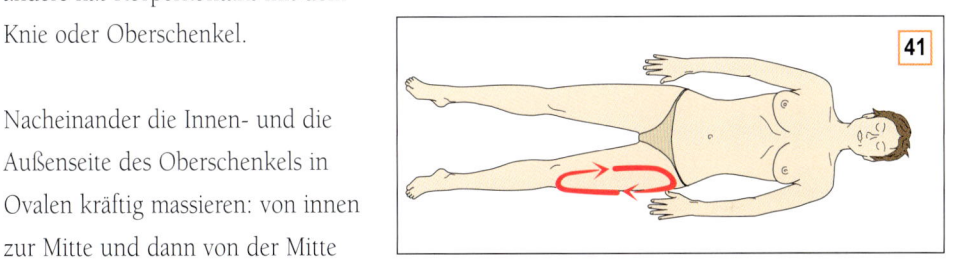

40 Nacheinander die Innen- und die
41 Außenseite des Oberschenkels in Ovalen kräftig massieren: von innen zur Mitte und dann von der Mitte nach außen.

42 Das Knie kreisend massieren, dann Übergang zum Unterschenkel.

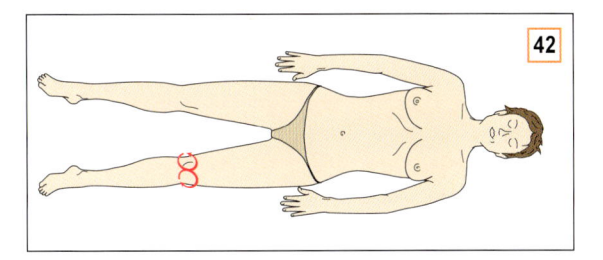

43 Nacheinander die Innen- und die
44 Außenseite des Unterschenkels in Ovalen kräftig massieren: von innen zur Mitte und dann von der Mitte nach außen. Dabei den Fuß jeweils nach innen bzw. außen »drehen« (an Ferse bzw. am großen Zeh halten/einhaken) und abschließend jeweils kräftig vom Beinansatz nach unten streichen.

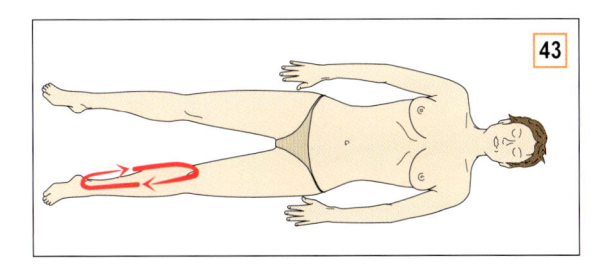

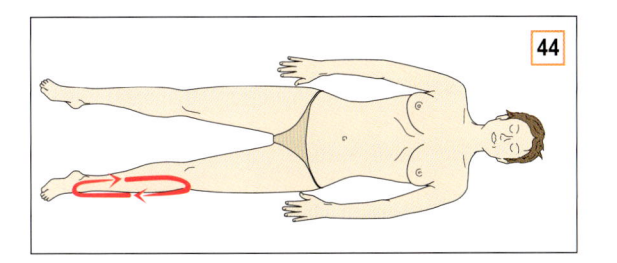

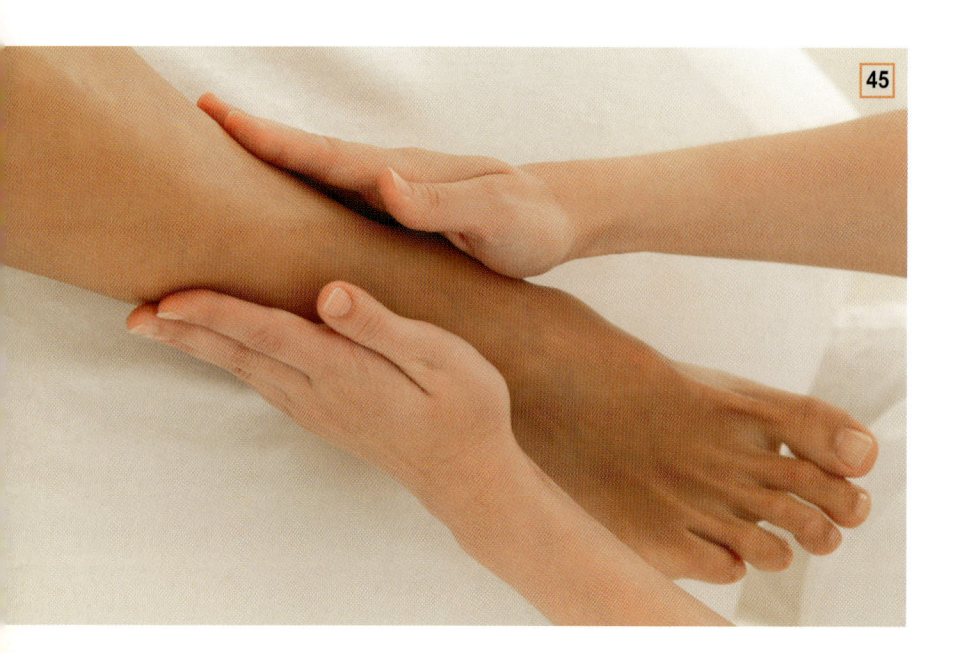

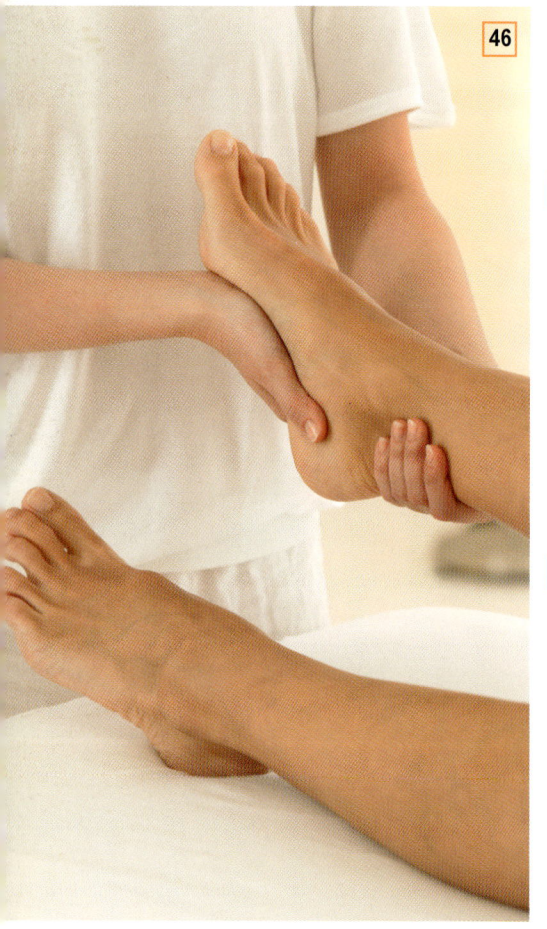

Arbeit am Fuß:

▶ 5 kräftige Kreise um das Fußgelenk, dann den Fuß zwischen den Händen ausstreichen (»Sandwich«).

45 4 × 3 kräftige Wechselkreise um den Fußknöchel:
– 3 Kreise zum Bein,
– 3 Kreise in Richtung Zehen.

▶ 5 × die Ferse kräftig ausstreichen (»melken«).

▶ 5 × die Achillessehne auf- und abstreichen: an der Ferse beginnen und wieder enden.

46 Die Ferse in eine Hand nehmen und mit der anderen flachen Hand die Fußsohle kräftig reiben.

Ganzkörpermassage solo
Abhyanga solo

47 3 × die Fußsohle von den Zehen zur Ferse fest ausstreichen, dabei der Fußform folgen.

▶ 3 × 3 den Fußrücken ausdrücken: vom Fußgelenk Richtung Zehen.

▶ 10 × den Fußrücken streichen: an den Zehen beginnen und enden.

48 Den Fuß wieder ablegen und mit dem kleinen Finger oder dem Zeigefinger zwischen den Zehen »sägen«: vom kleinen zum großen Zeh.

▶ Je 3 Kreise um jedes Zehengelenk.

▶ 5 × die Außenseite des Fußes streichen: an den Zehen beginnen und enden.

▶ 3 × den ganzen Fuß im »Sandwich-Griff« ausstreichen.

▶ 3 × von den Hüften aus das Bein bis über die Zehen hinaus ausstreichen.

▶ 3 × von der Hand über Arm, Schulter, Brustbein, Hüfte, Bein und über die Zehen hinaus streichen.

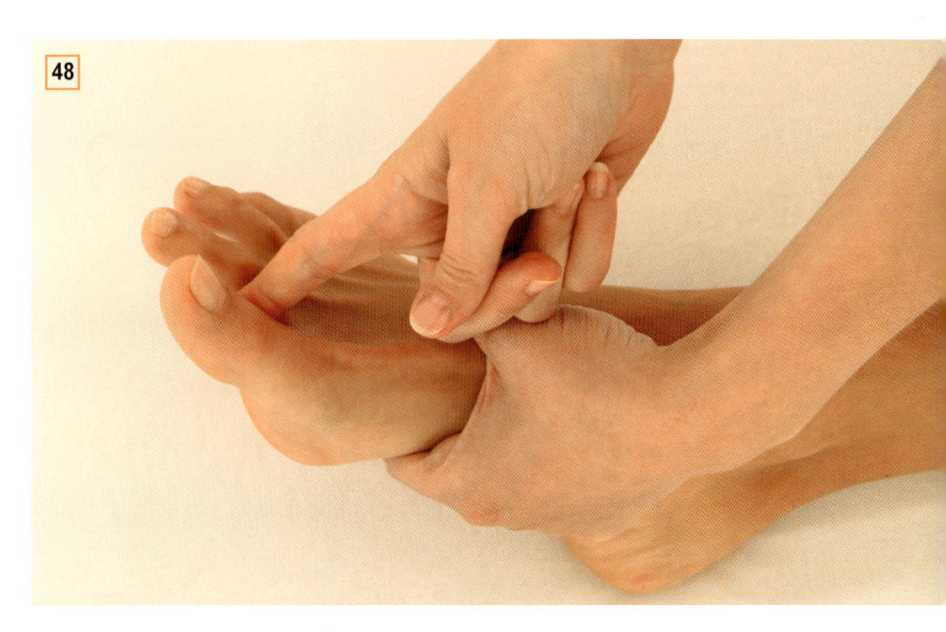

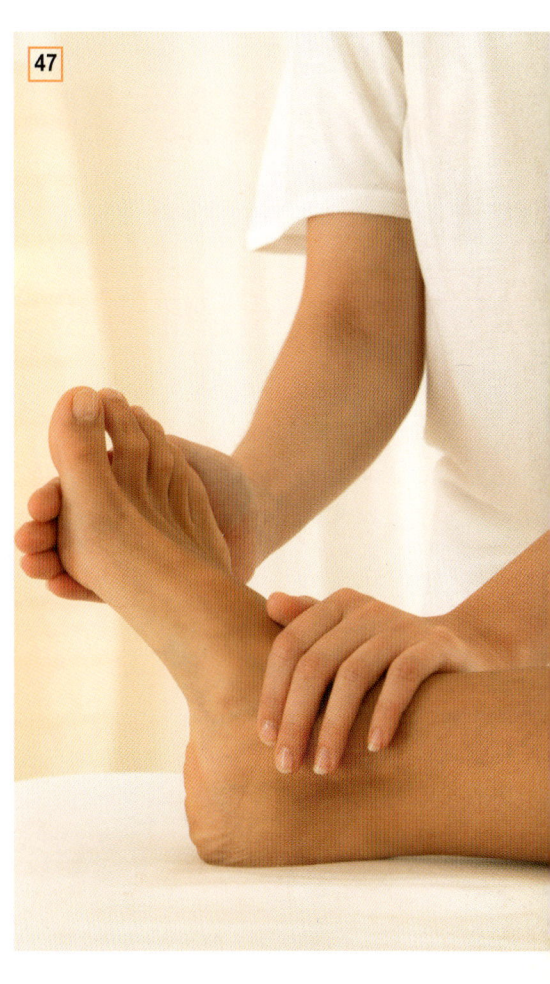

Seitenwechsel des Therapeuten:
- Nun auf der rechten Seite des Patienten in gleicher Weise arbeiten: Oberkörper, Arm, Hand und Finger, ausstreichen; Hüfte, Bein, Knie, Fuß und Zehen, ausstreichen.
- Beenden Sie diese zweite Rückenlage, indem Sie 3 × den ganzen Körper ausstreichen: Sie stehen neben der Hüfte, Ihr Blick ist Richtung Kopf des Kunden gerichtet. Sie legen Ihre rechte Hand auf die linke Hand des Kunden und die linke auf dessen rechte. Dann streichen Sie 3 oder 7 × von den Händen über Schultern, Brustbein, Hüften, Beine und über die Fußspitzen hinaus.

⇨ Auf diese Weise stellen Sie wieder ein Gleichgewicht der beiden Körperhälften des Kunden her.

Nun bitten Sie Ihren Kunden, sich auf die rechte Körperseite zu drehen.

⇨ Wichtig ist, ihn dabei zu unterstützen und ihm einen sicheren Halt zu geben. Körperkontakt beibehalten!

▶ **Position 5:
Seitenlage rechts**

Wie 3. Position (siehe Seite 74–76), nur andere Seite:
- Öl auftragen. Massage des Rückens, der Hüfte, des linken Beines bis zum Fuß, des rechten Beines bis zum Fuß.
- 3 × ausstreichen: Schultern, Hüften, Beine, Füße.

▶ **Position 6:
Dritte Rückenlage**

In dieser letzten Rückenlage wird vor allem die Samvahana-Methode angewendet, d. h. die Massage ist eher leicht und entspannend. Mit diesen Streichungen werden die Energien ausgeglichen. Der Kunde ist mittlerweile sehr entspannt und empfindet die sanften Streichungen und das »Zusammenfügen« der beiden Gehirnhemisphären und damit der beiden Körperhälften als äußerst angenehm.

Der Therapeut steht links vom Kunden:

▸ Wie in den Positionen 2 und 4: Auf Sternum und Nabel Öl geben. Bauch und Sternum kreisend und leicht massieren. Prüfen, ob Öl auf den Körper aufgetragen werden muss.
▸ 7 × Streichungen Solarplexus, Brustbein, Schultern, Arme, Hände und Finger.
▸ 7 × Streichungen Hüfte, Beine, Füße, Zehen.
▸ 1–3 × ausstreichen: Linke Hand, Arm, Schulter Brustbein, Solarplexus, Bein, Fuß. Seitenwechsel.
▸ Nun die rechte Körperseite in gleichem Maße behandeln und entsprechend ausstreichen.

49 7 × den ganzen Körper ausstreichen: Beginnend an beiden Händen über die Schultern, Brustbein, Solarplexus, dort kreuzen und über die Hüften, Beine, Füße und über die Zehen hinaus.

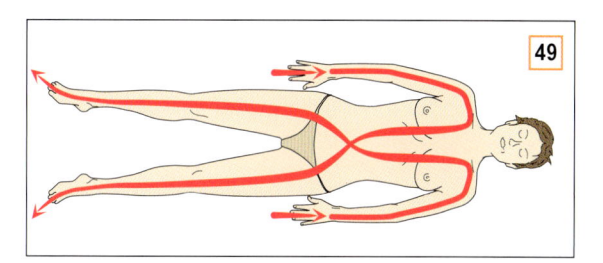

▸ Den Kunden bitten, sich aufzusetzen. Wichtig ist, ihm dabei zu helfen und Lendenwirbelsäule sowie Kopf und Nacken zu unterstützen.

▸ **Position 7:
Aufrechtes Sitzen**

Dies ist der Abschluss der Behandlung. Sie ähnelt jener in der ersten Sitzposition; entscheidend aber sind das Ausstreichen und die abschließende Atemübung.
Der Kunde sollte nahe am Kopfende der Massageliege sitzen. Der Therapeut steht links von ihm:

▸ Wie bei Position 1: Linken Arm zur Seite nehmen und von der Lendenwirbelsäule über die Schulter über die Fingerspitzen hinaus 7 × ausstreichen.
▸ Einen Schritt nach vorn machen, nochmals den Arm zur Seite nehmen und vom Brustbein über die Schulter bis über die Fingerspitzen hinaus 7 × ausstreichen.
50 Den Arm mit beiden Händen am Handgelenk fassen, senkrecht nach oben strecken und ihn mit beiden

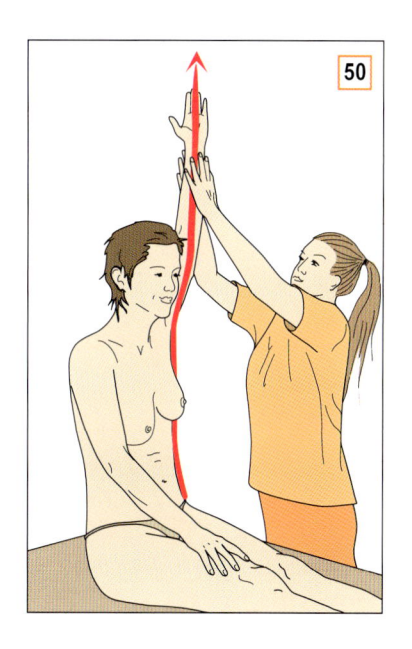

Ganzkörpermassage solo
Abhyanga solo

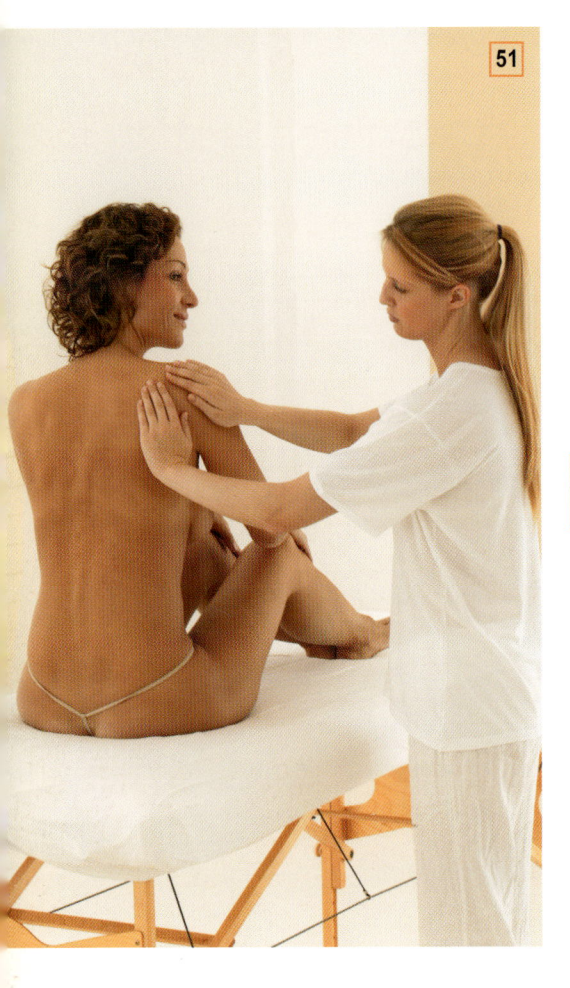

Händen 3 × von der Hüfte aus über die Achselhöhle bis zu den Fingerspitzen ausstreichen. Beim letzten Mal das Handgelenk erfassen und den Arm noch oben strecken. Nun die Hand des Kunden auf dessen Knie ablegen.

▶ Kreuzbein und Hüfte in kreisenden Bewegungen behandeln.

▶ 7 × am Beinansatz beginnend das Bein ausstreichen.

51 52 Nun in einer einzigen fließenden Bewegung die linke Körperseite ausstreichen: Beide Hände neben der Lendenwirbelsäule aufsetzen, zur Schulter hochstreichen, die linke Hand über die Schulter führen, sie streicht den Arm hinunter, die rechte streicht an der Seite und unter dem Arm bzw. der Hand entlang. Dort treffen sich beide Hände wieder und streichen das Bein bis über die Zehen hinaus. 7 × wiederholen.

Seitenwechsel und die rechte Seite ebenso behandeln.

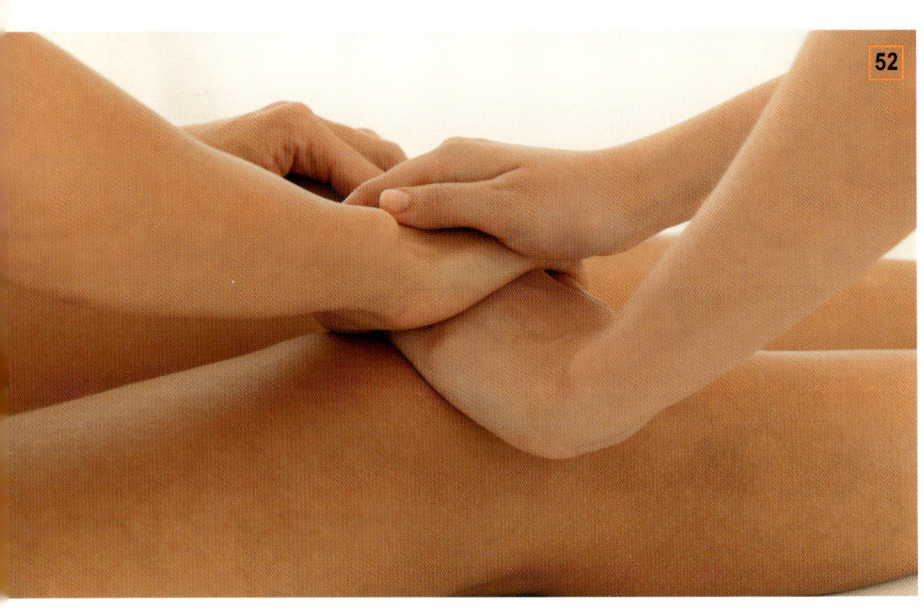

Abschließende Streichungen:

53 Der Therapeut steht hinter dem Kunden: 7 × mit kräftigen Druck neben der Wirbelsäule hinauf zur Halswirbelsäule und bis in den Haaransatz hinein streichen.

▶ Der Therapeut steht neben dem Kunden: 7 × seitlich von der Schulter aus mit der Handkante die Halsmuskeln ausstreichen, dabei dessen Kopf festhalten. Auf der anderen Seite wiederholen.

Zum Abschluss folgt die **Atemübung**, die der Therapeut gemeinsam mit seinem Kunden durchführt. Dabei soll er dessen Atemrhythmus beachten. Der Therapeut steht neben dem Kunden und sagt an, was nun folgt:

▶ »Tief einatmen« – der Therapeut hat eine Hand am Solarplexus, die andere auf gleicher Höhe auf dem Rücken und macht langsame kreisende Bewegungen nach oben bis unter das Schlüsselbein/Rückseite gleiche Höhe –, »anhalten« – die Hände bewegen sich nicht – und »ganz ausatmen« – die Hände gleiten in einem langsamen, aber festen Zug nach unten und »pressen« die eingeatmete Luft heraus.
3 × wiederholen.

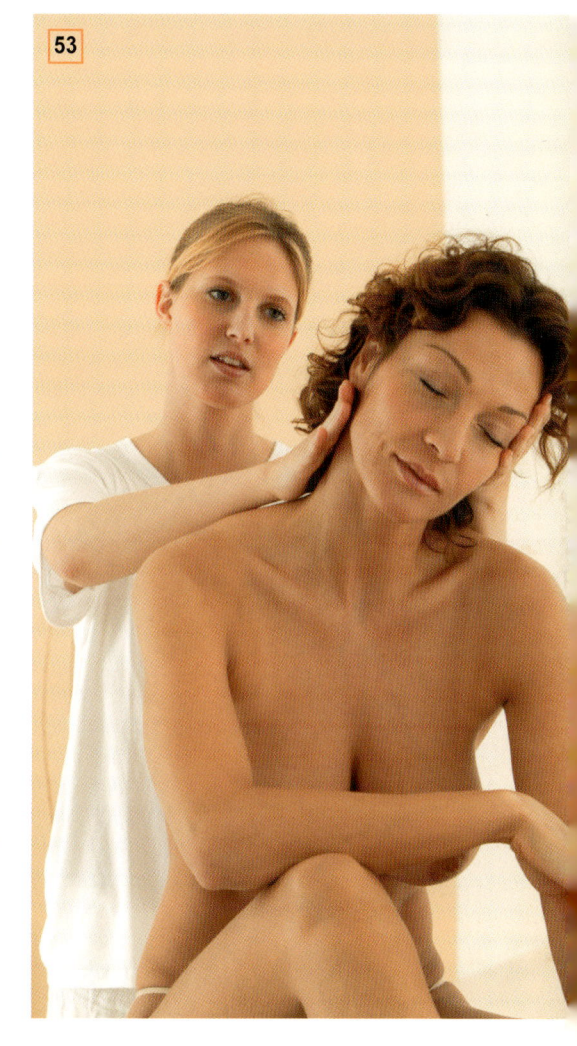

Abschluss

Nun wird der Kunde mit einem Handtuch oder (besser) mit Haushaltstüchern aus Papier abgetrocknet. Um ihn vor Erkältungen zu bewahren, wird etwas Rasnadi Churna auf dem Kronen-Chakra (Sahasrara) eingerieben, über das dritte Auge (Ajna) gestrichen, und man lässt ihn je eine kleine Prise in jedes Nasenloch einschnupfen.

Dem Kunden vom Tisch helfen (Vorsicht, Rutschgefahr!).

Je nach Indikation folgt anschließend trockene oder feuchte Wärme. Dann sollte er ca. ½ Stunde ruhen und erst danach duschen, Haare waschen und trocknen.

Variante 2

Diese Variante weicht in einigen Details von der eben beschriebenen Behandlungsweise ab, aber auch darin, als sie a) zu Beginn eine wunderbare Kopfmassage in sitzender Position vorsieht, b) auf die beiden Seitenlagen verzichtet und eine Rückenlage auslässt sowie c) eine Bauchlage einfügt. Der Massageablauf sieht demnach wie folgt aus:

1 Kopfmassage im Sitzen — 2 Rückenlage — 3 Bauchlage — 4 Rückenlage — 5 Aufrechter Sitz

Die hier beschriebene Kopfmassage kann selbstverständlich auch getrennt von einer Ganzkörpermassage verabreicht werden, eventuell zusammen mit einer Gesichtsmassage; siehe hierzu das Kapitel 7.

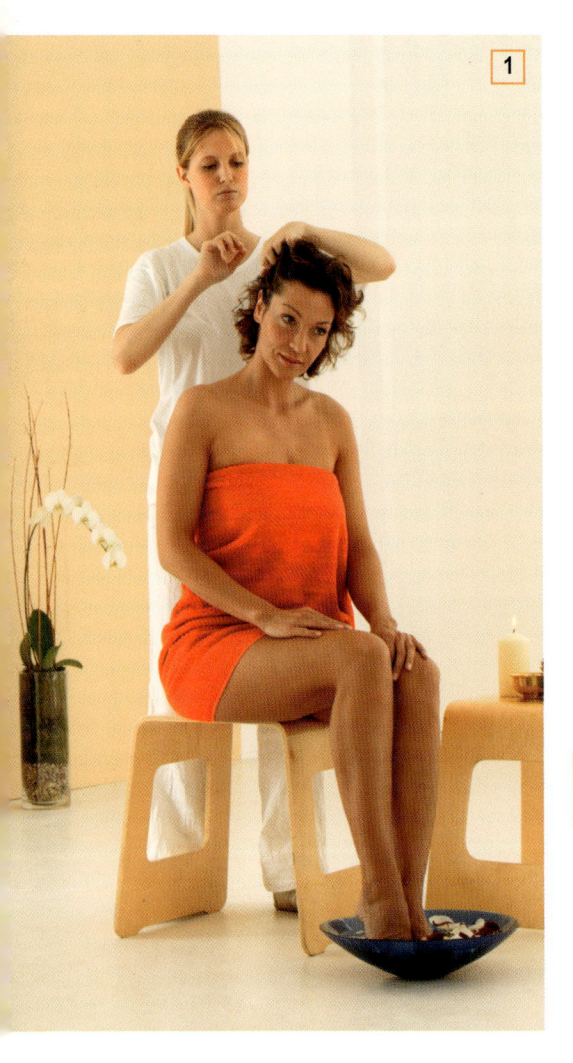

Zusätzliches Material
- Kleine Wanne für ein warmes Fußbad mit 2 EL Himalajasalz oder Wärmflasche
- Kamm
- Schälchen mit leicht erwärmtem Kopföl
- Dicker Wattebausch oder Wattepads

▶ **Position 1:
Kopfmassage im Sitzen**

Der in ein Laken oder ein großes Badetuch gewickelte Kunde sitzt auf einem Stuhl, der Therapeut steht hinter ihm. Ein mittelgroßes Handtuch liegt über den Schultern.

▶ Ruhegriffe auf beiden Schultern.

Oberkopf:
1 Haare kämmen und Mittelscheitel ziehen.
2 Von der Mitte des Oberkopfes aus, an der Stirn beginnend – bei Frauen nach links, bei Männern nach rechts – Öl scheitelweise mit einem Wattebausch auftragen. Die linke Hand zieht den Scheitel, die rechte trägt das Öl auf.
Auf jeder Seite ca. 3 Scheitel ziehen.

Ganzkörpermassage solo
Abhyanga solo

Hinterkopf:

3. Am Hinterkopf wird das Öl scheitelweise von einem Ohr zum anderen aufgetragen. Bei Frauen von links nach rechts, bei Männern von rechts nach links.

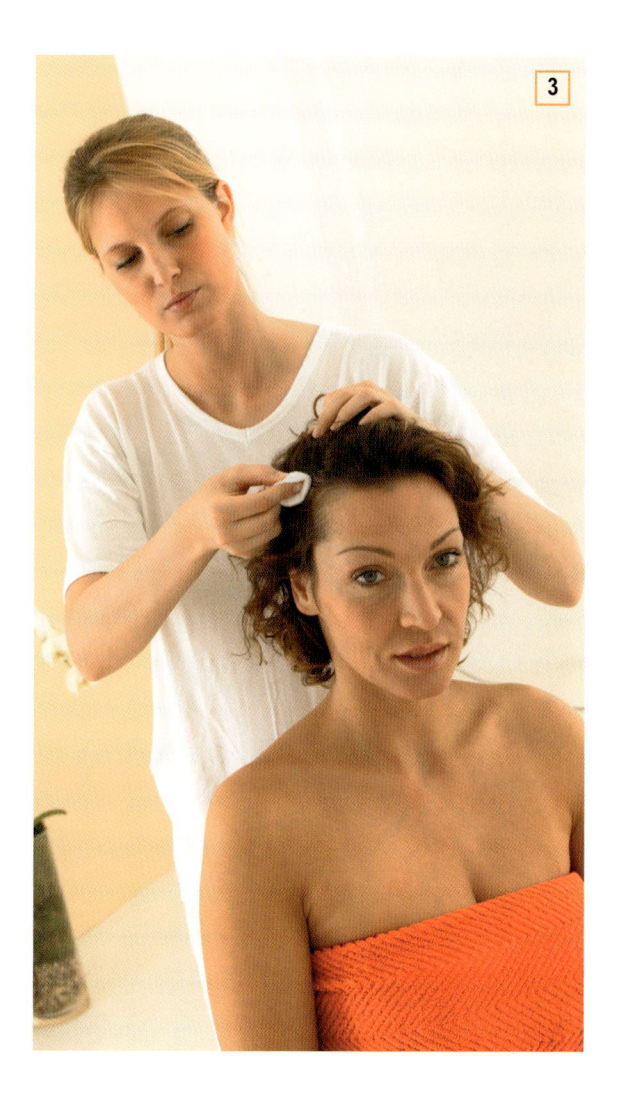

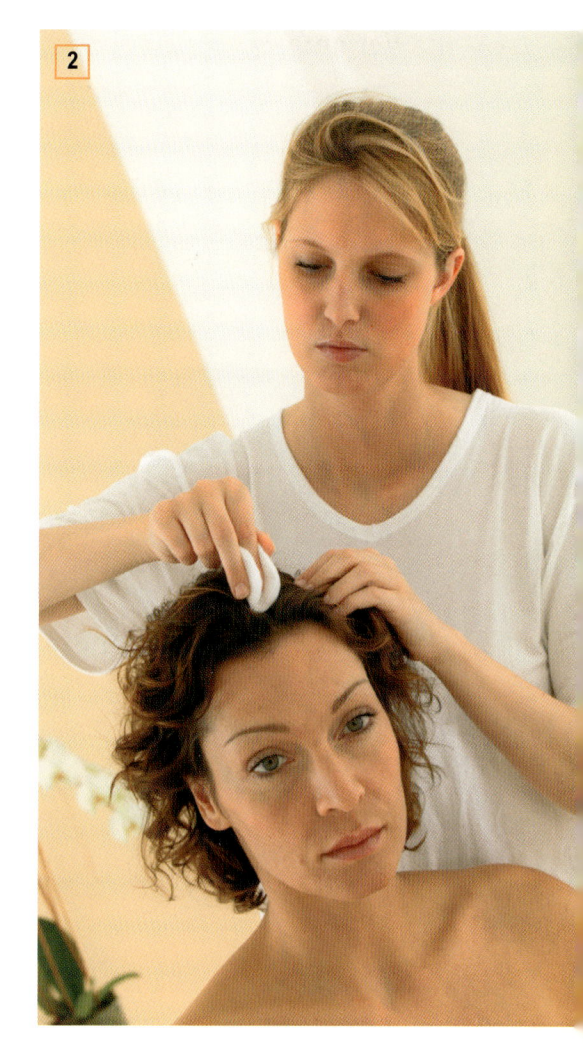

__Ganzkörpermassage solo__
Abhyanga solo

4 Den ganzen Kopf ca. 1 Minute lang mit beiden Händen in Schwimmbewegung massieren.

▸ Den ganzen Kopf ca. 2 Minuten lang mit beiden Händen gegen die Schwimmbewegung nach innen massieren.

▸ Erneut den ganzen Kopf ca. 1 Minute lang mit beiden Händen in Schwimmbewegung massieren.

Ohren:
▸ 3 große Kreise (Daumen hinten, Mittel- und Zeigefinger vorne) vom Ohrläppchen nach oben zur Ohrspitze und wieder zurück.

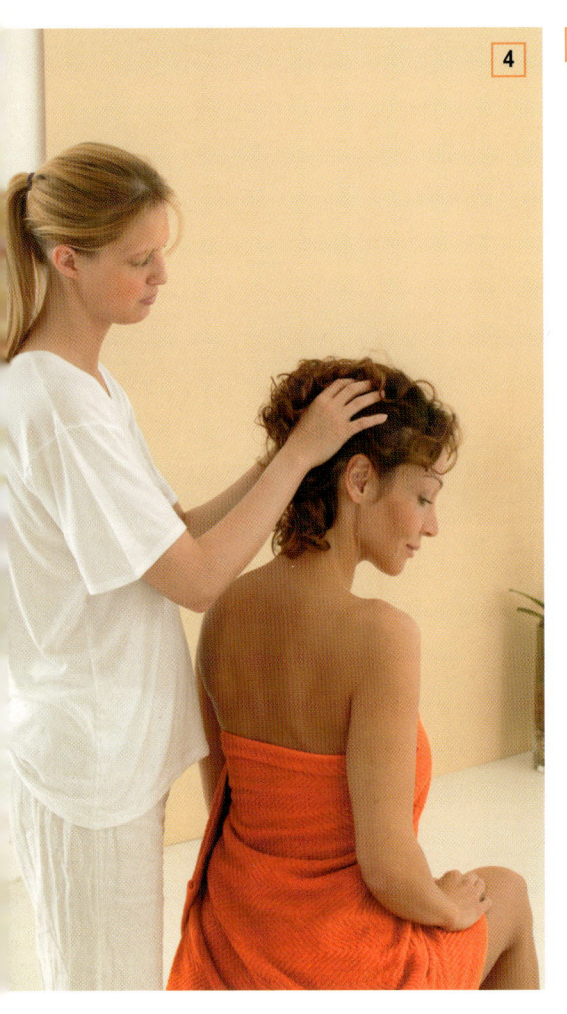

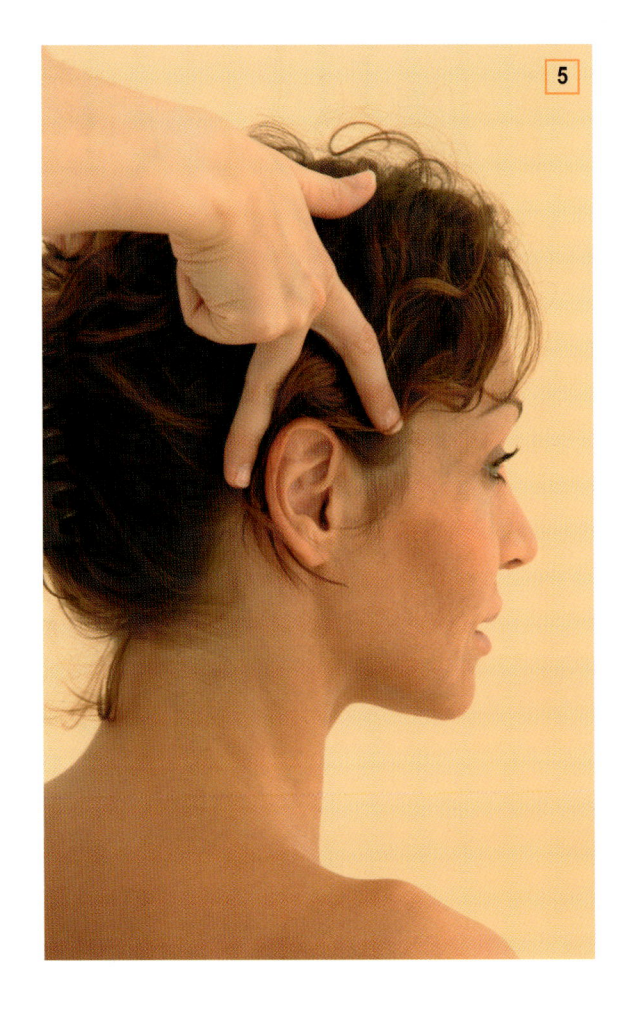

▸ 3 kleine Kreise mit dem Zeigefinger im inneren Ohr nach innen ausführen.
Alles 3 × wiederholen.

5 »Ohrschere«: Mittelfinger und Zeigefinger von oben nach unten und wieder zurückziehen. Nach oben enden. 5 × wiederholen.

Das Handtuch zur Nackenrolle formen; der Kunde lehnt nun den Kopf an den Therapeuten.

Gesicht einölen:

Vom Halsmuskel über das Kinn, die Wangen bis zur Stirn.

6 10 × den Halsmuskel ausstreichen. Mit flacher Hand wechselweise vom Hals zum Kinn streichen. Bei Frauen mit der linken Hand beginnen, bei Männern mit der rechten.

Nun folgt die **Gesichtsmassage**, wie sie bereits auf den Seiten 69–72 beschrieben wurde. Hier nochmals in Kurzform die Streichbewegungen:

7 1 × Stirn mit aufgestellten Fingerkuppen im Zickzack von einer Schläfe zur anderen massieren und wieder zurück.

8 1 × mit einer Hand von einer Schläfe über die Stirn zur anderen streichen.

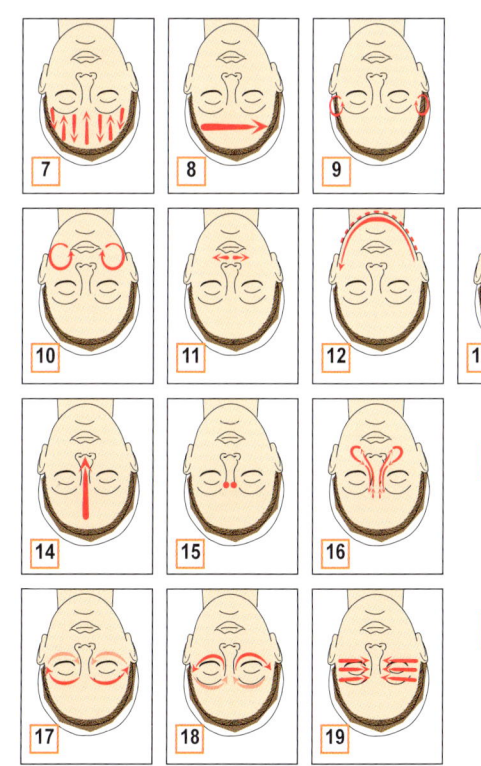

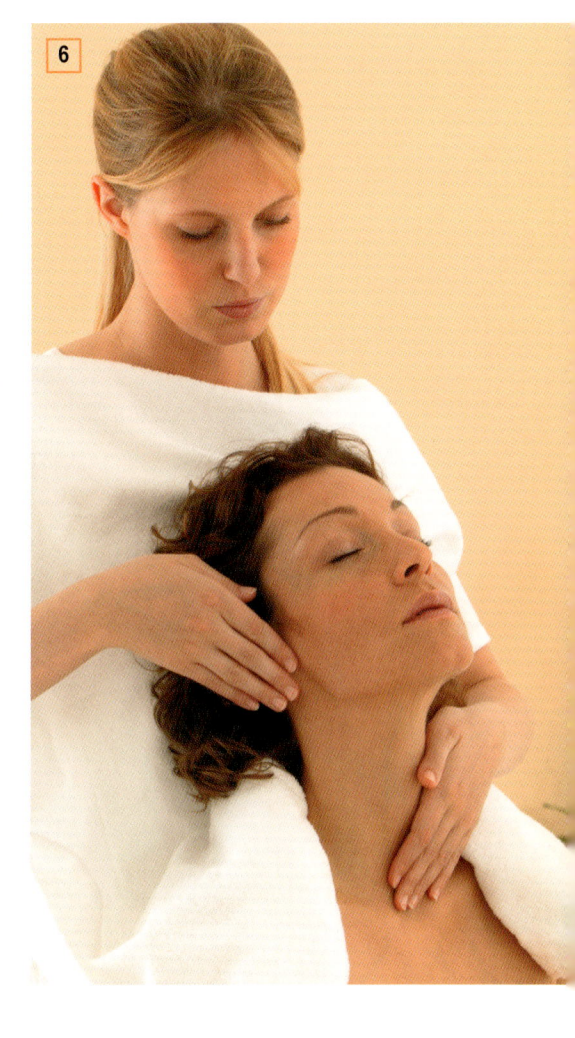

9 8 × mit den Daumenballen beider Hände an den Schläfen rechts und links gleichzeitig zum Gesicht hin kreisen.

10 8 × mit den Daumenballen bzw. Handflächen an den Wangenknochen rechts und links gleichzeitig zum Gesicht hin kreisen.

11 8 × den Raum zwischen Oberlippe und Nase (Bart) mit den Mittelfingern beider Hände zu den Mundwinkeln streichen.

12 8 × abwechselnd mit der rechten bzw. linken Hand vom Ohr aus das Kinn und den Unterkiefer
13 ausstreichen; Zeige- und Mittelfinger sind geöffnet.
14 10 × abwechselnd mit der rechten bzw. linken Hand vom Haaransatz über die Nase und Nasenspitze hinaus streichen.
15 1 × mit drei Fingern an der Nasenwurzel zwicken.
16 5 × mit den Mittel- und Ringfingerkuppen beider Hände rechts und links des Nasenbeins von der Nasenwurzel bis zur Nasolabialfalte und wieder zurück streichen.
17 5 × mit beiden Mittelfingern von der Nasenwurzel über die Augenbrauen (mit kräftigem Druck) und über das Jochbein (ohne Druck) zurück zur Nasenwurzel beide Augen umkreisen.
18 5 × mit beiden Mittelfingern (oder beiden Daumen) von der Nasenwurzel über das Jochbein (kräftiger Druck) oberhalb der Augenbrauen (ohne Druck) zurück zur Nasenwurzel streichen.

Frage nach Kontaktlinsen.
19 Zeige-, Mittel- und Ringfinger sanft auf die Augen legen und 5 x nach außen sowie 5 x nach innen kreisen. Hände noch vor den Augen halten, innehalten und dann erst langsam wegnehmen.

Abschluss:
▶ Vom Halsmuskel über das Kinn und die Wangen bis zur Stirn sanft streichen.

Schulter und Nacken einölen:
20 3 × über das Schulterblatt nach oben zum Nacken hin streichen. Beim dritten Mal über die Schulter und den Halsmuskel zur Schädelkante. Die linke Hand streicht zurück zur Schulter, die rechte Hand beginnt:
▶ 7 × mit der ganzen Hand den Nacken auf- und abwärts streichen.
▶ 7 Ovale über die Schultern mit beiden Händen.
▶ 7 × den Nacken mit den Fingern (Daumen-, Zeige-, Mittel- und Ringfinger) in Auf- und Abwärtsbewegungen massieren.

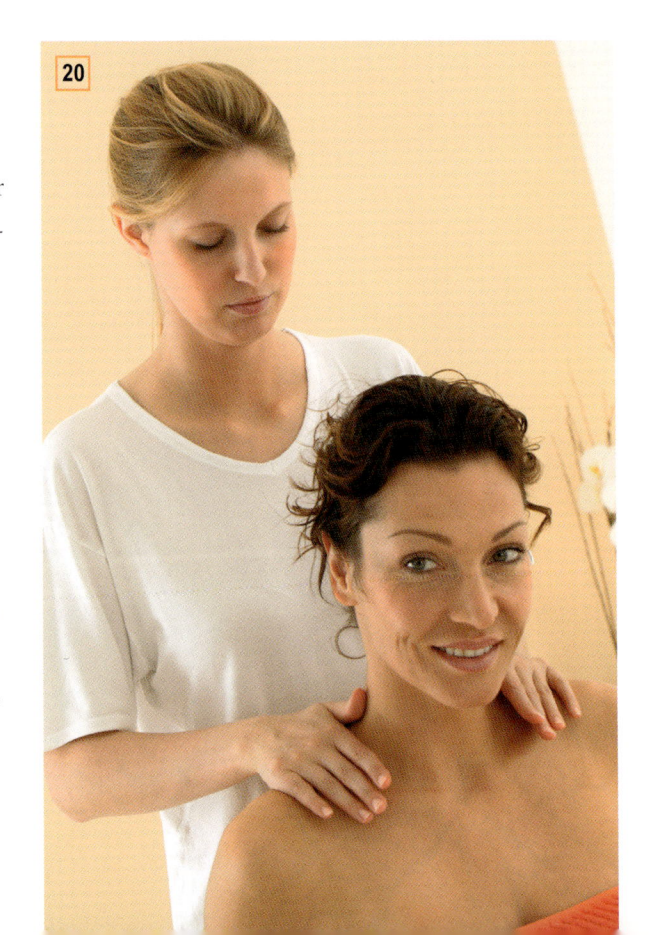

Ganzkörpermassage solo
Abhyanga solo

⇨ **Achtung: Immer dort enden, wo die Streichungen begonnen haben, nämlich unten.**

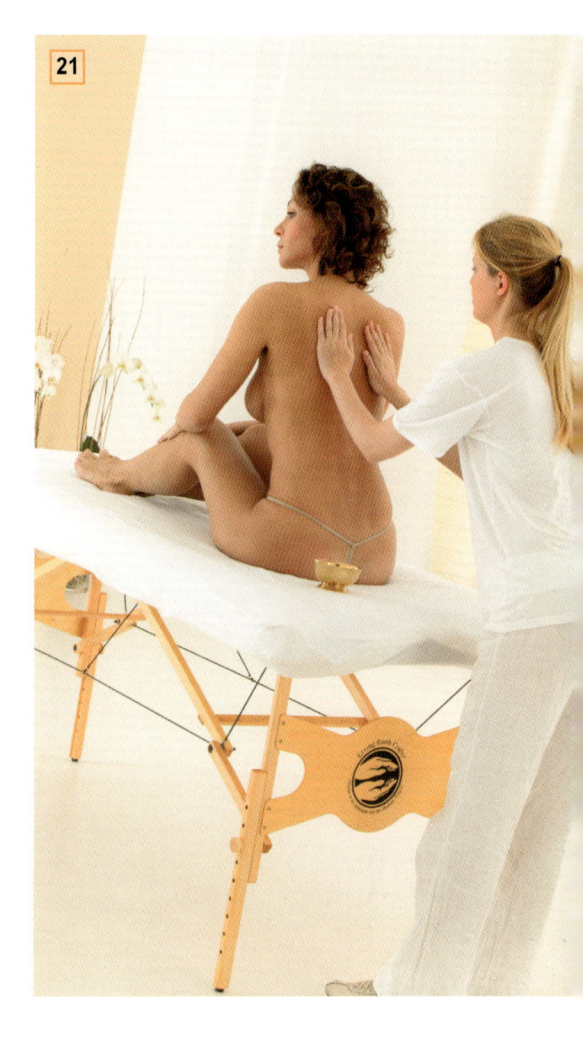

21 Nun wird der Patient gebeten, sich auf die Massageliege zu setzen, die Beine sind ausgestreckt. Rasch wird der Rücken eingeölt, so dass das Öl bereits einwirken kann. Jetzt darf sich der Patient hinlegen, und es beginnt die Körpermassage:

▶ **Position 2:**
Erste Rückenlage

Die ganze Körpervorderseite mit warmem Öl einölen.

22 8 × mit beiden Händen (der Daumen ist nach innen angelegt) in Auf- und Abwärtsbewegungen rechts und links der Halswirbelsäule mit sanftem Druck massieren.

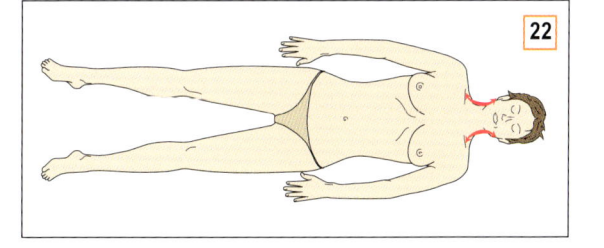

23 8 × neben der Halswirbelsäule hoch und sanft auf dem Halsmuskel in einem Kreis nach vorne streichen (der Daumen ist nach oben abgespreizt).

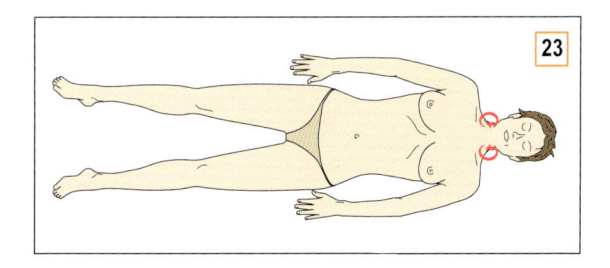

Ganzkörpermassage solo
Abhyanga solo

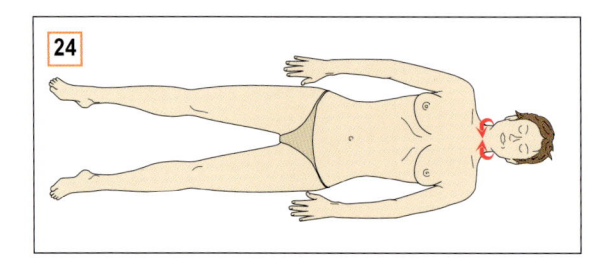

24 8 × von der Halswirbelsäule mit beiden Händen nach vorne streichen.

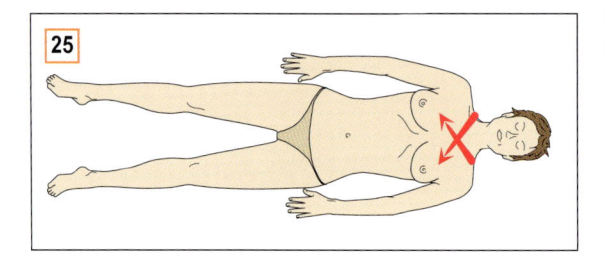

25 Von rechts nach links sehr sanft unterhalb des Kehlkopfes streichen, dann von links nach rechts.

⇨ **Achtung: Die Streichung muss sehr vorsichtig und sanft geschehen.**

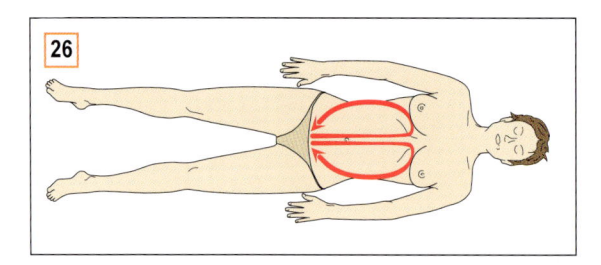

26 Ölen: 4 × vom Schambein über die Rippenbogen und seitlich zurück zum Bauch bzw. Schambein.

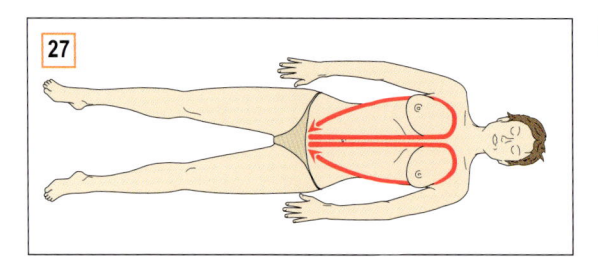

27 2 × vom Schambein über die Brust und seitlich zurück.

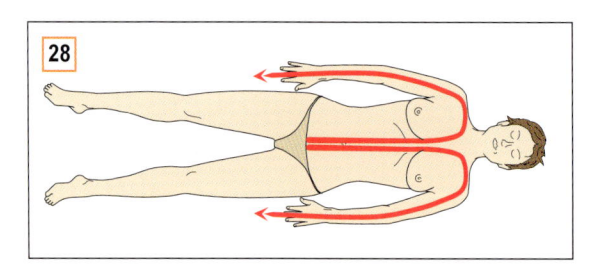

28 2 × vom Schambein über die Schultern, die Arme und über die Hände und Fingerspitzen hinaus.

Ganzkörpermassage solo
Abhyanga solo

29 1 × Ganzkörperverbindung: Fingerspitzen, Arme, Schultern, an der Brust außen vorbei, Hüften, Beine, Füße und über die Zehenspitzen hinaus.

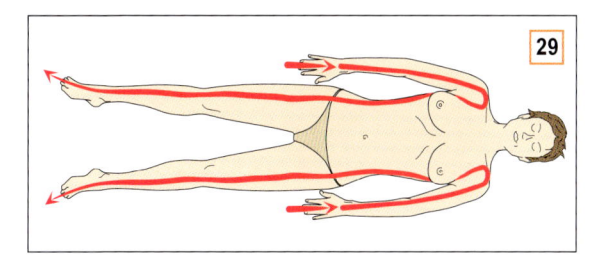

30 Verbindung: Innenseite beider Beine hoch, Hüften, Außenseite der Beine hinunter und über die Füße hinaus.
3 × wiederholen.

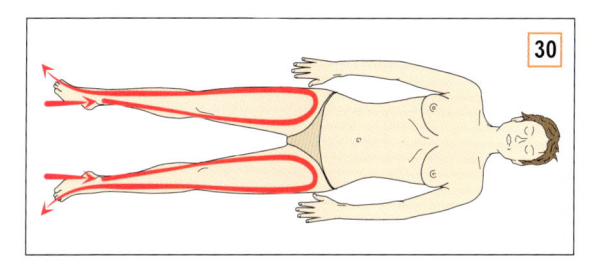

31 1 × Ganzkörperverbindung: Zehenspitzen, Füße, Beine, Hüften, Seiten, Schultern, Arme, Hände, Fingerspitzen.

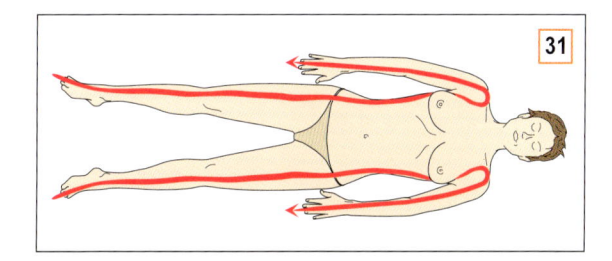

32 Und gleich zurück: Fingerspitzen, Arme, Schultern, Brustmuskel.

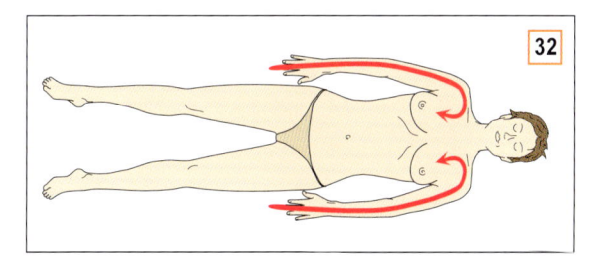

33 2 × 5 Brustkreise nach innen:
4 Kreise auf dem Brustmuskel, den 5. Kreis um die Brust herum.

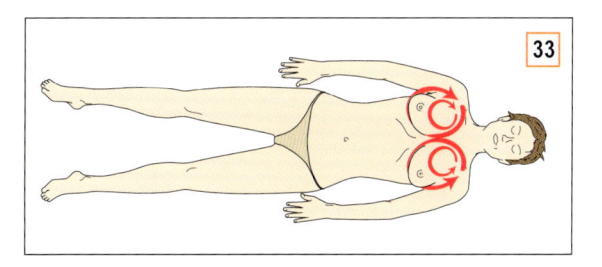

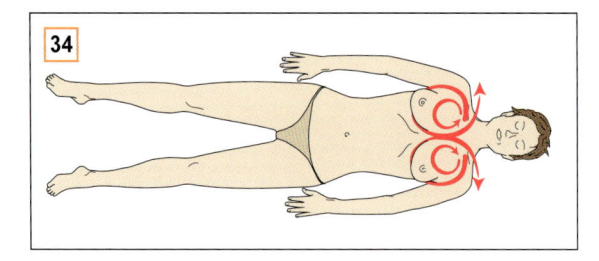

Ganzkörpermassage solo
Abhyanga solo

34 2 × 5 Brustkreise nach außen: 4 Kreise auf dem Brustmuskel, den 5. Kreis um die Brust herum. Beim 2. Mal endet der 5. Kreis über den Schultern.

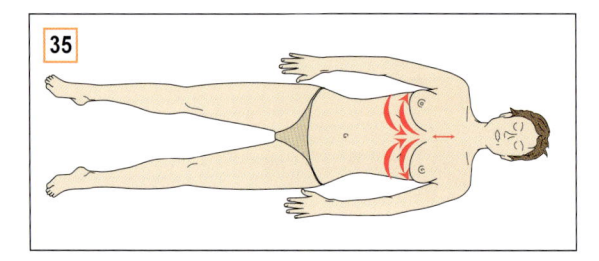

35 3 × mit dem Daumenballen auf dem Brustbein sehr sanft nach oben und unten streichen und nach oben enden.

▶ 5 × mit beiden Händen auf dem Rippenbogen von innen nach außen streichen, dabei die Finger wie einen Rechen öffnen und vom Rücken in der Zwischenrippenmuskulatur wieder sanft nach oben ziehen.

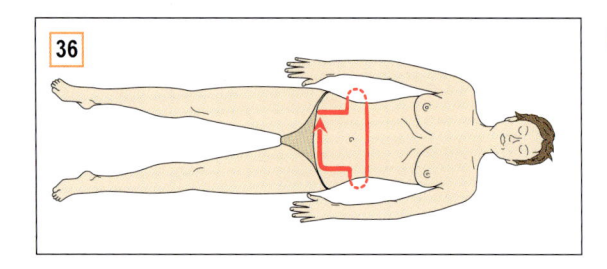

36 8 × mit beiden Händen, an der rechten Leiste beginnend, rund um den Bauch streichen (dem Verlauf des Dickdarms folgen). Marmas beachten – siehe Kapitel 10, Seite 214 f.!

▶ **Abschluss** wie beim Einölen.

Arme und Hände:

Bei Frauen links beginnen, bei Männern rechts.

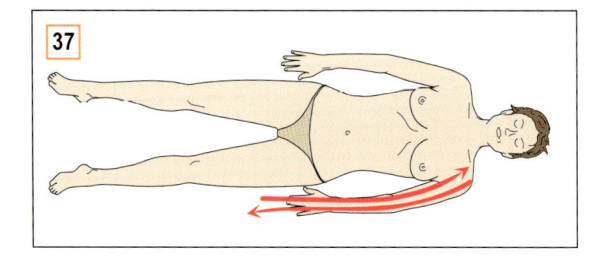

37 Körperverbindung: Schulter, Hand, Schulter.

▶ 5 × mit beiden Händen die Schultern umkreisen. Eine Hand bleibt immer an der Schulter.

- Der Oberarm wird in drei Seiten aufgeteilt: Innen-, Ober- und Außenseite. Dabei werden auf jeder Seite 5 Streichungen in Auf- und Abwärtsbewegungen ausgeführt. **Von innen nach außen arbeiten.** Nach der letzten Streichung sind beide Hände am Ellbogen.
- 5 × um den Ellbogen kreisen.
- Nun den Unterarm in drei Seiten aufteilen. Dabei werden auf jeder Seite 5 Streichungen in Auf- und Abwärtsbewegungen ausgeführt. **Von innen nach außen arbeiten.** Nach der letzten Streichung sind beide Hände am Handgelenk.
- Hand des Kunden zwischen beide Hände nehmen (»Sandwich«) und ausstreichen.
- Je 2 × 3 Kreise mit beiden Händen in Schwimmrichtung und dagegen um das Handgelenk ausführen (Wechselkreise). Noch einmal wiederholen.
- Hand zwischen beide Hände nehmen, 2 × 5 Kreise vom Handgelenk in Richtung Fingerspitzen ausführen und wieder zurück zum Handgelenk. Noch einmal wiederholen.
- Hand 3 × 3 ausdrücken (»abbrechen«).
- Fingergelenke massieren (beim Daumen beginnen). An jedem Gelenk 3 Kreise (der Daumen hat 2 Gelenke, alle anderen Finger haben 3 Gelenke).
- Hand 3 × 3 ausdrücken (»abbrechen«).

- Ganzkörperverbindung: Fingerspitzen, Hand, Schulter, Bein, Fuß und über die Zehen hinaus enden.
- Seitenwechsel und den anderen Arm behandeln.
- Ganzkörperverbindung: Fingerspitzen, Hand, Schulter, Bein, Fuß und über die Zehen hinaus enden.
- Nun beide Körperseiten verbinden: Fingerspitzen, Hände, Arme, Schultern, Seiten, Hüften, Beine, Füße und über die Zehenspitzen hinaus enden.

Beine und Füße:
- Körperverbindung: Hüfte, Fuß, Hüfte.
- 5 × mit beiden Händen auf der Hüfte kreisen.
- 5 × mit beiden Händen in Auf- und Abwärtsbewegungen an der Innenseite des Oberschenkels streichen.
- 5 × mit beiden Händen in Auf- und Abwärtsbewegungen an der Außenseite des Oberschenkels streichen.
- 5 Kreise um das Knie ausführen.
- 5 × mit beiden Händen in Auf- und Abwärtsbewegungen an der Innenseite des Unterschenkels streichen.
- 5 × mit beiden Händen in Auf- und Abwärtsbewegungen an der Außenseite des Unterschenkels streichen.

- 5 Kreise um den Knöchel ausführen.
- Fuß in beide Hände nehmen (»Sandwich«) und ausstreichen.
- Je 2 × 3 Kreise mit beiden Händen in Schwimmrichtung und gegen sie um die Knöchel ausführen (Wechselkreise). Wiederholen.
- Der Fuß liegt in der äußeren Hand; mit der anderen Hand die Ferse 5 × »ausmelken«.
- Der Fuß liegt in der äußeren Hand: 5 × mit Daumen, Zeige- und Mittelfinger der anderen Hand die Achillessehne in Auf- und Abwärtsbewegungen kräftig streichen.
- Der Fuß wird mit einer Hand gestützt: 10 × mit der anderen Hand in Auf- und Abwärtsbewegungen, an den Zehen beginnend, über den Fußrist streichen.
- Den Fuß mit beiden Händen 3 × 3 ausdrücken (»abbrechen«).
- Der Fuß liegt in der äußeren Hand: Je 2 × mit Daumen, Zeige- und Mittelfinger der anderen Hand die Zehenzwischenräume »ausziehen«. Hin und zurück, beim großen Zeh beginnend.
- Zehengelenke massieren, beim großen Zeh beginnen. An allen Zehengelenken 3 Kreise (der große Zeh hat 2 Gelenke, alle anderen Zehen haben 3).
- 5 × an der Innenseite des Fußes von den Zehen in Richtung Ferse und wieder zurück streichen. Hand außen. An den Zehen enden.
- 5 × an der Außenseite des Fußes von den Zehen Richtung Ferse und wieder zurück streichen. Hand innen. An den Zehen enden.
- Fuß in beide Hände nehmen (eine Hand oben, die andere unten), und 20 × gegeneinander kreisen (»knödeln«).
- Anschließend ausstreichen (»Sandwich«).
- Körperverbindung: Fuß, Hüfte, Fuß, »Sandwich«.

Nun wechseln und das andere Bein behandeln.

- Körperverbindung: An den Füßen beginnend, an den Innenseiten der Beine zum Oberschenkel streichen, über die Oberschenkel zu den Hüften, von den Hüften an der Außenseite beider Beine zurück und über die Füße ausstreichen. 5 × wiederholen.
- Ganzkörperverbindung: Füße, Hüften, Schultern, Hände, Fingerspitzen.

⇨ **Will man Vata reduzieren, streicht man den Körper 5–8 × von den Händen zu den Füßen aus, immer an den Händen beginnend.**

Nun den Patienten bitten, sich auf den Bauch zu legen. Hilfestellung geben.

__Ganzkörpermassage solo__
Abhyanga solo

▶ **Position 3:**
   Bauchlage

▶ Einölen: Beide Hände vom Kreuzbein parallel zur Wirbelsäule, hoch zur Schulter, seitlich nach unten zurück zum Kreuzbein.

38 8 × in Auf- und Abwärtsbewegungen (Hände liegen waagrecht) mit beiden Händen auf der Wirbelsäule vom Kreuzbein zur Halswirbelsäule arbeiten. Am Kreuzbein enden.

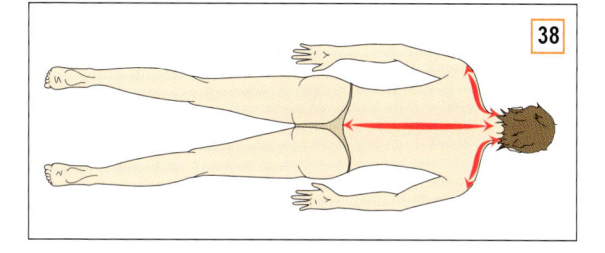

▶ 8 Streichungen von der Schulter über den Trapezmuskel zum Hals bis unter die Ohren ausführen. An der Schulter beginnen und über dem Kopf enden.

39 8 × »Hosenträger« in Auf- und Abwärtsbewegungen und mit starkem Druck von den Schultern zum Kreuzbein und sanft wieder zurück. Die letzte Streichung geht über die Schulter hinaus.

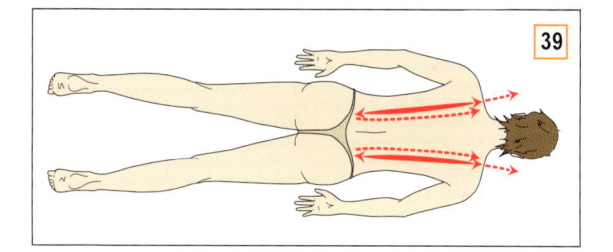

40 5 Kreise vom Kreuzbein zu den Schultern und seitlich zurück.

▶ 2 × über die Arme, Hände und Fingerspitzen ausstreichen.

41 5 Kreise seitlich zu den Achseln und hoch zu den Schultern.

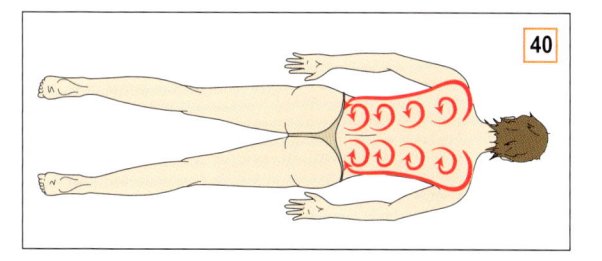

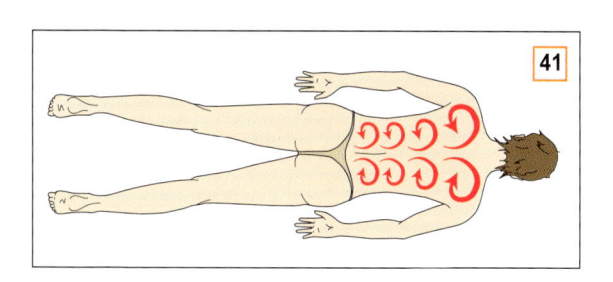

Ganzkörpermassage solo
Abhyanga solo

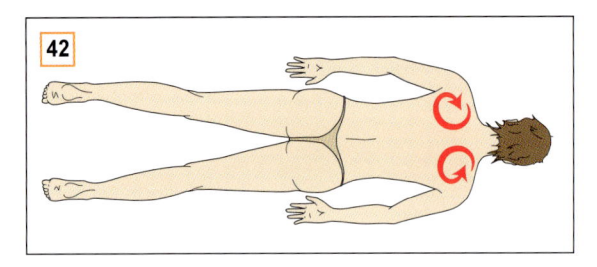

42 10 Kreise mit beiden Händen von der Wirbelsäule weg nach außen, 10 Kreise mit beiden Händen zur Wirbelsäule hin nach innen.

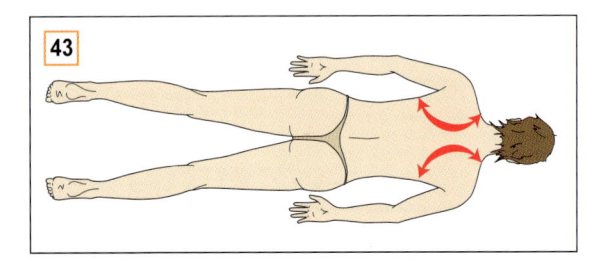

43 5 × mit beiden Händen einen Halbmond um jedes Schulterblatt ausführen.

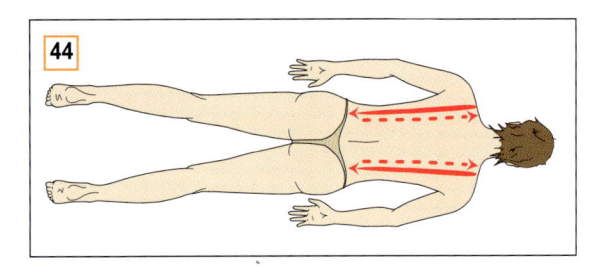

44 5 × mit beiden Händen seitlich der Wirbelsäule von den Schultern zum Kreuzbein und zurück (»Hosenträger«).

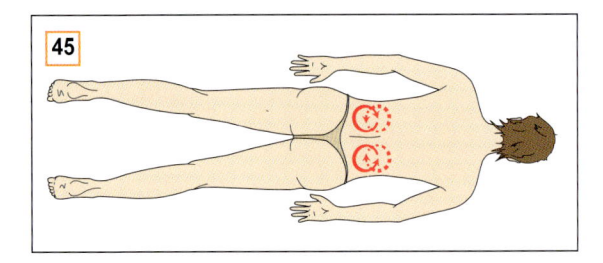

45 Je 2 × 3 Kreise auf den Nieren ausführen: erst nach innen, dann nach außen (Wechselkreise). Im Wechsel. Noch einmal wiederholen.

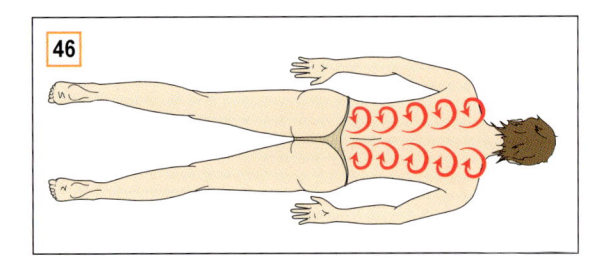

46 Mit 5 Kreisen zu den Schultern zurückkehren.

Ganzkörpermassage solo
Abhyanga solo

Wiederholen:

47 3 Kreise nach außen über das Schulterblatt.

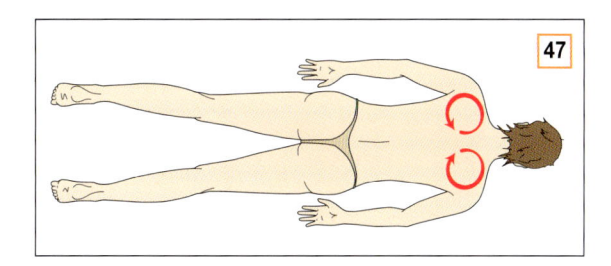

48 3 Kreise nach innen über das Schulterblatt.
▶ Beide Hände streichen auf der Wirbelsäule zum Kreuzbein.

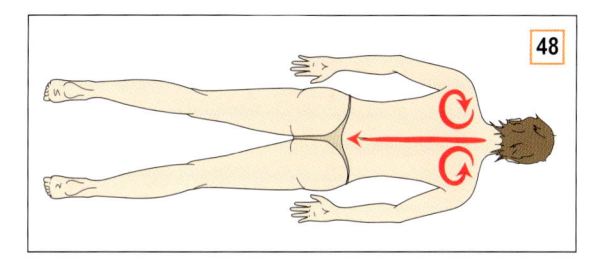

49 Beide Hände streichen mit sanftem Druck auf der Wirbelsäule hoch zur Schulter. Dann drei Kreise nach außen über das Schulterblatt.

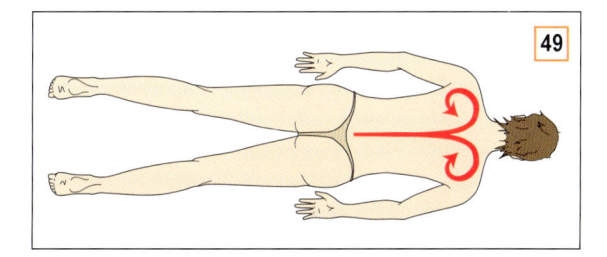

50 3 Kreise nach innen über das Schulterblatt, dann streichen beide Hände auf der Wirbelsäule wieder zum Kreuzbein.

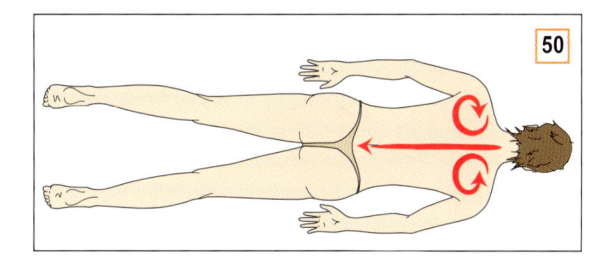

51 Abschließend vom Kreuzbein bis über die Halswirbelsäule nach oben über den Kopf hinaus ausstreichen.

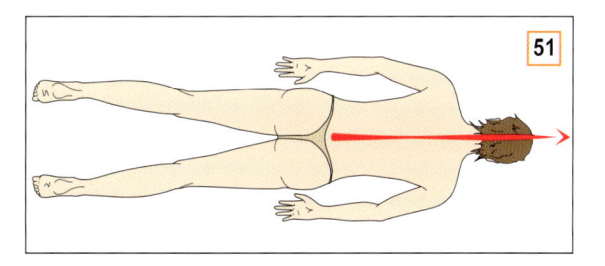

Ganzkörpermassage solo
Abhyanga solo

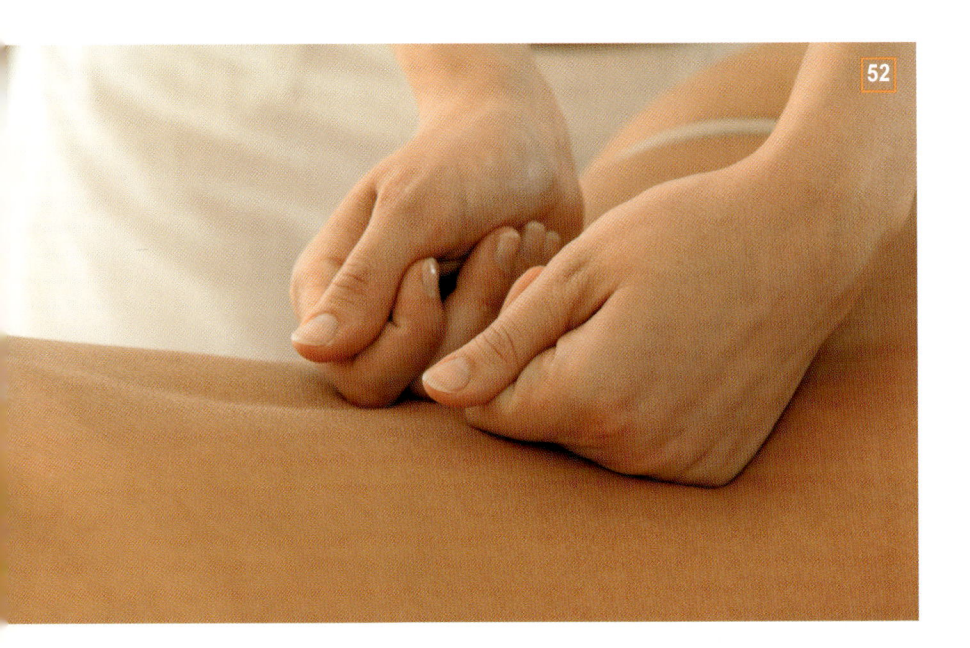

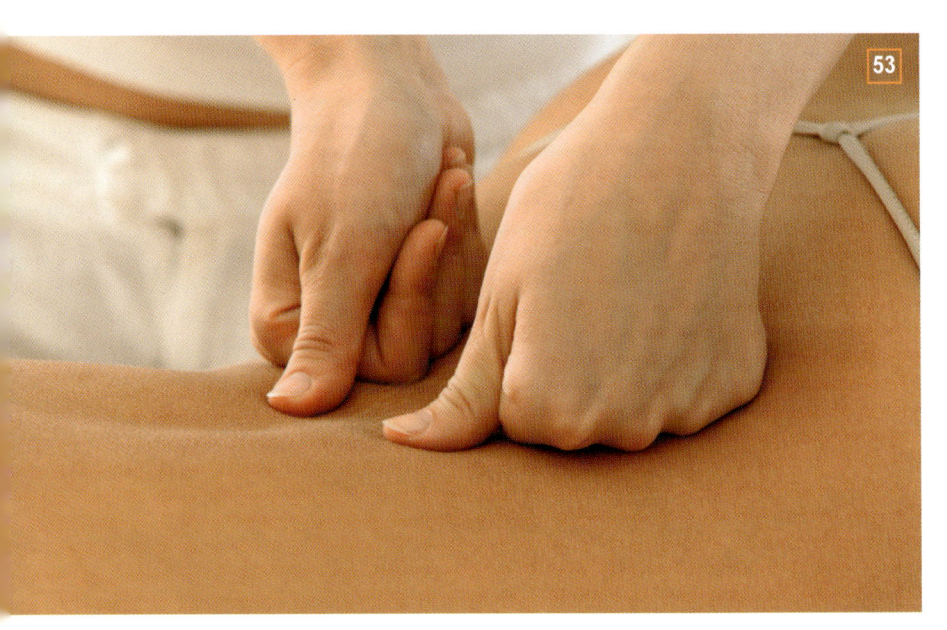

52 3 × mit aufgestellten Fäusten rechts und links der Wirbelsäule ca. 7 x hoch zur Schulter kreisen, über die Schultern, dann seitlich zurück zum Kreuzbein streichen.

53 3 × mit beiden Daumen in 8–10 Kreisen rechts und links der Wirbelsäule vom Kreuzbein aus über die Schultern und seitlich zurück zum Kreuzbein gehen.

▶ 8 große »Tropfen« auf dem Rücken ausführen:
  – 5 × vom Kreuzbein rechts und links der Wirbelsäule mit beiden Händen hoch zu den Schultern und seitlich zurück zum Kreuzbein,
  – 3 × vom Kreuzbein rechts und links der Wirbelsäule mit beiden Händen hoch zu den Schultern und über die Arme ausstreichen, dabei über die Fingerspitzen hinaus enden.

Arme und Hände:
▶ Körperverbindung: Schulter, Arm, Hand, Fingerspitzen, Schulter.
▶ 3 x Arm »ausmelken«: Am Oberarm beginnend, mit den Daumen knetend zum Handgelenk arbeiten, dann über die Hand und die Fingerspitzen im »Sandwich« ausstreichen.
▶ Hand mit Arm verbinden: Hand, Schulter, Hand, »Sandwich«.
▶ Nun diese ganze Körperseite verbinden: Hand, Arm, Schulter, Seite, Hüfte, Bein, Fuß und über die Zehenspitzen hinaus enden.

Die Seite wechseln und den anderen Arm wie oben beschrieben behandeln.

▶ Danach mit beiden Händen jeweils an einer Hand des Patienten beginnen und die Körperseiten verbinden: Hände, Arme, Schultern, Seiten, Hüften, Beine, Füße und über die Zehenspitzen hinaus enden.

▶ Zehenspitzen, Bein, Hüfte.
▶ 5 × mit beiden Händen Kreise auf der Hüfte nach außen.
▶ 5 × mit beiden Händen Kreise auf dem Gesäß nach innen.
▶ 5 × mit beiden Händen in Auf- und Abwärtsbewegungen an der Innenseite des Oberschenkels streichen.
▶ 5 × mit beiden Händen in Auf- und Abwärtsbewegungen an der Außenseite des Oberschenkels streichen.
▶ 5 × Kreise um das Kniegelenk.
▶ 5 × mit beiden Händen in Auf- und Abwärtsbewegungen an der Innenseite des Unterschenkels streichen.
▶ 5 × mit beiden Händen in Auf- und Abwärtsbewegungen an der Außenseite des Unterschenkels streichen.
▶ 5 × Kreise um die Knöchel.
▶ Fuß in beide Hände nehmen (»Sandwich«) und ausstreichen.
▶ Je 2 × 3 Kreise mit beiden Händen in und gegen die Schwimmrichtung um die Knöchel ausführen. Wiederholen.

Ganzkörpermassage solo
Abhyanga solo

- ▶ Fuß liegt in der äußeren Hand: 5 × mit der anderen Hand die Ferse »ausmelken«.
- ▶ Fuß liegt in der äußeren Hand: 5 × mit Daumen, Zeige- und Mittelfinger der anderen Hand in Auf- und Abwärtsbewegungen die Achillessehne streichen.
- ▶ Fuß liegt in der äußeren Hand: 10 × mit der anderen Hand in Auf- und Abwärtsbewegungen über den Fußrist streichen, dabei an den Zehen beginnen und enden.
- ▶ 3 x 3 den Fuß mit beiden Händen ausdrücken (»abbrechen«). Jeweils unterhalb der Ferse beginnen und an den Zehen enden.
- ▶ Fuß liegt in der äußeren Hand: Je 2 × mit Daumen-, Zeige- und Mittelfinger der anderen Hand die Zehenzwischenräume »ausziehen«. Hin und zurück. Beim großen Zeh beginnen.
- ▶ Zehengelenke massieren, beim großen Zeh beginnen. An allen Zehengelenken 3 Kreise ausführen (der große Zeh hat 2 Gelenke, alle anderen Zehen haben 3).
- ▶ 5 × an der Innenseite des Fußes von den Zehen in Richtung Ferse streichen und wieder zurück. Die Hand ist außen. An den Zehen enden.
- ▶ 5 × an der Außenseite des Fußes von den Zehen in Richtung Ferse streichen und wieder zurück. Die Hand ist innen. An den Zehen enden.
- ▶ Fuß in beide Hände nehmen (eine Hand ist oben, die andere unten) und 20 x gegeneinander kreisen (»knödeln«).
- ▶ Anschließend ausstreichen (»Sandwich«).
- ▶ Körperverbindung: Fuß, Hüfte, Fuß, »Sandwich«.

Wechseln und das andere Bein behandeln.

Nun den Körper verbinden:
- ▶ 5 × an den Innenseiten beider Beine zu den Oberschenkeln streichen, über das Gesäß zu den Hüften und über die Außenseiten der Beine zurück zu den Füßen ausstreichen.
- ▶ Ganzkörperverbindung: Füße, Hüften, Schultern, Arme, Hände, Fingerspitzen.

⇨ **Will man Vata reduzieren, streicht man den Körper 5–8 × von den Händen zu den Füßen aus, immer an den Händen beginnend.**

▶ ## Position 4:
Zweite Rückenlage

In dieser Position wird die auf den Seiten 91–96 beschriebene Behandlung nochmals wiederholt. Hat man in der ersten Rückenlage mit mehr Druck gearbeitet, können die Streichungen jetzt sanfter und ausgleichender sein. Es folgt die Abschlussstreichung.

54 8 × den ganzen Körper ausstreichen: Beginnend an beiden Händen über die Schultern, das Brustbein, den Solarplexus, dort kreuzen und über die Hüften, Beine, Füße und die Zehenspitzen hinaus enden.
Der Patient darf ca. 10 Minuten auf der Liege ruhen.

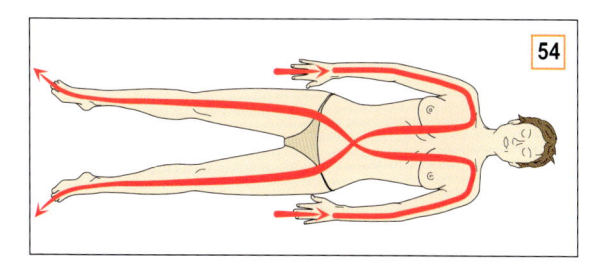

⇨ Unbedingt mit einem großen Handtuch, einem Leintuch oder einer Decke zudecken! Gefahr des Auskühlens.

▶ **Position 5:
Aufrechter Sitz**

Anschießend den Patienten bitten, sich aufzusetzen. Wichtig ist, ihm dabei zu helfen und die Lendenwirbelsäule sowie Kopf und Nacken zu stützen. Zum Abschluss folgt die Atemübung, die der Therapeut gemeinsam mit seinem Patienten durchführt. Dabei soll er dessen Atemrhythmus beachten. Der Therapeut steht neben dem Patienten und sagt an, was nun folgt:

▶ »Tief einatmen« – der Therapeut hat eine Hand am Solarplexus, die andere ist auf gleicher Höhe auf dem Rücken, und macht langsame kreisende Bewegungen nach oben bis unter das Schlüsselbein/Rückseite – »anhalten« – die Hände bewegen sich nicht – und »ganz ausatmen« – die Hände gleiten in einem langsamen, aber festen Zug wieder nach unten und »pressen« die eingeatmete Luft heraus. 3 × wiederholen.

Um den Patienten vor Erkältungen zu bewahren, wird etwas Rasnadi Churna auf dem Kronen-Chakra eingerieben, über das dritte Auge gestrichen, und man lässt ihn je eine kleine Prise in jedes Nasenloch einschnupfen.

Nun dem Kunden vom Tisch helfen (Rutschgefahr!). Je nach Indikation folgt anschließend trockene oder feuchte Wärme. Dann sollte er ca. ½ Stunde ruhen und erst danach duschen, Haare waschen und trocknen.

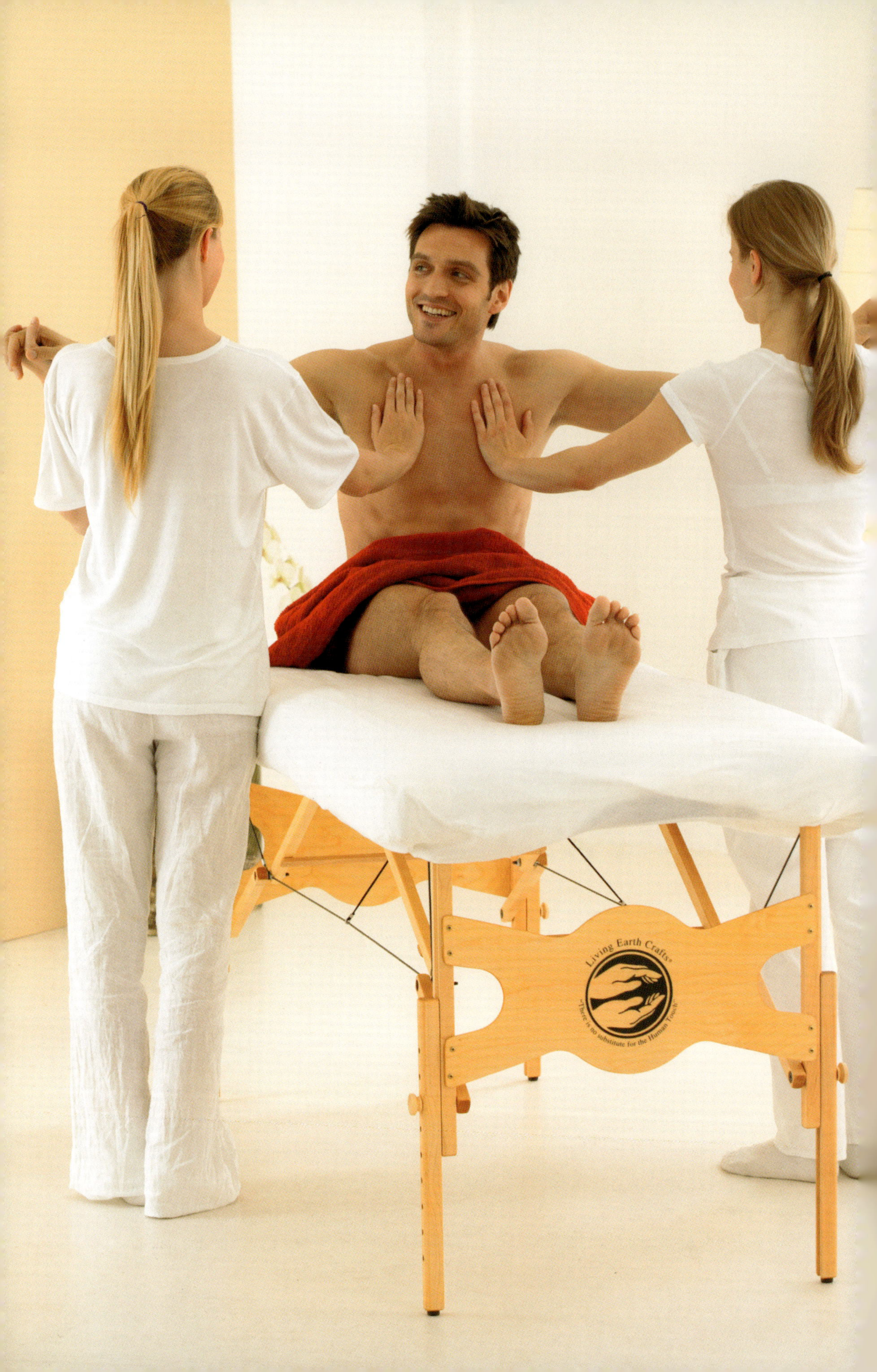
Living Earth Crafts
"There is no substitute for the Human Touch"

Kapitel 6

Ganzkörpermassage synchron
Abhyanga synchron

Die meisten Kunden oder Patienten empfinden die Synchronmassage als etwas ganz Besonderes, ja als Luxus. Zwei Therapeuten – in Indien können es auch vier Masseure sein, und wahrscheinlich leistet man sich dort noch eine zusätzliche Person, die sich ausschließlich um die gleichmäßige Temperatur des Öls kümmert! – stehen jeweils rechts und links vom Patienten und arbeiten in den meisten Positionen völlig spiegelbildlich. Während es seitens des Kunden die Bereitschaft verlangt, sich in die erfahrenen Hände von zwei Therapeuten zu begeben, erfordert es von den beiden Masseuren eine absolute Parallelität und Gleichmäßigkeit bei allen Handgriffen. Das heißt, dass es viel Übung bedarf, ohne Worte wirklich synchron zu arbeiten. Da ja während der Behandlung nicht oder nur das Allernotwendigste gesprochen werden soll, kommunizieren die beiden Therapeuten lediglich durch Blickkontakt.

Das Besondere an der Massage zu zweit

Nun mag es einfach erscheinen, dem Führenden (im Folgenden »Therapeut 1« genannt) in dessen Streichbewegungen zu folgen: Der so genannte Follower (im Folgenden »Therapeut 2« genannt) kopiert alle Griffe und Streichbewegungen des Therapeuten 1. Aber so einfach ist es nicht. Er hat in großen Abschnitten seinen eigenen Part in der Synchronmassage. Wenn zum Beispiel Therapeut 1 an Kopf und Gesicht arbeitet, dann arbeitet Therapeut 2 am gesamten Körper. Und behandelt ein Therapeut den Rücken, dann arbeitet der andere an der Hüfte und den Beinen. Beim Seitenwechsel, das heißt bei der zweiten Seitenlage des Patienten wechseln die Therapeuten ihren Standpunkt nicht, sondern nun massiert derjenige, der zuerst den Rücken behandelt hat, Hüfte und Beine, und der andere, der vorher dort gearbeitet hat, behandelt nun den Rücken. Das heißt, beide Therapeuten müssen

Ganzkörpermassage synchron
Abhyanga synchron

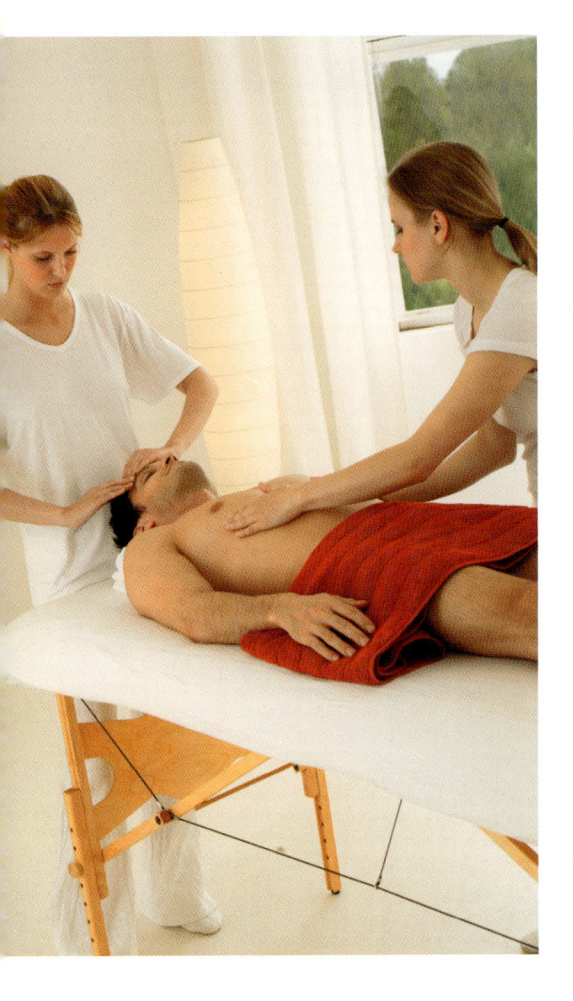

auch in einer Synchronmassage selbständig arbeiten können. Wichtig ist ein gemeinsamer Rhythmus, und dazu bedarf es eines gut eingespielten Teams.

»Synchron« bedeutet auch, dass beide Therapeuten ihr Ego hintanstellen und sich aufeinander einlassen. Der Kunde oder Patient steht absolut im Vordergrund, und nur er allein und seine Bedürfnisse sind von Bedeutung. Auch der Druck, der bei den einzelnen Griffen ausgeübt wird, ergibt sich aus dem aufeinander Einlassen und einem nonverbalen Abstimmen miteinander. Vor der Behandlung haben sich die beiden auf eine bestimmte Anzahl der Streichungen geeinigt: 7-mal, 8-mal, 10-mal, 12-mal oder eine andere Zahl. Genauso wichtig ist aber der Druck. Er lässt sich durch das reine Beobachten kaum oder nur mangelhaft kopieren. Deshalb ist es wichtig, zu Beginn der Zusammenarbeit den Patienten zu fragen, ob der Druck in seiner Stärke zu schwach oder zu stark ist und ob er ihn auch als gleichmäßig empfindet. Nichts ist schlimmer bei einer Synchronmassage, als wenn der eine mit seinen Bewegungen davoneilt und der bei der Massage ausgeübte Druck auf das Gewebe und die Muskeln sich von einer Körperhälfte zur anderen unterscheidet! Haben Sie aber keine Sorge, dass das Ganze zu schwierig oder kompliziert sein könnte. Die Erfahrung kommt, wie immer im Leben, mit dem Tun. Denn wie heißt es so schön: Übung macht den Meister. Am besten ist es, die Synchronmassage an (gesunden) Freunden zu üben, bevor Sie sich an zahlende Kunden oder gar Patienten wagen.

Sollte der in ayurvedischer Massage ausgebildete Therapeut (1) oder Spezialist keinen gleichermaßen ausgebildeten Partner (Therapeut 2) zur Seite haben, dann kann er selbst eine Person seines Vertrauens gründlich ausbilden und ihn sowohl in die Prinzipien von Ayurveda als auch in den Massageablauf einweisen. Die Verantwortung liegt jedoch stets bei Therapeut 1.

Da in ayurvedischen Hotelanlagen in Fernost sehr häufig die Synchronmassage angeboten wird, glauben viele, dass nur die Synchronmassage die »echte« Ayurveda-Massage sei. Dies ist jedoch ein Irrtum. Auch die Einzelmassage ist äußerst wirkungsvoll und kommt vor allem in westlichen Praxen zum Einsatz. Der Grund hierfür liegt auf der Hand: die Kosten. Beide Massagetechniken sind in etwa von gleich langer Dauer. Bei der Synchronmassage haben Sie jedoch die Möglichkeit, mehr Streichungen anzuwenden, statt sieben wie bei Variante 1 der Einzelmassage (siehe Seite 65 ff.) vielleicht 10 oder 12. Das bedeutet, dass sie eine besonders beruhigende und sehr ausgleichende Wirkung auf den Patienten hat und als äußerst angenehm empfunden wird.

Wirkung der Synchronmassage

Sind Sie dann wirklich vertraut mit dieser Technik, können Sie sie nicht nur als »Wohlfühlmassage« einsetzen, sondern auch als Therapie. Auch hier gilt es wieder, die unterschiedlichen Techniken zu beachten:

- **Samvahana:** ausgleichende Massage. Sie ist sanft und vom Herzen weg zu den Extremitäten gerichtet. Auf alle Fälle wird sie immer in den Positionen 6 und 7 angewandt, so dass sich der Patient entspannen kann.
- **Mardana: Druckmassage.** Hier wird mit mehr Druck auf das Gewebe gearbeitet. Abhängig von der Konstitution (z. B. bei Kapha-Konstitutionen) kann sie auch von den Extremitäten zum Herzen hin gerichtet sein. Aber auch hier folgt in den letzten beiden Positionen die Samvahana-Methode, um einen Ausgleich zu schaffen und dem Patienten die Möglichkeit zu geben, sich zu entspannen.

Indikationen

- Vata-Störungen, neurologische, rheumatische und psychosomatische Erkrankungen
- Körperschmerzen
- Immunschwäche
- Zum Gewebeaufbau
- Übergewicht (Mardana-Methode)
- Zur Aktivierung des Kreislaufsystems
- Vor und nach der Schwangerschaft
- Nach einer Operation, als Regeneration (Rasayana)
- In der Geriatrie (Samvahana-Methode)
- Ab dem 8. Schwangerschaftsmonat zur Geburtsvorbereitung

Kontraindikationen

- Ausgeprägte Kapha-Konstitution (Fettleibigkeit)
- Diabetes
- Verdauungsstörungen
- Fieber
- Nach Therapien wie Vamana (therapeutisches Erbrechen), Virecana (therapeutisches Abführen) und Vasti (Einlauf)
- Die ersten 7 Monate der Schwangerschaft
- Unmittelbar nach langen Reisen, insbesondere Flugreisen

Material

- Massagetisch
- Heizplatte
- Wasserbad für die Öle
- 150–200 ml Öl für den Körper
- ca. 40 ml Öl für den Kopf (leichtes, nicht erhitzendes Öl)
- Rasnadi Churna

- Handtuch
- evtl. Decke, Polster o. Ä. zum Abstützen von Nacken, Knie- und Fußgelenken
- Watte, Kosmetiktücher
- Rosenwasser, evtl. künstliche Tränen
- Wischtücher
- evtl. Schwammtücher zum Unterlegen der Öltöpfe
- Für die Dusche: Haar- und Körperreinigungspulver, Shampoo, Handtücher, Bademantel, Badeschuhe

Behandlungsempfehlungen, Vorbereitung und Dauer der Synchronmassage
- Empfohlen wird der Vormittag.
- Behandlungsdauer: ca. 50–60 Minuten plus Dampfbad, ca. ½ Stunde Ruhephase und Dusche.
- Je nach Indikation beruhigend oder anregend.
- Um die Luft des Behandlungszimmers zu reinigen, können Sie in eine Ecke des Raums eine Schale mit Wasser und 1 Esslöffel Himalajasalz stellen.

Die Synchron-Abhyanga Schritt für Schritt

Im Grunde genommen ist der Ablauf wie bei der Einzelmassage, nur dass eben zwei Therapeuten gleichzeitig arbeiten, der eine an der rechten Körperseite (Therapeut 1) und der andere an der linken (Therapeut 2). In den beiden Seitenlagen hingegen arbeitet ein Therapeut nur am Rücken und der andere an Hüfte und Beinen. Beim Seitenwechsel bleiben die Therapeuten an ihrem Platz; vielmehr wechseln sie lediglich ihren jeweiligen Behandlungsbereich. Um die Abbildungen für Sie verständlicher zu machen, sind die Verlaufslinien für Therapeut 1 in Rot eingezeichnet und die für Therapeut 2 in Blau.

Hier zur besseren Übersicht nochmals die einzelnen Positionen bei der Synchronmassage:

1 Sitzen — 2 Rückenlage — 3 Seitenlage — 4 Rückenlage — 5 Seitenlage — 6 Rückenlage — 7 Sitzen

Wie bereits betont, einigen sich die beiden Therapeuten auf eine bestimmte Anzahl von Streichungen. Beispielhaft werden in der folgenden Beschreibung immer 7 Streichungen genannt. Sobald das Therapeutenteam gut aufeinander abgestimmt und erfahren ist, lässt sich die Anzahl selbstverständlich auf 8, 9, 12 oder eine andere Anzahl erhöhen.

Ganzkörpermassage synchron
Abhyanga synchron

▶ **Position 1:**
Sitzen

Beide Therapeuten stehen jeweils rechts (1) und links (2) vom Patienten. Das Öl wird von beiden synchron, das heißt völlig gleichzeitig in folgender Reihenfolge aufgetragen und in kreisenden Bewegungen im Uhrzeigersinn eingerieben:

- Therapeut 1: Öl auf den Scheitel (Kronen-Chakra) geben, dann
- Therapeut 1: auf den Nabel (Manipura-Chakra), gleichzeitig
- Therapeut 2: auf das Sternum (Anahata-Chakra),
- Therapeut 1 + Therapeut 2: in beide Handinnenflächen,
- Therapeut 1 + Therapeut 2: auf beide Fußsohlen.

Therapeut 1 hält in seiner rechten Hand die Rechte des Patienten. Therapeut 2 hält in seiner linken Hand die Linke des Patienten.

1 7 Streichungen vom Kreuzbein über Rücken, Schulter, Arm, Hand, Fingerspitzen. Die letzte Streichung endet über die Fingerspitzen hinaus.

⇨ Achtung: Die Streichung nie vorher beenden, also zum Beispiel auf dem Handrücken oder den Fingern. Eine derartige unvollständige Bewegung behindert nicht nur das vollständige Ausstreichen der Energie, sondern hinterlässt ganz subjektiv beim Patienten ein sehr unangenehmes Gefühl. Deshalb immer bis über die Fingerspitzen hinaus streichen.

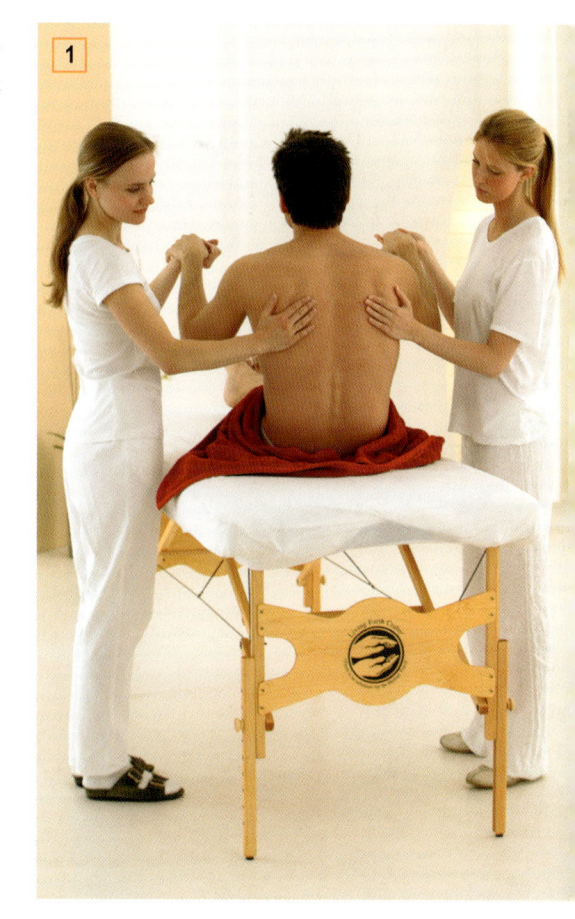

Ganzkörpermassage synchron
Abhyanga synchron

2 7 Streichungen vom Brustbein über Schulter, Arm, Hand, Fingerspitzen. Die letzte Streichung endet über die Fingerspitzen hinaus.

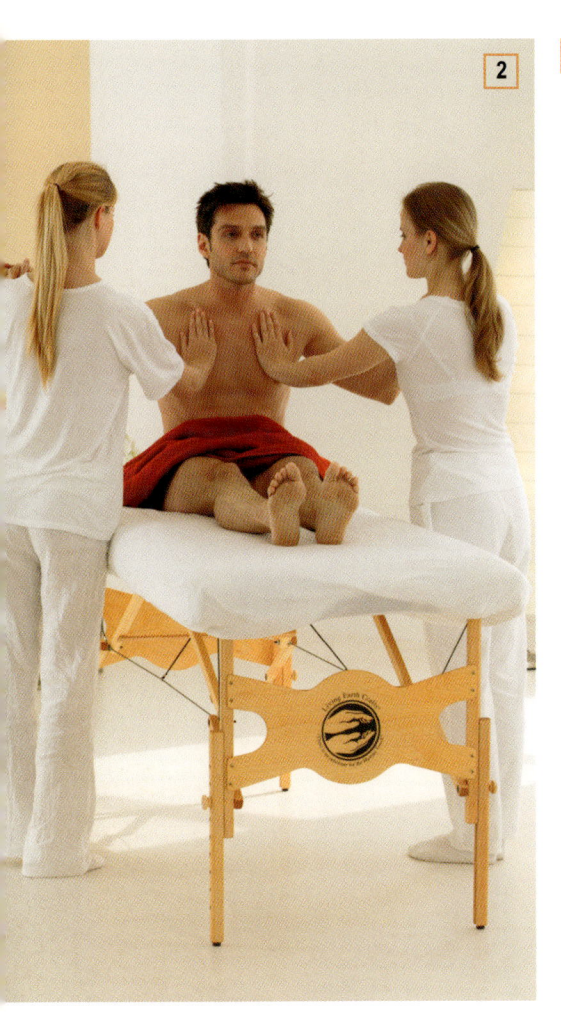

3 7 Kreise im Uhrzeigersinn auf der Hüfte.

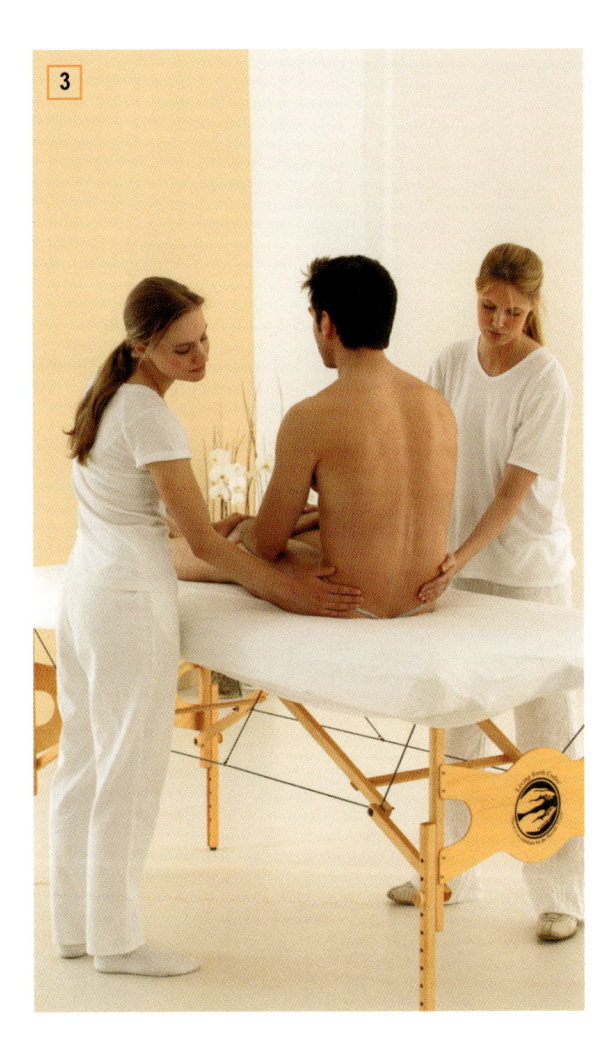

Ganzkörpermassage synchron
Abhyanga synchron

4 7 Streichungen vom Oberschenkel über Bein, Fuß, Zehenspitzen. Die letzte Streichung endet über die Zehen hinaus.

⇨ Achtung: Auch hier gilt der bereits oben erwähnte Hinweis: Die Streichung nie vorher beenden, also zum Beispiel auf dem Fußrist oder auf den Zehen, sondern immer über die Fußzehen hinaus streichen.

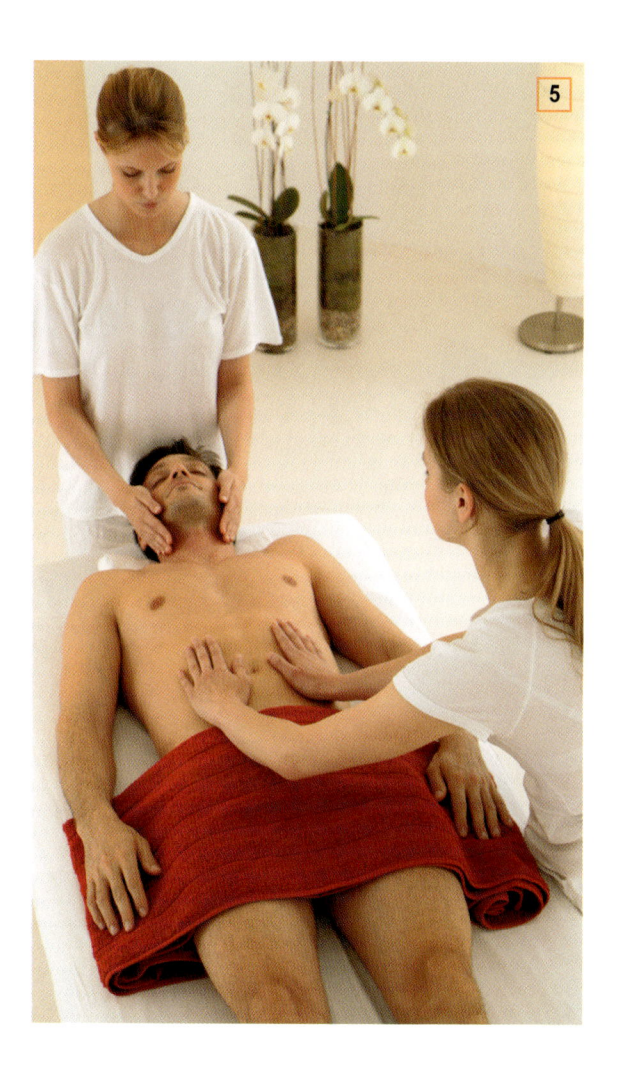

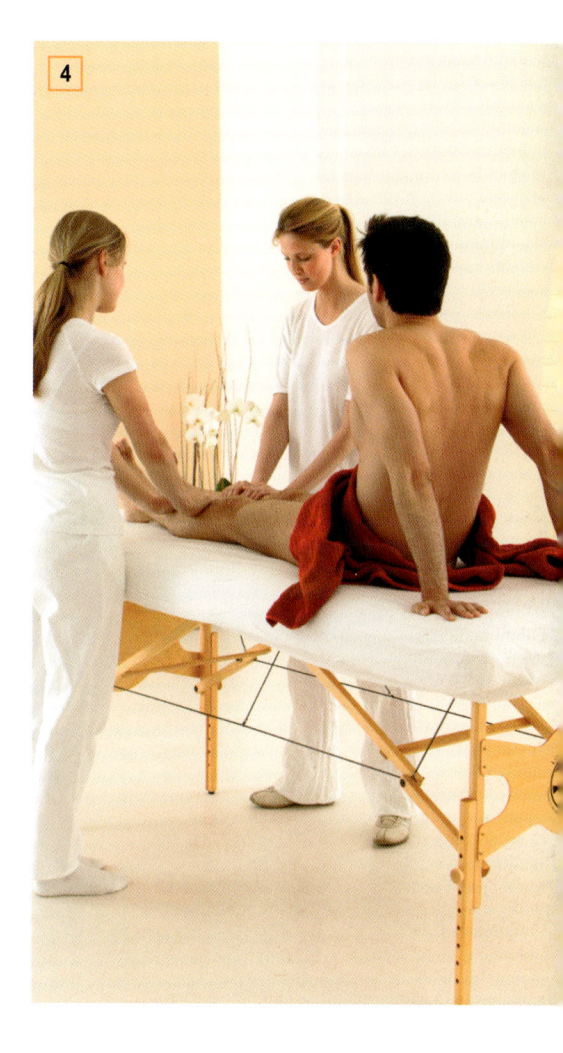

▶ Position 2:
Erste Rückenlage

5 Therapeut 1 arbeitet am Gesicht und Therapeut 2 am Körper. Beide Therapeuten arbeiten gleichzeitig.

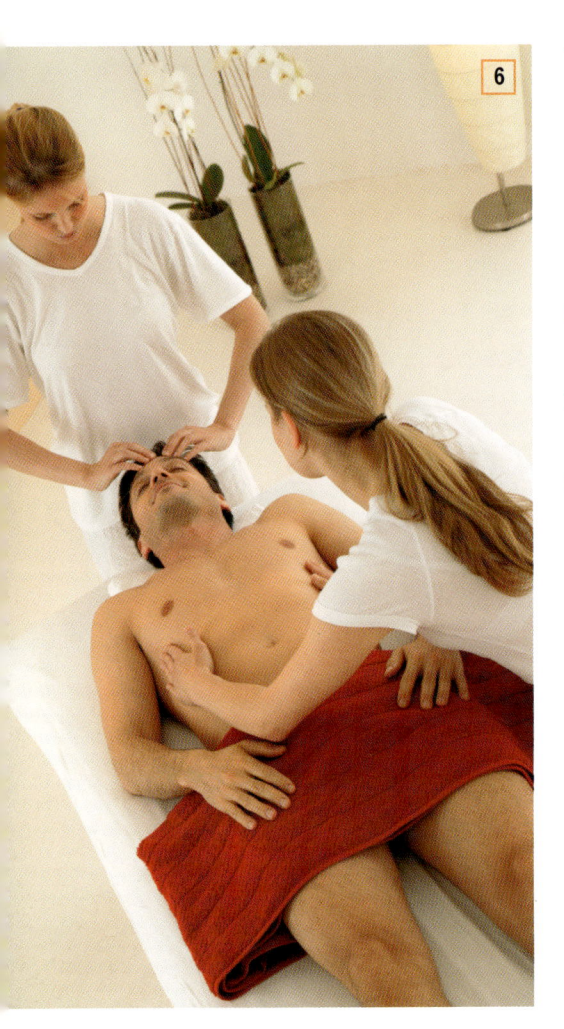

Therapeut 1: Gesichtsmassage

Hier ist zur Gedächtnisstütze lediglich der Text aus Kapitel 5 über die Solo-Abhyanga in Kurzfassung wiederholt; die Abbildungen der Gesichtsmassage finden Sie auf Seite 71.

▶ Gesicht einölen: Vom Halsmuskel über das Kinn, die Wangen bis zur Stirn.
▶ 10 × den Halsmuskel ausstreichen: Mit der flachen Hand wechselweise vom Hals zum Kinn streichen.
▶ 2 × dieselbe Bewegung, aber über die Schläfen und den Kopf hinaus, dabei die Haare mitnehmen und leicht ziehen.

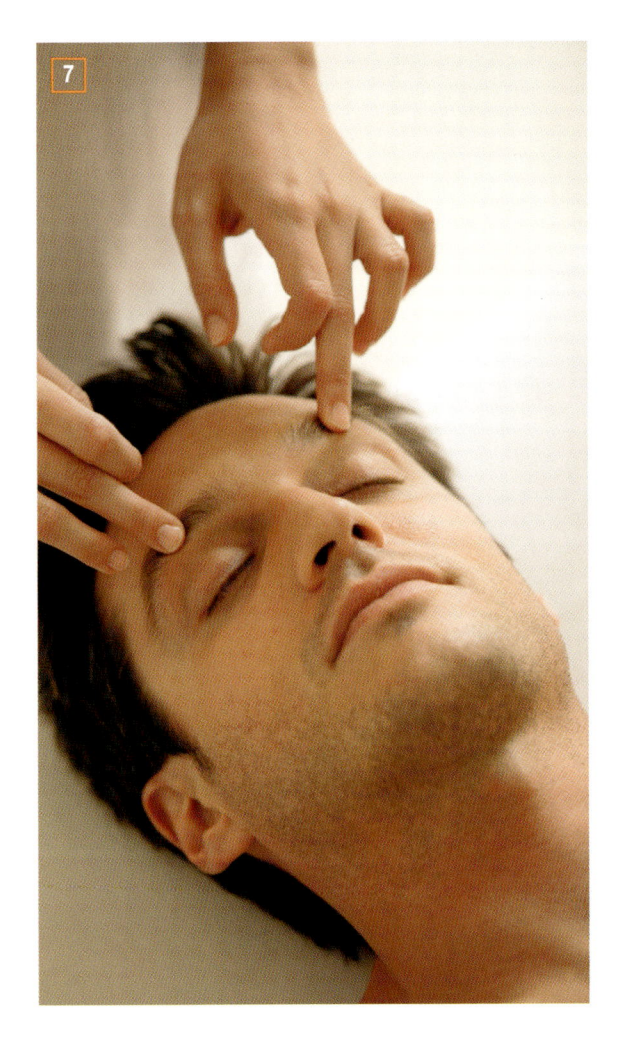

▶ Beide Ohren mit Öl füllen und mit Watte abdichten (das Öl nicht direkt aus der Flasche ins Ohr geben, sondern unbedingt erst in die Handinnenfläche gießen, um die Temperatur zu prüfen) oder sie nur mit einem mit Öl getränkten Wattebausch verschließen.

6 1 × Stirn mit aufgestellten Fingerkuppen im Zickzack von einer Schläfe zur anderen massieren und wieder zurück.

- 5 × mit den Daumenballen beider Hände an den Schläfen gleichzeitig rechts und links zum Gesicht hin kreisen.
- 5 × mit den Daumenballen bzw. Handinnenflächen an den Wangenknochen gleichzeitig rechts und links zum Gesicht hin kreisen.
- 5 × den Raum zwischen Oberlippe und Nase (Bart) mit den Mittelfingern beider Hände ausstreichen.
- 10 × abwechselnd mit der rechten bzw. linken Hand vom Ohr aus das Kinn ausstreichen.
- 10 × abwechselnd mit der rechten bzw. linken Hand vom Haaransatz über den Nasenrücken und die Nasenspitze hinaus streichen.
- 1 × mit 3 Fingern an der Nasenwurzel zwicken.
- 5 × mit den Mittelfingern beider Hände rechts und links des Nasenbeins von der Nasenwurzel bis zur Nasolabialfalte und wieder zurück streichen.
- [7] 5 × mit den Mittelfingern beider Hände von der Nasenwurzel über die Augenbrauen (kräftiger Druck) über das Jochbein (ohne Druck) zurück zur Nasenwurzel beide Augen umkreisen.
- 5 × mit den Mittelfingern beider Hände (oder beiden Daumen) von der Nasenwurzel über das Jochbein (kräftiger Druck) oberhalb der Augenbrauen (ohne Druck) zurück zur Nasenwurzel streichen.

⇨ **Kontaktlinsen?**

- Zeige-, Mittel- und Ringfinger sanft auf die Augen legen und 5 × nach innen kreisen. Hände noch vor den Augen halten und langsam wegnehmen.
- Abschlussstreichung: Wie beim Einölen vom Halsmuskel über das Kinn, die Wangen bis zur Stirn streichen.

Therapeut 2: Körpermassage (Vorderseite)

Parallel zur Gesichtsmassage durch Therapeut 1 werden von Therapeut 2 Oberkörper, Bauch, Hüften, Beine und Füße behandelt. Die Anzahl der Streichungen ist auf die Kopf- und Gesichtsmassage von Therapeut 1 abzustimmen.

- Öl von der eigenen Handinnenfläche in den Nabel und auf das Herz-Chakra geben (»einen Faden ziehen«).

⇨ **Das Öl nie direkt aus der Flasche gießen, sondern immer zuerst auf die eigene Hand, um die Temperatur des Öls zu prüfen!**

- ▶ 4 Streichungen mit beiden Händen vom Schambein über die Rippenbogen und seitlich zurück zum Schambein.
- ▶ 2 Streichungen oberhalb der Brust und seitlich zurück zum Schambein.
- ▶ 2 Streichungen vom Schambein über die Schultern, Arme, Hände, Fingerspitzen und über die Fingerspitzen hinaus enden.
- ▶ 1 Ganzkörperverbindung von den Fingerspitzen über die Arme, Schultern, seitlich hinunter zu den Hüften, Beinen, Füßen und über die Zehenspitzen hinaus enden.

Nun beide Beine gleichzeitig einölen.

- ▶ 7 Streichungen an den Innenseiten der Füße, Beine, Leisten, über die Außenseiten der Oberschenkel zurück zu den Füßen und über die Zehenspitzen hinaus enden.
- ▶ 1 Ganzkörperverbindung: An den Zehen beginnen, über die Füße, Beine, Hüften, Seiten, Schultern, Arme, Hände und über die Fingerspitzen hinaus enden.

Nur rechte Seite (Oberkörper):

- ▶ 7 Streichungen mit beiden Händen vom Schambein in der Körpermitte hinauf bis oberhalb der Brust und seitlich zurück zum Schambein.
- ▶ 7 Streichungen vom Schambein mittig hoch zu Schulter, Arm, Hand und über die Fingerspitzen hinaus.
- ▶ 1 Verbindung Hand, Schulter, Hüfte, Bein, Fuß und über die Zehenspitzen hinaus.
- ▶ Seite wechseln.

Nur linke Seite (Oberkörper):

- ▶ 7 Streichungen mit beiden Händen vom Schambein in der Körpermitte hinauf bis oberhalb der Brust und seitlich zurück zum Schambein.
- ▶ 7 Streichungen vom Schambein mittig hoch zu Schulter, Arm, Hand und über die Fingerspitzen hinaus enden.
- ▶ 1 große Verbindung Hand, Schulter, Hüfte, Bein, Fuß und über die Zehenspitzen hinaus.
- ▶ 1 Ganzkörperverbindung über beide Hände, Arme, Schultern, Seiten, Hüften, Beine, Füße und über die Zehenspitzen hinaus enden.

Seite wechseln.

Ganzkörpermassage synchron
Abhyanga synchron

Nur rechte Seite (Bein):

▶ 7 Streichungen von der Innenseite des rechten Beines über Leiste, Oberschenkel, Beinaußenseite, zurück zum Fuß und über die Zehenspitzen hinaus enden.

Nur linke Seite (Bein):

▶ 7 Streichungen von der Innenseite des linken Beines über Leiste, Oberschenkel, Beinaußenseite, zurück zum Fuß und über die Zehenspitzen hinaus enden.
▶ 1 Ganzkörperverbindung: An den Zehen beginnen, über beide Füße, Beine, Hüften, Seiten, Schultern, Arme, Hände und über die Fingerspitzen hinaus enden.
▶ 7 große Ausstreichungen über beide Hände, Arme, Schultern, Seiten, Hüften, Beine, Füße und über die Zehenspitzen hinaus enden.

Nach Beendigung der Gesichtsmassage und dem Ausstreichen des gesamten Körpers arbeiten **Therapeut 1** und **Therapeut 2** wieder synchron:

▶ Therapeut 1 hält den Kopf des Klienten in der rechten Hand und arbeitet in schnellen, anregenden Handbewegungen mit der linken Hand über die linke Kopfseite. Gleichzeitig arbeitet Therapeut 2 in einer kräftigen Auf- und Abwärtsbewegung an der rechten Fußsohle.
▶ Diese Bewegungen an der rechten Kopfseite und der linken Fußsohle wiederholen.

Beide Therapeuten arbeiten gleichzeitig:

[8] Therapeut 1: Beide Schultern umfassen, zum Nacken gleiten, den Schädelknochen erfassen und sanft nach oben ziehen.
[8] Therapeut 2: Beide Fußgelenke umfassen und sanft nach unten ziehen.

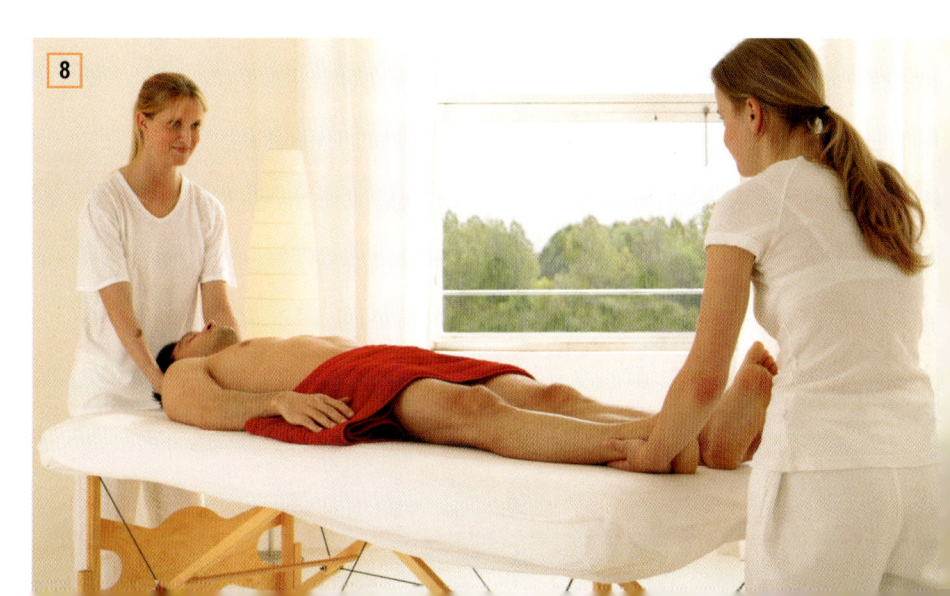

Position 3:
Erste Seitenlage

Frauen legen sich zuerst auf ihre linke Seite, Männer (wie abgebildet) zuerst auf die rechte.

Der Patient liegt auf der rechten Seite, das linke Bein ist leicht angewinkelt, das rechte bleibt gerade ausgestreckt. Auf stabile Seitenlage achten. Der vom Patienten rechts stehende Therapeut 1 (rot) arbeitet an den Beinen, der links stehende Therapeut 2 (blau) am Rücken.

▶ Körper zügig mit frischem, warmem Öl einölen.

Nun arbeiten die beiden Therapeuten **getrennt, aber synchron**; deshalb bleiben sie immer in Blickkontakt und geben sich gegebenenfalls wortlos Kommandos. Es sehr wichtig, dass die Streichbewegungen trotz der unterschiedlichen Griffe aufeinander abgestimmt sind; andernfalls kommt es seitens des Patienten zu einem unerwünschten Missempfinden.

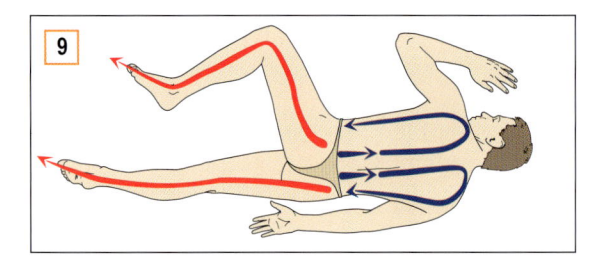

9 7 Streichungen vom Kreuzbein über beide Hüften, Beine, Füße und über die Zehenspitzen hinaus.

9 7 Streichungen vom Kreuzbein über Rücken, Schultern, Seiten und zurück zum Kreuzbein.

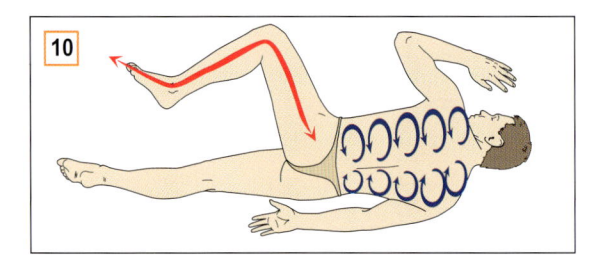

10 1 Streichung mit beiden Händen auf der Hüfte des angewinkelten linken Beines beginnend über das gesamte Bein bis zum Fuß und wieder zurück.

10 5 Kreisbewegungen von der Wirbelsäule nach außen, dabei zu den Schultern hocharbeiten.

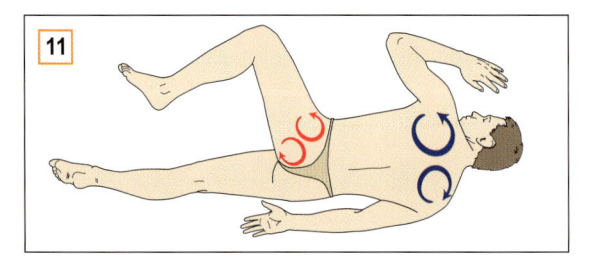

11 5 Kreise auf der Hüfte zum Bauch hin und 5 Kreise auf dem Gesäßmuskel zur Wirbelsäule hin.

11 10 Kreise auf den Schulterblättern von der Wirbelsäule Richtung Arme.

Ganzkörpermassage synchron
Abhyanga synchron

12 5 Ovale von der Kniebeuge über die Rückseite des Oberschenkels bis zur Hüfte, Außenseite Oberschenkel und zurück zur Kniebeuge.

▶ 5 Ovale von der Kniebeuge über die Außenseite des Oberschenkels, Hüfte, Vorderseite Oberschenkel und zurück zum Knie.

12 10 Kreise auf den Schulterblättern von den Armen Richtung Wirbelsäule.

13 5 Kreise um das Knie (»Sandwich«).

▶ 5 Ovale vom Fußgelenk aus über die Rückseite des Unterschenkels bis zum Knie, Außenseite Unterschenkel und zurück zum Fußgelenk.

13 5 Halbkreise (»Halbmonde«) von den Schultern um die Schulterblätter zur Seite und zurück.

14 5 Ovale vom Fußgelenk aus über die Außenseite des Unterschenkels bis zum Knie, Vorderseite Unterschenkel und zurück zum Fußgelenk.

▶ 5 Kreise um das Fußgelenk, dann den Fuß zwischen den Händen (»Sandwich«) ausstreichen.

14 5 Streichungen rechts und links der Wirbelsäule von den Schultern zum Gesäß und zurück (»Hosenträger«).

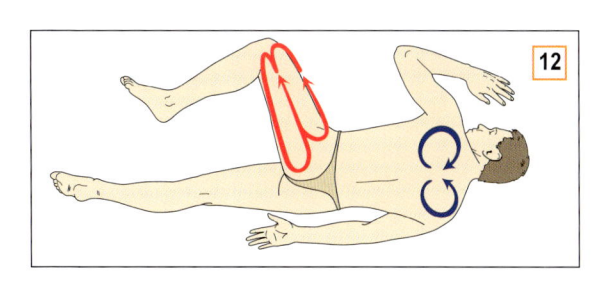

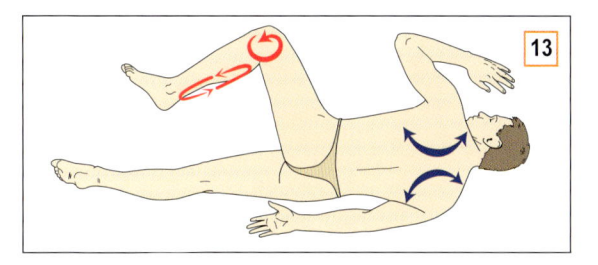

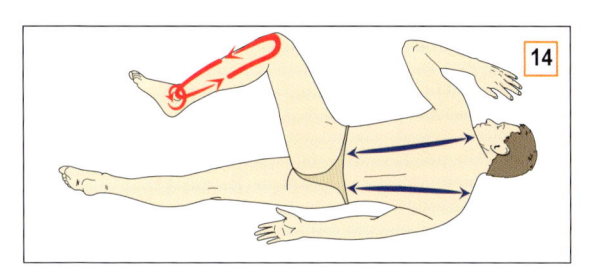

Ganzkörpermassage synchron
Abhyanga synchron

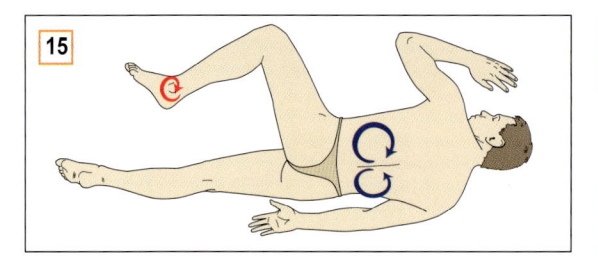

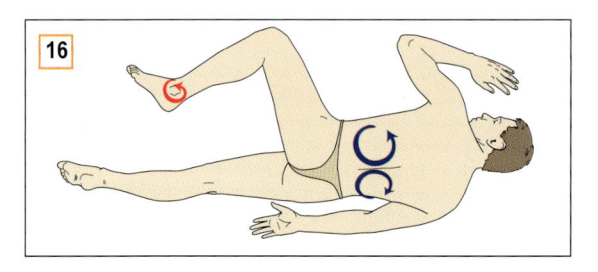

15 **15** 4 × 3 Wechselkreise um die Fuß-
16 **16** knöchel: 3 Kreise zum Bein,
3 Kreise Richtung Zehen.

15 4 × 3 Wechselkreise in Höhe der
16 Nieren: 3 Kreise zur Wirbelsäule
hin, 3 Kreise von der Wirbelsäule
weg, 3 Kreise zur Wirbelsäule hin,
3 Kreise von der Wirbelsäule weg.

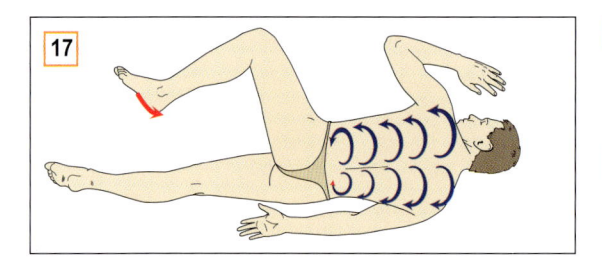

16

17 **17** 5 × die Ferse kräftig ausstreichen
(»Ferse melken«).

17 In 5 Kreisbewegungen von der
Wirbelsäule nach außen zu den
Schultern hocharbeiten.

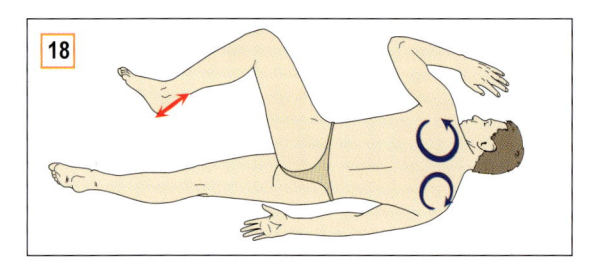

18 **18** 5 × die Achillessehne auf- und
abstreichen, dabei an der Ferse
beginnen und enden.

18 3 × Kreise auf den Schulterblättern
von der Wirbelsäule weg.

Ganzkörpermassage synchron
Abhyanga synchron

19–21 10 × den Fußrist streichen, dabei an den Zehen beginnen und enden.

19 3 Kreise auf den Schulterblättern zur Wirbelsäule hin.
▶ Beide Hände liegen waagrecht auf der Wirbelsäule: 1 × von den Halswirbeln zum Kreuzbein und zurück zu den Schultern streichen.

20 3 Kreise auf den Schulterblättern von der Wirbelsäule weg.

21 3 Kreise auf den Schulterblättern zur Wirbelsäule hin.
▶ Beide Hände liegen waagrecht auf der Wirbelsäule: 1 × vom Halswirbel zum Kreuzbein und zurück zum Kopf streichen.

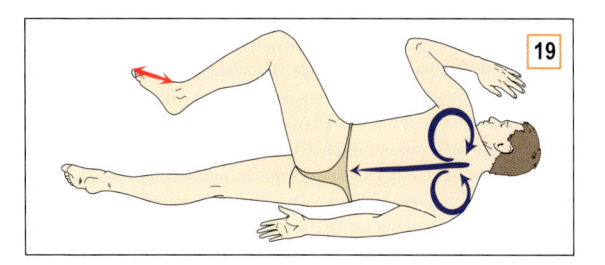

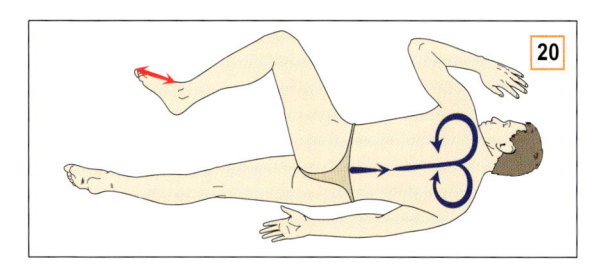

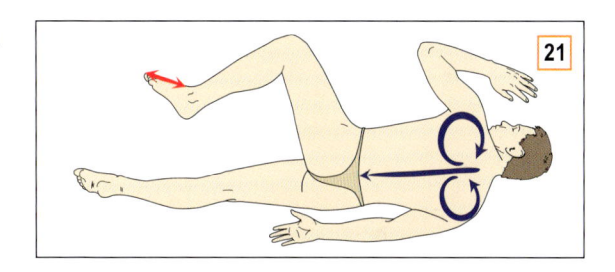

22–23 3 × 3 den Fußrist vom Fußgelenk aus Richtung Zehen »ausdrücken«

22 1 × vom Kreuzbein aus über den Kopf hinaus streichen.

23 7 Kreise im Uhrzeigersinn auf dem Kreuzbein.

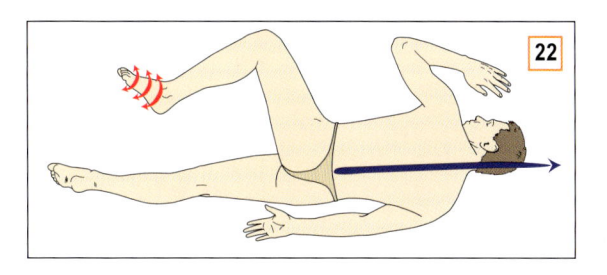

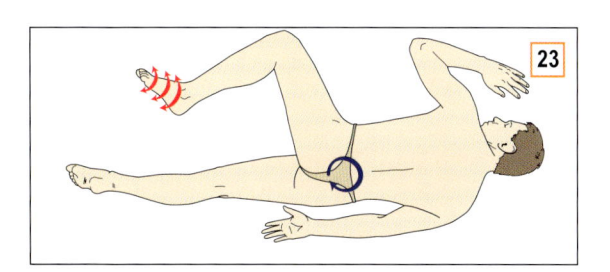

Ganzkörpermassage synchron
Abhyanga synchron

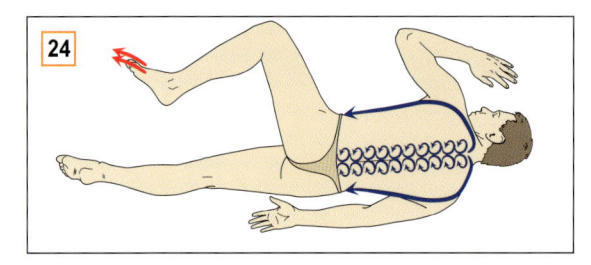

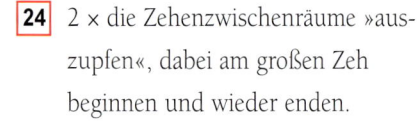

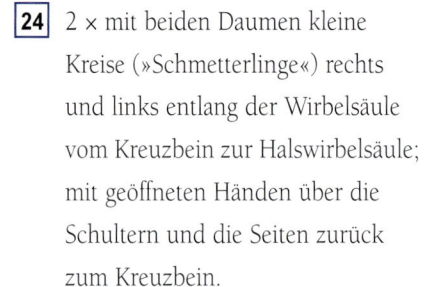

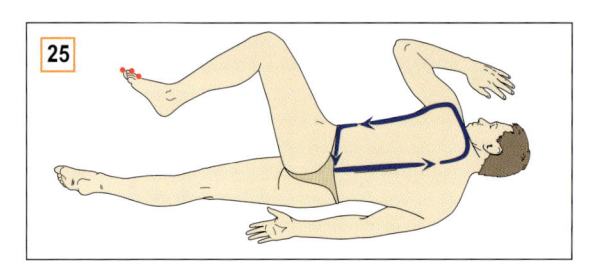

24 2 × die Zehenzwischenräume »auszupfen«, dabei am großen Zeh beginnen und wieder enden.

24 2 × mit beiden Daumen kleine Kreise (»Schmetterlinge«) rechts und links entlang der Wirbelsäule vom Kreuzbein zur Halswirbelsäule; mit geöffneten Händen über die Schultern und die Seiten zurück zum Kreuzbein.

25 Zehengelenke kreisen: 3 Kreise um jedes Zehengelenk (der große Zeh hat 2 Gelenke, alle anderen haben 3).

25 Beide Hände liegen waagrecht auf dem Kreuzbein: 3 × mit sanftem Druck der Fingerspitzen an der linken Seite der Wirbelsäule entlang bis zum 7. Halswirbel über die linke Schulter; die linke Seite zurück zum Kreuzbein.

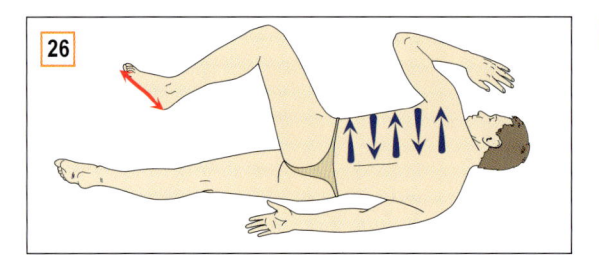

26 5 × die Außenseite des Fußes streichen: an den Zehen beginnen und enden.

▶ 5 × die Innenseite des Fußes streichen: an den Zehen beginnen und enden.

26 7 × mit beiden Händen wechselnd (Zickzack) von der Hüfte bis zur Achselhöhle und zurück.

Ganzkörpermassage synchron
Abhyanga synchron

27 20 × den Fuß zwischen den Händen kreisen (»knödeln«).

27 7 × Kreise in Schwimmrichtung auf Hüfte und Schulter gleichzeitig.

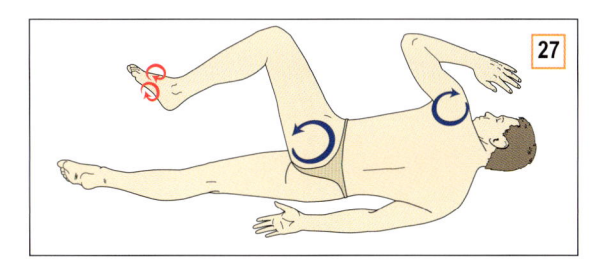

28 Fuß mit Bein bis zur Hüfte verbinden, die Streichung endet über die Zehenspitzen hinaus.

28 7 × Kreise in Schwimmrichtung links von der Wirbelsäule, mittig beginnen, zwischen Schultern und Hüften.

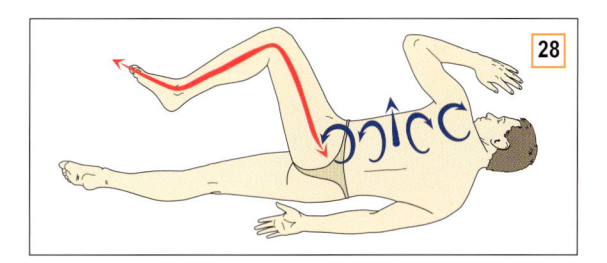

⇨ **Therapeut 1 achtet auf Therapeut 2; beide enden gleichzeitig.**

29 7 Streichungen vom Kreuzbein über Hüften, Beine, Füße und über die Zehenspitzen hinaus enden.

29 7 Streichungen vom Steißbein über Rücken, Schultern, Seiten und zurück zum Steißbein.

▶ Große Schlussstreichung: Schultern, Hüften, Beine, Füße und über die Zehenspitzen hinaus enden.

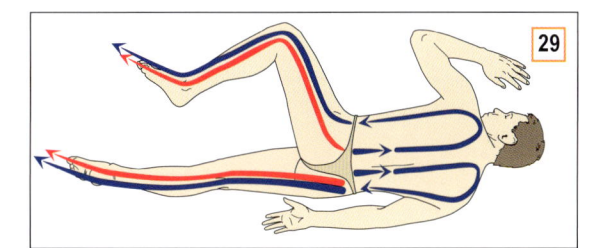

Nun wird der Kunde gebeten, sich wieder auf den Rücken zu legen.

Position 4: Zweite Rückenlage

Beide Therapeuten arbeiten wieder synchron:

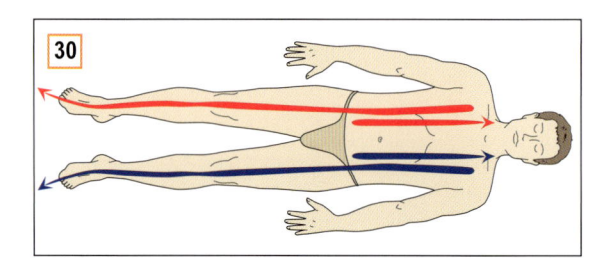

▶ Öl auf Nabel- und Herz-Chakra fließen lassen.

30 Therapeut 1 und Therapeut 2 beginnen jeweils mit beiden Händen am Schambein, dann hoch zur Schulter, zurück zu Hüfte, Bein, Fuß, Zehenspitzen. Und ohne abzusetzen zurück:

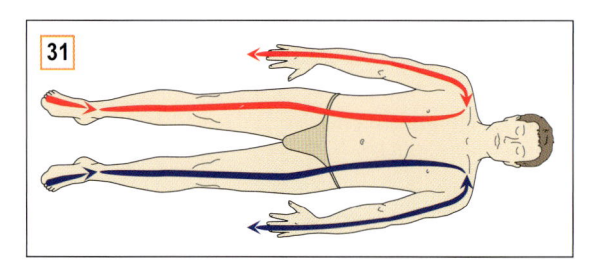

31 Zehenspitzen, Fuß, Bein, Hüfte, Schulter, Arm, Hand, Fingerspitzen. Und wieder: Fingerspitzen, Hand, Arm, Schulter.

Nun bleibt eine Hand an der Schulter, die andere Hand arbeitet auf dem Brustmuskel:

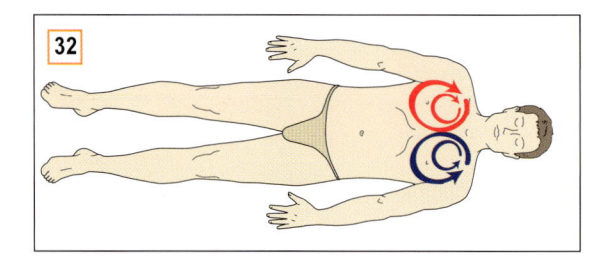

32 2 × 5 Kreise auf dem Brustmuskel in Richtung Brustbein. Der jeweils 5. Kreis führt um die Brust herum.

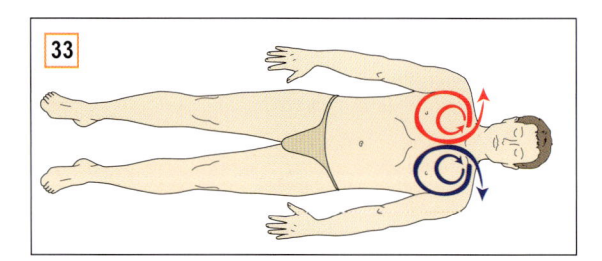

33 2 × 5 Kreise auf dem Brustmuskel vom Brustbein in Richtung Seite. Der jeweils 5. Kreis führt um die Brust herum.

▶ Beim letzten 5. Kreis in einer Bewegung über die Schultern nach oben streichen und neben dem Hals enden.

Ganzkörpermassage synchron
Abhyanga synchron

34 7 Kreise über dem Verlauf des Dickdarms. Auf der rechten Seite aufsteigend, oberhalb des Nabels waagrecht zur linken Seite, auf der linken Seite abwärts, oberhalb des Schambeins, über Blasenpunkt und zurück zur rechten Seite.

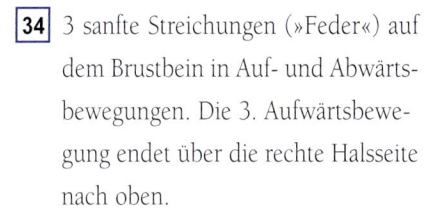

34 3 sanfte Streichungen (»Feder«) auf dem Brustbein in Auf- und Abwärtsbewegungen. Die 3. Aufwärtsbewegung endet über die rechte Halsseite nach oben.

▶ 5 Streichungen der Rippenbogen mit leichtem Druck nach unten und sanftem Ziehen nach oben.

Beide Therapeuten arbeiten parallel:

35 Die Hände beider Therapeuten liegen auf dem Bauch:
7 × zur Schulter streichen, zum Arm, der Hand und über die Fingerspitzen hinaus.

36 1 Verbindung: Mit beiden Händen am Schambein beginnen, hoch zur Schulter, zurück zur Hüfte, weiter zu Bein, Fuß, Zehenspitzen. Und ohne abzusetzen zurück:

37 Zehenspitzen, Fuß, Bein, Hüfte, Schulter, Arm, Hand, Fingerspitzen.

38 7 Ganzkörperverbindungen: Fingerspitzen, Hand, Arm, Schulter, Hüfte, Bein, Fuß und über die Zehenspitzen hinaus enden.

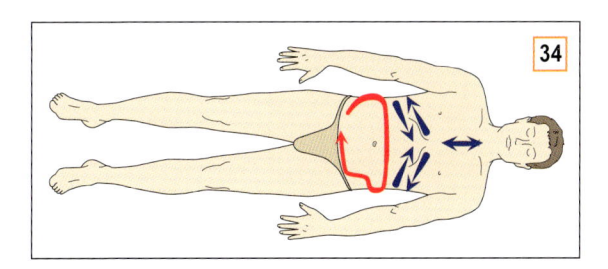

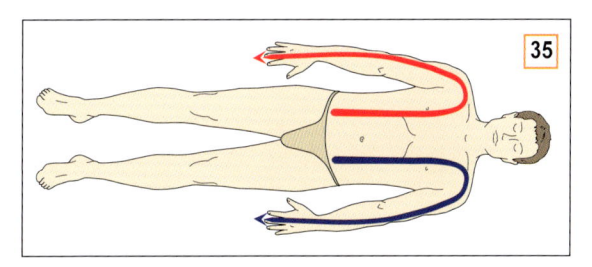

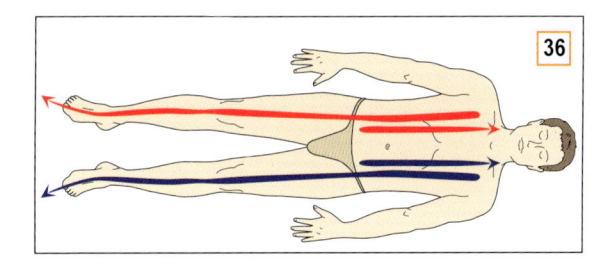

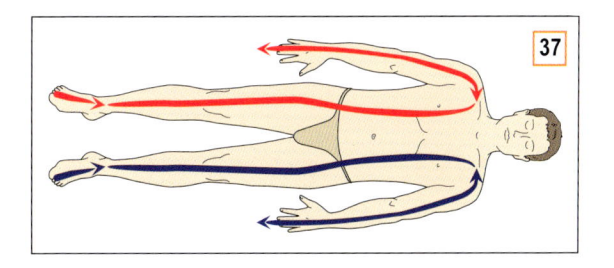

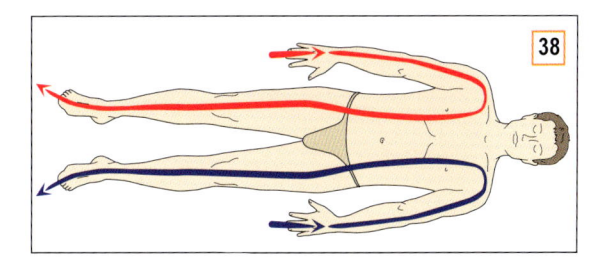

▶ Position 5:
Zweite Seitenlage

Siehe Beschreibung Position 3: Erste Seitenlage, Seiten 116–121. Frauen legen sich nun auf ihre rechte Seite, Männer auf ihre linke.

⇨ Es ist nicht notwendig, dass die beiden Therapeuten ihre Plätze wechseln. Jetzt arbeitet Therapeut 1 am Rücken und Therapeut 2 an der Hüfte und den Beinen.

▶ Position 6:
Dritte Rückenlage

Beide Therapeuten arbeiten synchron.

▶ Öl auf Nabel- und Herz-Chakra fließen lassen.
▶ Therapeut 1 und Therapeut 2 beginnen mit beiden Händen am Schambein, dann hoch zur Schulter, zurück zu Hüfte, Bein, Fuß, Zehenspitzen. Ohne abzusetzen zurück:

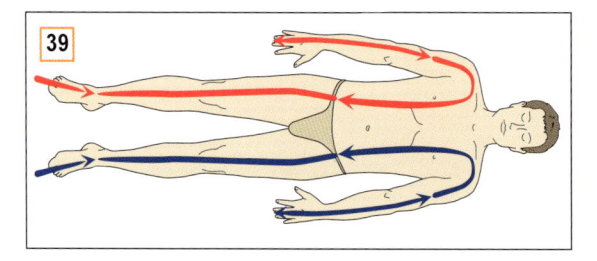

| 39 | Zehenspitzen, Fuß, Bein, Hüfte, Schulter, Arm, Hand, Fingerspitzen, Hand, Arm, Schulter, Schambein. |

| 40 | Die Hände beider Therapeuten liegen auf dem Bauch: 7 × zur Schulter streichen und seitlich zurück zum Bauch. |

| 41 | 7 × zur Schulter streichen, zum Arm, der Hand und über die Fingerspitzen hinaus. |

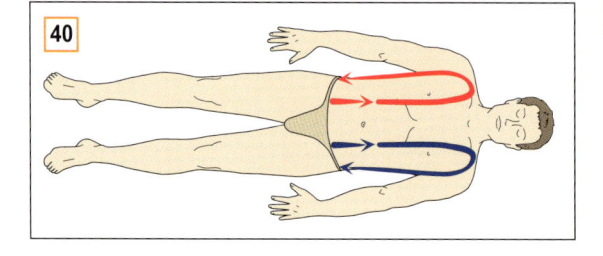

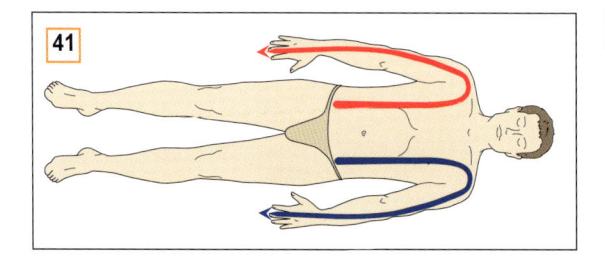

Ohne abzusetzen zurück:

42 1 × Fingerspitzen, Hand, Arm, Schulter.

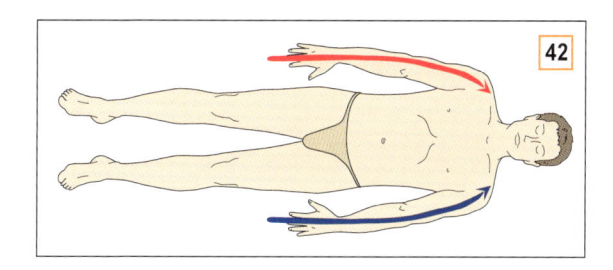

43 7 Kreise mit beiden Händen beider Therapeuten um das Schultergelenk. Dann:

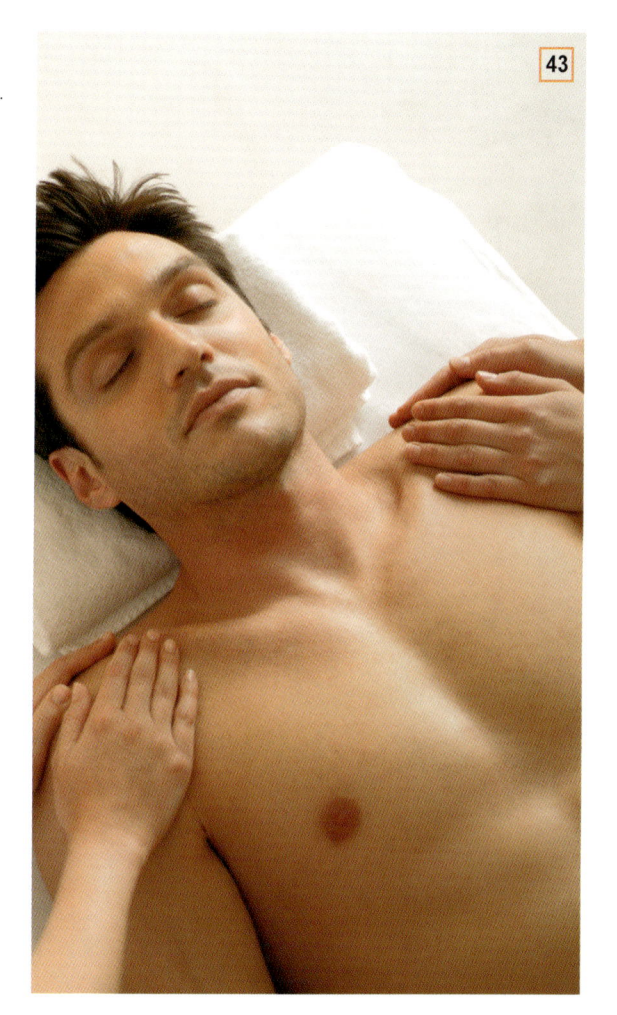

44 7 Streichungen auf dem (gedanklich halbierten) Oberarm, 7 Kreise um den Ellbogen, 7 Streichungen auf dem Unterarm und 7 Kreise um das Handgelenk, dann mit »Sandwich« über die Fingerspitzen hinaus enden.

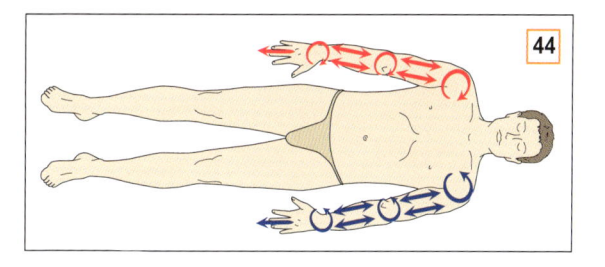

Handmassage:

Wir fassen die Handmassage hier nochmals kurz zusammen, haben sie jedoch leicht variiert. Die ausführliche Beschreibung ist in Kapitel 5 über die Solo-Abhyanga nachzulesen (siehe Seite 76 ff.). Bei der Synchron-Abhyanga wird die Handmassage von beiden Therapeuten parallel ausgeführt. Beide stehen in etwa auf Höhe der Hüften des Patienten:

- Die Hand des Patienten mit beiden Händen erfassen, den Unterarm und den Arm anwinkeln. Das Handgelenk mit beiden Händen umfassen und 4 × in 5 Wechselkreisen massieren: 5 × zum Arm, 5 × zu den Fingerspitzen. Dann den Ellbogen sanft auf die Massageliege aufstellen.
- Hand-Chakra mit dem Daumen öffnen.
- 5 Kreise in der Handinnenfläche.
- 5 × die Handinnenfläche vom Handgelenk aus zu den Fingerwurzeln mit beiden Daumen in Schwimmbewegung nach oben fest massieren (»Schmetterling«). Jedes Mal an der Handwurzel beginnen.
- Fingergelenke kreisen: 3 Kreise um jedes Fingergelenk (der Daumen hat 2 Gelenke, die anderen Finger haben 3): 1 – 2 – 3 Strich etc.
- Finger ausstreichen:
  – Von der Handwurzel den kleinen Finger ausstreichen,
  – den Zwischenraum zwischen kleinem und Ringfinger usw. bis einschließlich Daumen.
- 5 Kreise auf dem Handrücken.

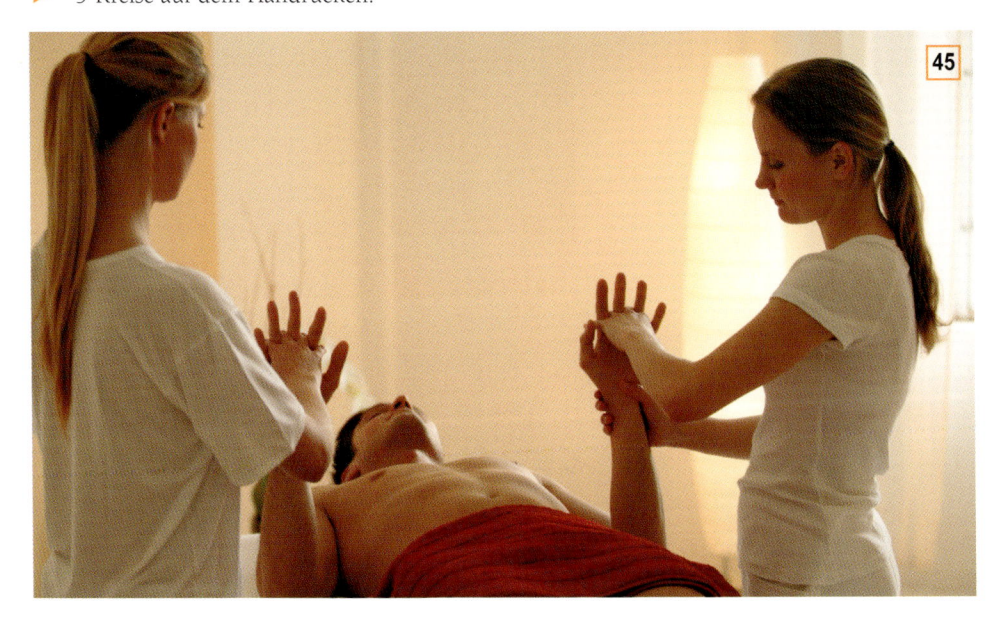

Ganzkörpermassage synchron
Abhyanga synchron

▶ 5 »Schmetterlinge« auf dem Handrücken.
▶ Finger ausstreichen:
  – Vom Handgelenk über den Handrücken den kleinen Finger ausstreichen,
  – den Zwischenraum zwischen kleinem und Ringfinger usw. bis einschließlich Daumen,
  – den Zwischenraum zwischen Daumen und Zeigefinger 3 x zusätzlich ausstreichen.

45 3 × die Finger wie einen Rechen auf- und abbewegen und kräftig nach oben wegziehen.

▶ 3 × den Handrücken ausdrücken: Vom Handgelenk Richtung Fingerspitzen; jedes Mal am Handgelenk beginnen.
▶ Beide Therapeuten strecken beide Arme des Patienten sanft nach oben-hinten und streichen 3 × von der Hüfte über die Seite und Achselhöhle bis über die Fingerspitzen hinaus. Dann die Arme vorsichtig wieder an den rperseiten auf der Massageliege ablegen.

46 1 Verbindung: Fingerspitzen, Hand, Arm, Schulter und zurück: Arm, Hand und über die Fingerspitzen hinaus enden.

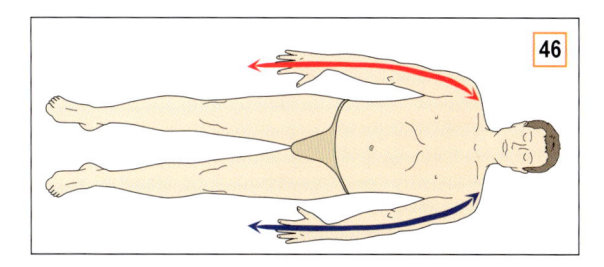

47 1 Ganzkörperverbindung: Fingerspitzen, Hand, Arm, Schulter, Hüfte, Bein, Fuß und über die Zehenspitzen hinaus enden.

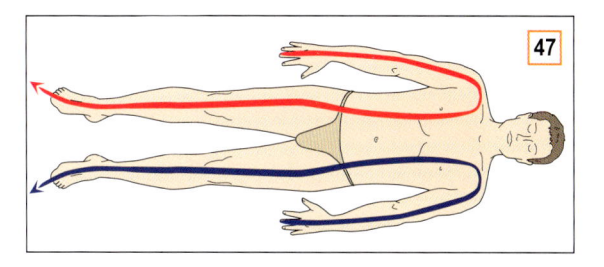

48 Zurück: Zehenspitzen, Fuß, Bein, Hüfte und 7 Kreise auf der Hüfte Richtung Gesäß.

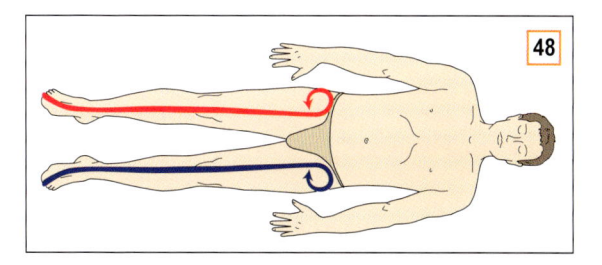

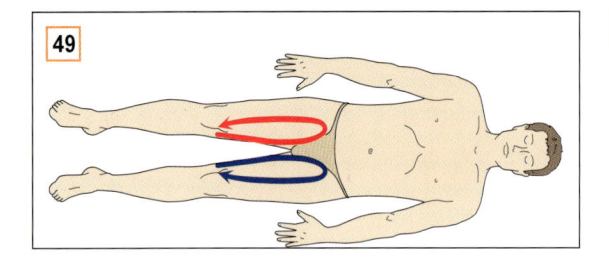

Ganzkörpermassage synchron
Abhyanga synchron

49 7 Ovale auf dem Oberschenkel (gedanklich halbieren): Knie, Innenseite, Leiste, Vorderseite, Knie.

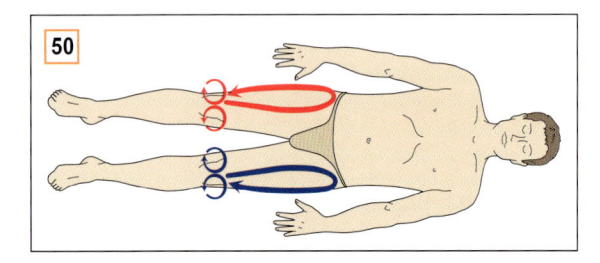

50 7 Ovale auf dem Oberschenkel: Knie, Vorderseite, Hüfte, Außenseite, Knie und
▶ 7 Kreise um das Knie.

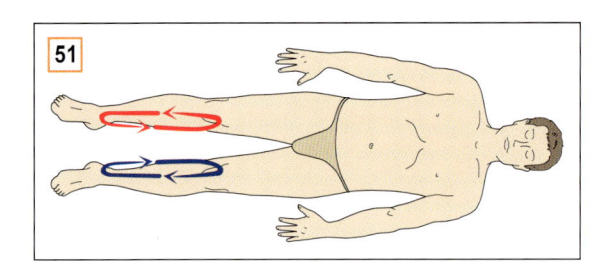

51 7 Ovale auf dem Unterschenkel (gedanklich halbieren): Fußgelenk, Innenseite, Knie, Vorderseite, Fußgelenk.

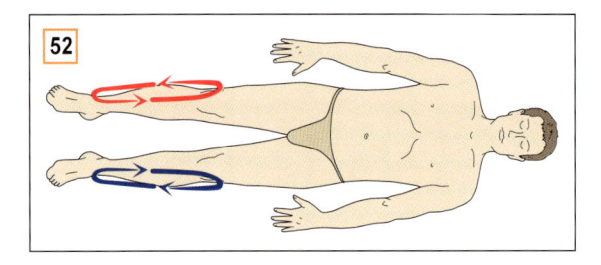

52 7 Ovale auf dem Unterschenkel: Fußgelenk, Vorderseite, Knie, Außenseite, Fußgelenk.

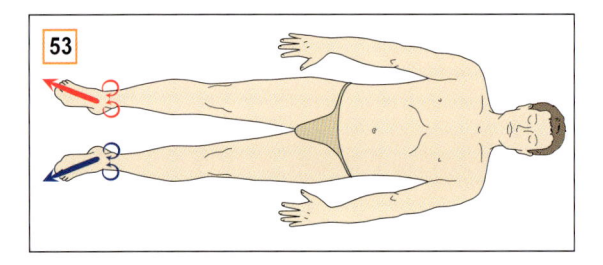

53 7 Kreise um das Fußgelenk und mit »Sandwich« über die Zehen hinaus enden.

Fußmassage:

Auch die Fußmassage ist bereits in Kapitel 5 über die Solo-Abhyanga in Wort und Bild beschrieben (siehe Seite 80 f.). Hier lediglich nochmals eine kurze Zusammenfassung. Beide Therapeuten arbeiten völlig synchron:

- 7 kräftige Kreise um das Fußgelenk, dann den Fuß ausstreichen (»Sandwich«).
- 4 × 3 kräftige Wechselkreise um den Fußknöchel: 3 Kreise zum Bein, 3 Kreise in Richtung Zehen.
- 5 × die Ferse kräftig ausstreichen (»melken«).
- 5 × die Achillessehne auf- und abstreichen, an der Ferse beginnen und wieder enden.
- Die Ferse in eine Hand nehmen und mit der anderen flachen Hand die Fußsohle kräftig reiben.
- 10 × den Fußrücken streichen: an den Zehen beginnen und enden.
- 3 × 3 den Fußrücken ausdrücken: vom Fußgelenk Richtung Zehen.
- Den Fuß ablegen und mit dem kleinen Finger zwischen den Zehen »sägen«: vom kleinen zum großen Zeh.
- Je 3 Kreise um jedes Zehengelenk.
- 5 × die Innenseite des Fußes streichen: an den Zehen beginnen und enden.
- 5 × die Außenseite des Fußes streichen: an den Zehen beginnen und enden.
- 3 × den ganzen Fuß im »Sandwich-Griff« ausstreichen.
- Den Fuß mit dem Bein verbinden: das Bein ausstreichen.

Nun wird wieder der ganze Körper verbunden:

- **54, 55** 1 Verbindung: Zehenspitzen, Fuß, Bein, Hüfte, Bein, Fuß und über die Zehenspitzen hinaus enden.

- 1 Ganzkörperverbindung: Zehenspitzen, Fuß, Bein, Hüfte, Schulter, Arm, Hand und über die Fingerspitzen hinaus enden.

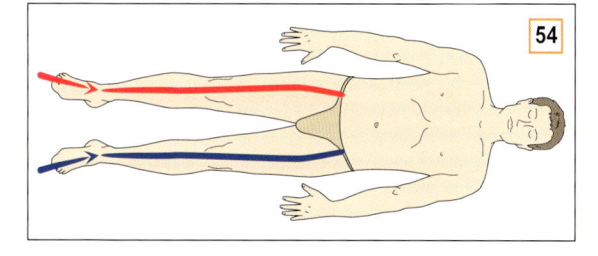

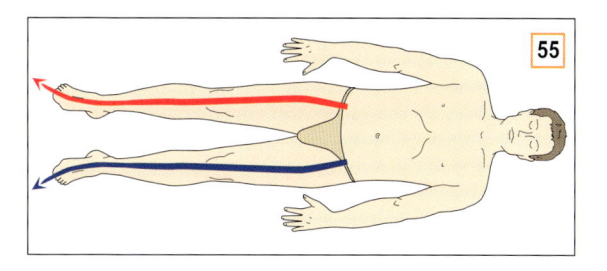

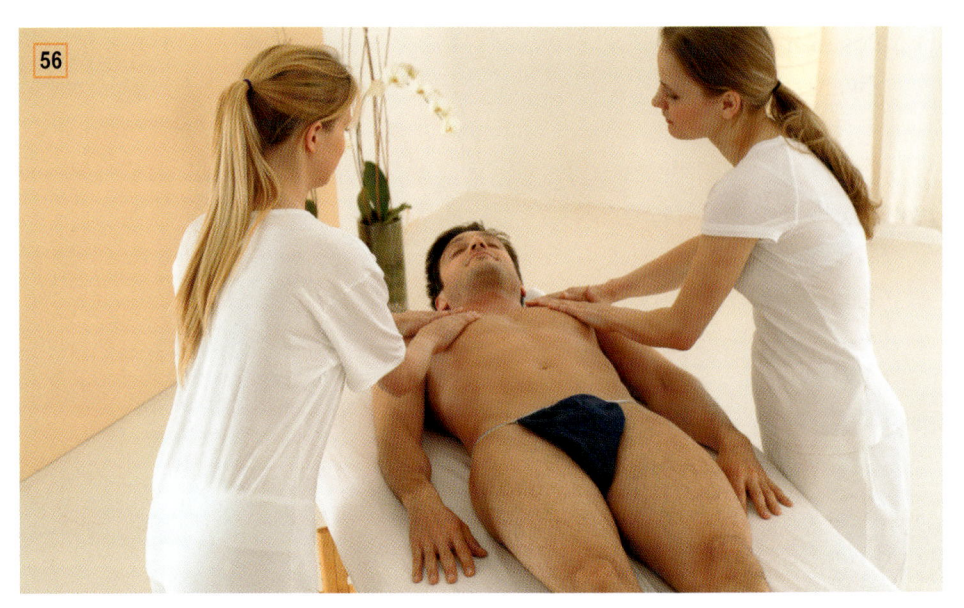

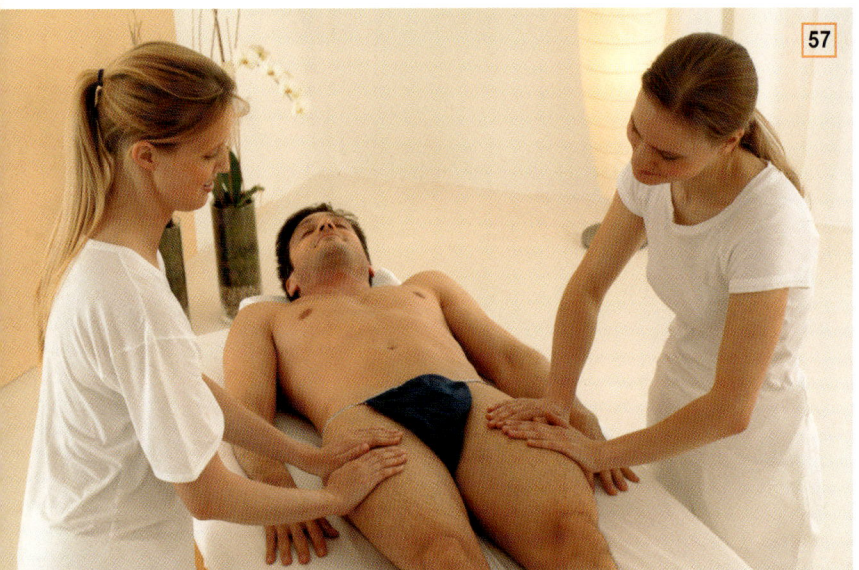

Ganzkörpermassage synchron
Abhyanga synchron

56–58 7 Abschlussstreichungen: Fingerspitzen, Hand, Schulter, Hüfte, Bein, Fuß und über die Zehenspitzen hinaus enden.

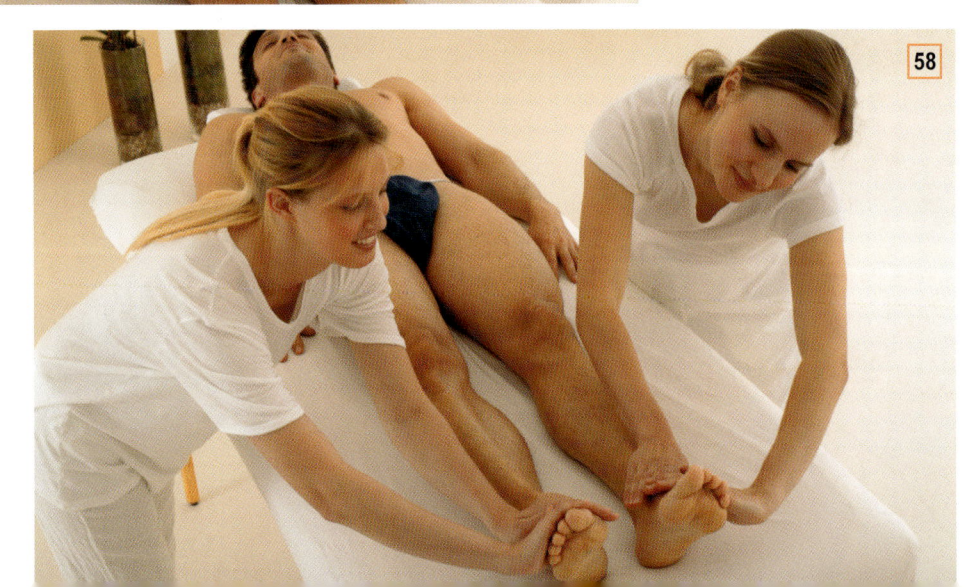

▶ **Position 7:**
Zweites Sitzen

Therapeut 1:
|59| 7 Kreise im Uhrzeigersinn auf dem Kreuzbein.
▶ 3 Streichungen vom Kreuzbein über die Wirbelsäule und über dem Kopf enden.
Therapeut 2 stützt sanft den Patienten.

Beide Therapeuten arbeiten wieder synchron:

Jeweils eine Hand der beiden Therapeuten stützt die Schulter auf der Vorderseite:

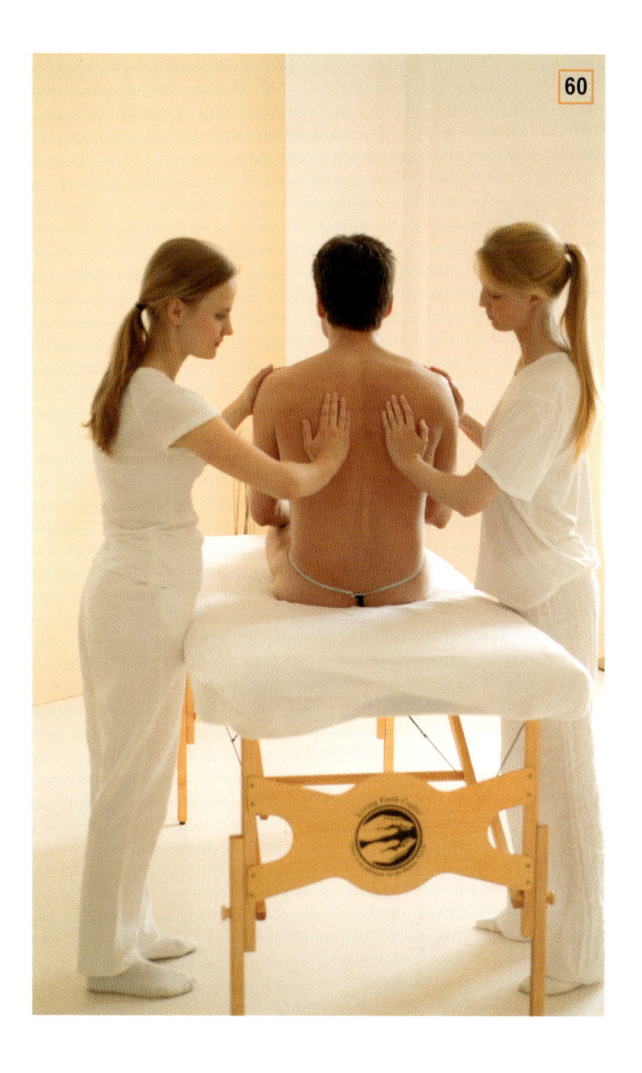

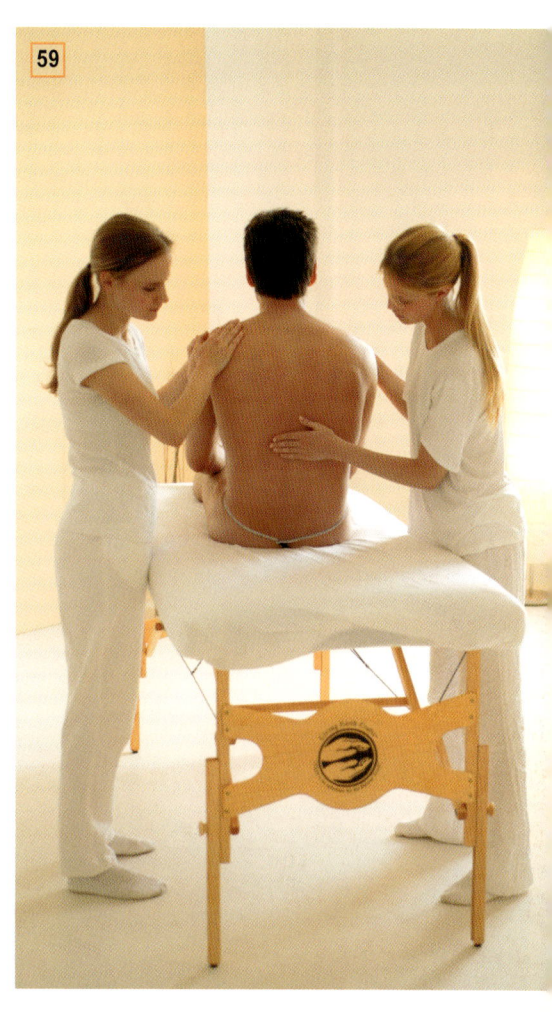

|60| 5 Kreise mit der anderen Hand vom Kreuzbein rechts und links der Wirbelsäule hoch zur Schulter.
▶ 2 Kreise auf dem Schulterblatt in Richtung Schultergelenk und über die Seite zurück zum Kreuzbein.

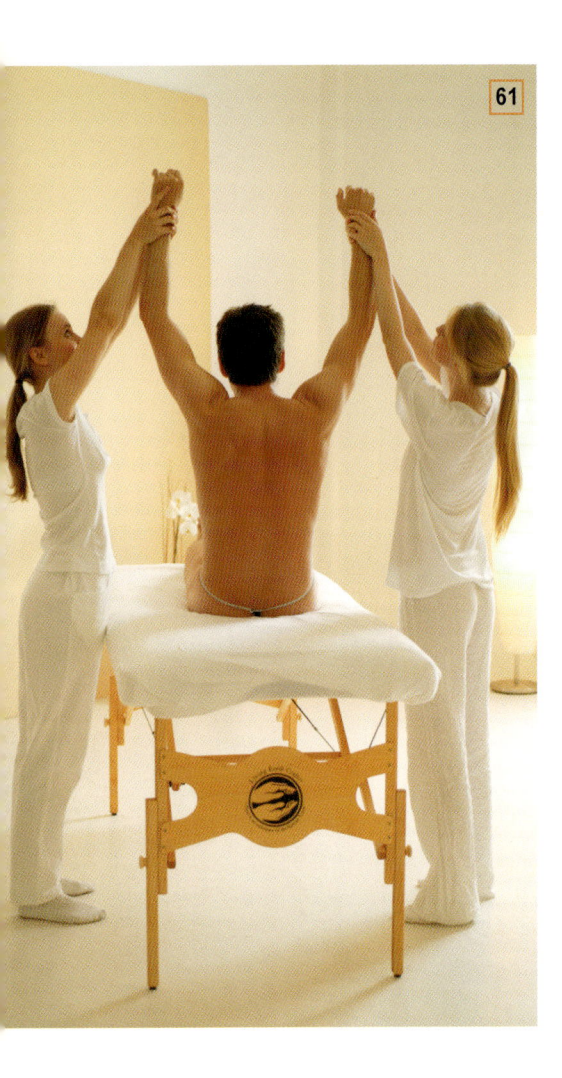

Ganzkörpermassage synchron
Abhyanga synchron

Therapeut 1 hält die rechte Hand des Klienten in seiner rechten Hand, Therapeut 2 hält die linke Hand des Klienten in seiner linken Hand.

Beide Therapeuten arbeiten synchron:
▶ 7 Streichungen von der Hüfte über den Rücken, Schulter, Arm, Hand und über die Fingerspitzen hinaus enden.

Hände wechseln:
▶ 7 Streichungen vom Brustbein zu Schulter, Arm, Hand und über die Fingerspitzen hinaus enden.

Der Patient wird aufgefordert, beide Arme nach oben zu strecken; dabei wird er von den beiden Therapeuten unterstützt:

61
62   3 Streichungen von der Hüfte, Seite, Arm, Hand und über die Fingerspitzen hinaus enden. Beim dritten Mal erfassen beide Therapeuten das jeweilige Handgelenk des Patienten und strecken dessen Arm nach oben. Nun langsam die Hände des Kunden auf dessen Knien ablegen.

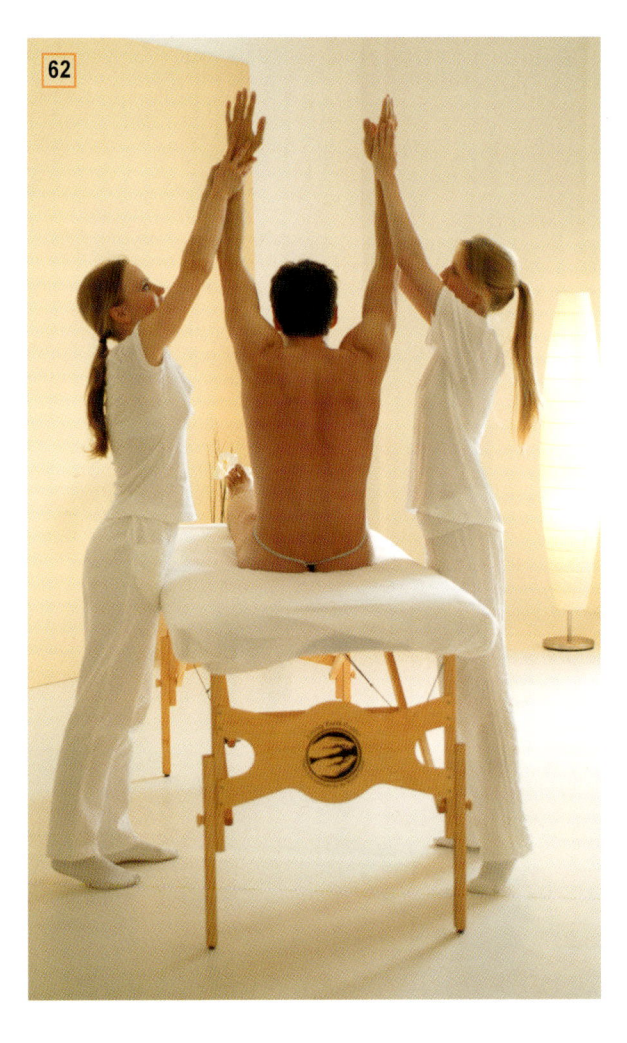

Ganzkörpermassage synchron
Abhyanga synchron

▶ 7 Kreise im Uhrzeigersinn auf der Hüfte.

Jetzt stützt sich der Patient mit beiden Händen nach hinten auf der Massageliege ab:

▶ 7 Streichungen vom Oberschenkel über das gesamte Bein, den Fuß und über die Zehenspitzen hinaus enden.

Der Patient legt seine Hände wieder auf den Knien ab.

63
64 7 Abschlussstreichungen: Mit beiden Händen an der Hüfte beginnen: Beide Hände der Therapeuten streichen hoch zur Schulter, die untere Hand streicht zurück zur Hüfte und über das Bein, die obere Hand streicht über den Arm. Beide Hände treffen sich auf Höhe des Unterschenkels und streichen gemeinsam über den Fuß und die Zehenspitzen aus.

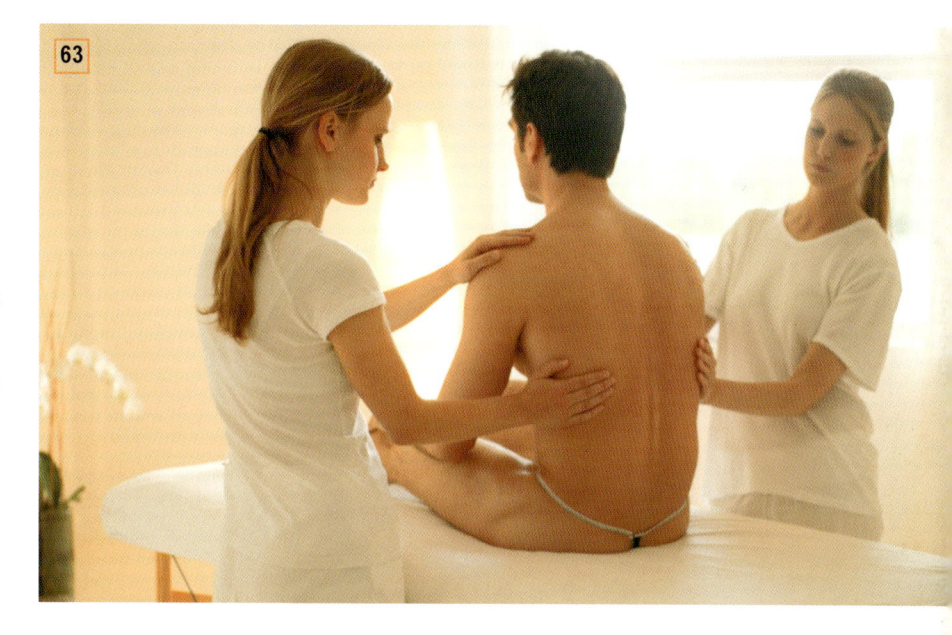

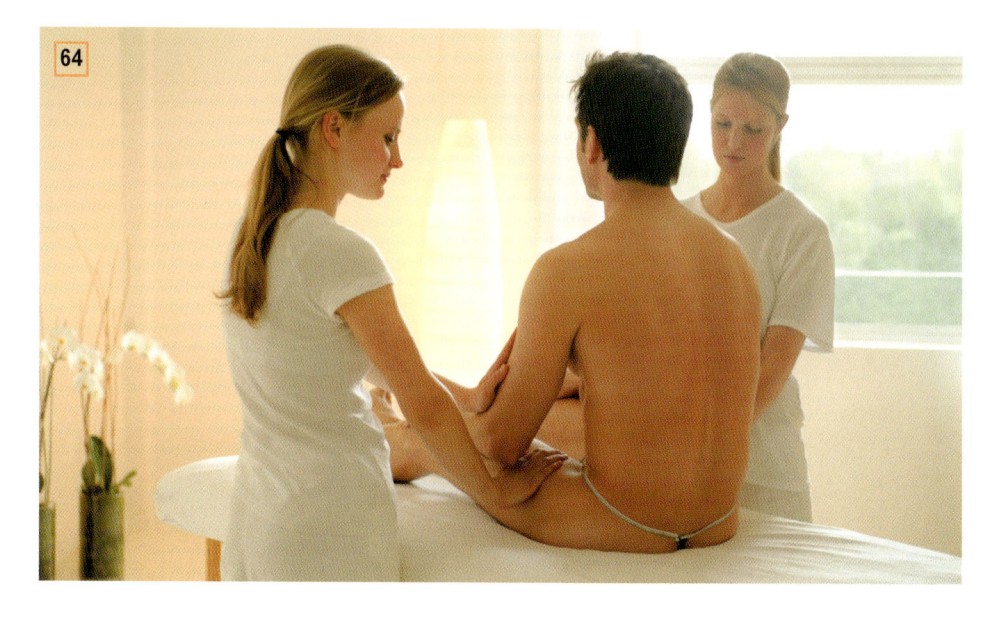

Hals ausstreichen:

Der Patient dreht den Kopf zur linken Seite. Dabei stützt Therapeut 2 den Kopf:

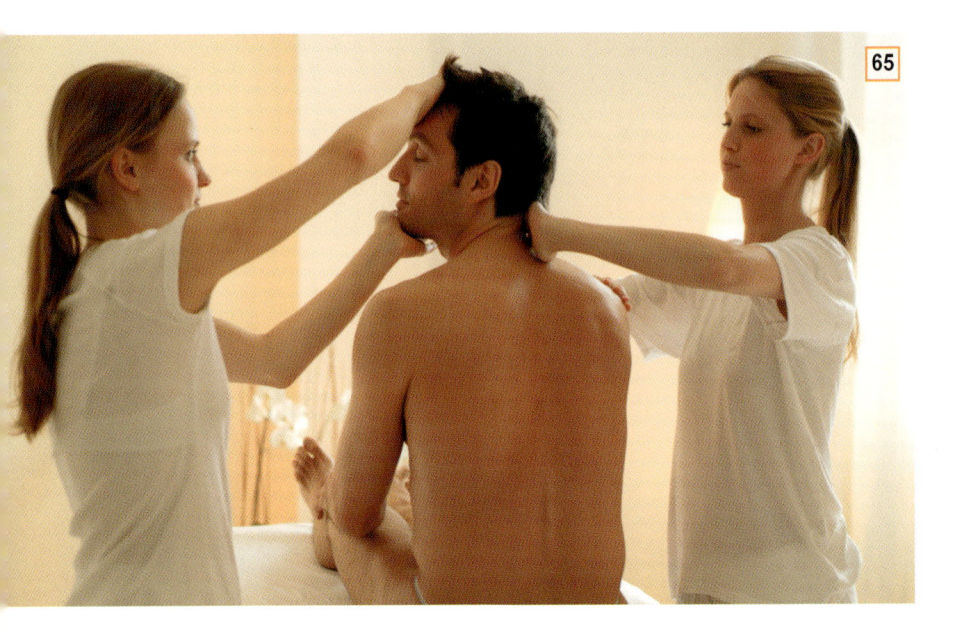

Therapeut 1:
65 7 Streichungen von der rechten Schulter über die rechte Halsseite zum Kopf und nach oben enden.
Der Patient dreht den Kopf zur Mitte. Dabei stützt Therapeut 2 dessen Kopf:

Therapeut 1:
▶ 7 Streichungen vom Nacken über die Halswirbelsäule zum Kopf und nach oben enden.
Der Patient dreht den Kopf zur rechten Seite. Dabei stützt Therapeut 1 dessen Kopf:

Therapeut 2:
▶ 7 Streichungen von der linken Schulter über die linke Halsseite zum Kopf und nach oben enden.
Nun den Kopf wieder in die Mitte bringen:

▶ Therapeut 1 schließt das Kronen-Chakra und das dritte Auge mit Rasnadi Churna.
▶ Rasnadi Churna schnupfen lassen.

Gemeinsames Atmen:

Mit dieser kurzen Atemübung kommt der Körper aus der Entspannung wieder in die Aktivität. Der Kreislauf stabilisiert sich. Prana wird verstärkt aufgenommen und zum Fließen gebracht.

- 3 × legt Therapeut 1 eine Hand auf den Solarplexus und die andere Hand auf die Lendenwirbelsäule. Er fordert den Patienten auf, tief einzuatmen, dabei »führt« er den Atem vom Solarplexus zur Lunge. Nun die Luft anhalten, beide Hände kreisen auf dem Brustbein und am oberen Rücken, dann langsam ausatmen, gleichzeitig gehen beide Hände wieder in ihre Ausgangsposition (Solarplexus und Lendenwirbelsäule) zurück.

⇨ **Der Therapeut gibt diese Anweisung und unterstützt ihn durch das eigene Mitatmen.**

- Die Behandlung wird beendet, indem der Therapeut (gedanklich) den Klienten an einem goldenen Faden »streckt« und über dem Kronen-Chakra einen Faden in die Höhe zieht.

Abschluss:

- Öl mit weichen Tüchern vom Patienten entfernen.
- Badeschuhe und Bademantel bereithalten.
- Handtuch um den Kopf des Patienten wickeln.
- Dem Patienten beim Herabsteigen von der Massageliegen unbedingt helfen (Rutschgefahr!).
- In die Sauna oder das Dampfbad begleiten – nie alleine gehen lassen. Der Patient duscht sich und wäscht seine Haare.
- Tee und Gebäck zur Stärkung sowie 1 Esslöffel Chyavanprash bereitstellen.
- Ca. ½ Stunde Ruhe.

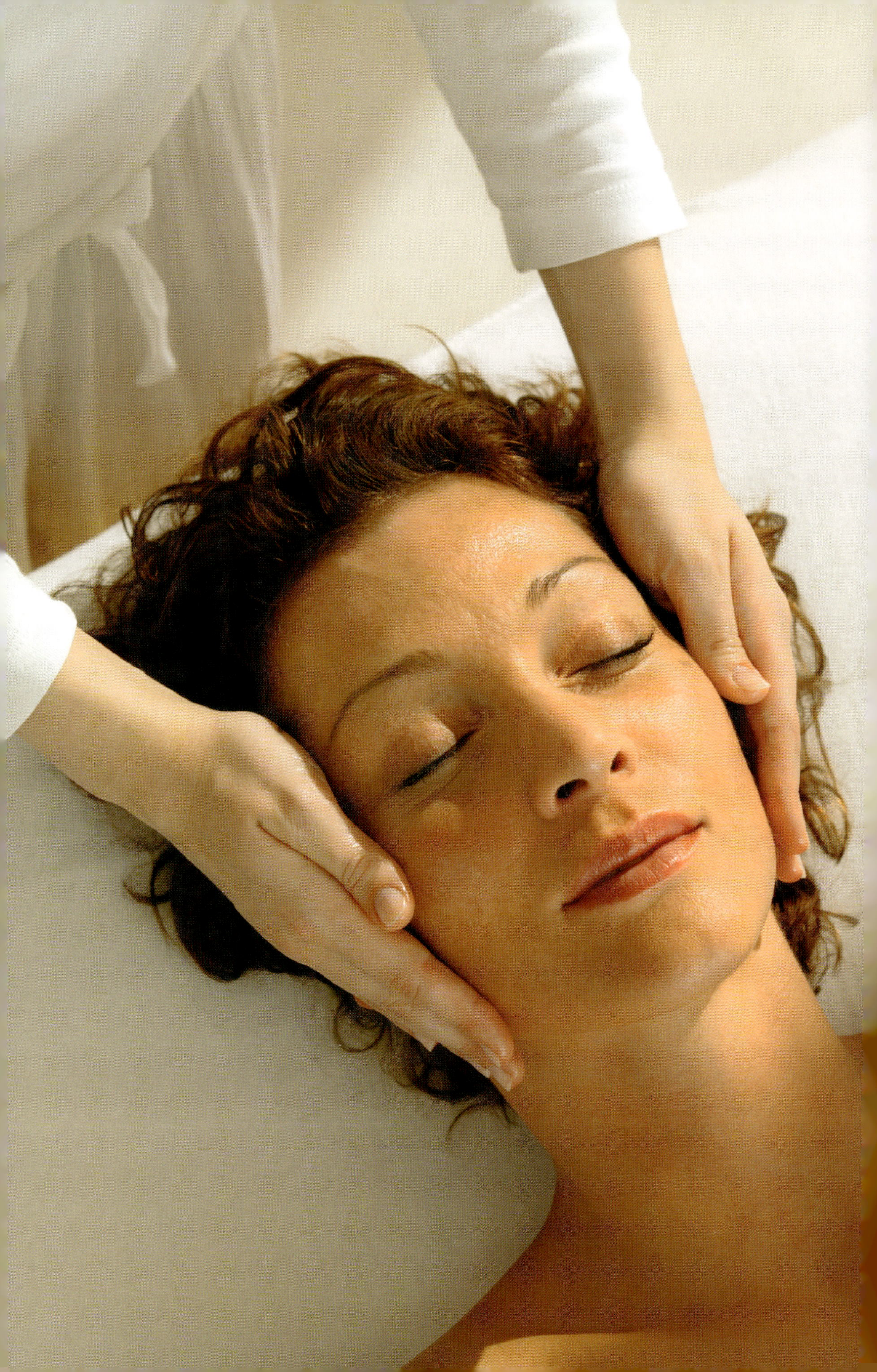

Kapitel 7

Kopf- und Gesichtsmassage

*Shiroabhyanga und -mardana
Mukhabhyanga und -mardana*

Diese beiden Massagen haben wir in einem Kapitel zusammengefasst, weil sie nach unserer Auffassung im Grunde genommen zusammengehören. Es empfiehlt sich, nicht nur das Gesicht zu massieren, sondern auch die im Allgemeinen so stiefmütterlich behandelte Kopfhaut mit ayurvedischem Öl zu nähren und mit einer Massage zu verwöhnen. Beide Therapien – die Kopf- und die Gesichtsmassage – eignen sich ganz unabhängig von einer Ganzkörpermassage auch als separate Behandlung. Neben Ayurveda-Therapeuten haben uns gerade Kosmetikerinnen und selbst Friseure häufig nach diesen beiden Abläufen gefragt.

Das Gesicht, aber ebenso die Haare, geben viel von unserem Seelenleben preis. Der Teint und die Ausstrahlung der Haut, die Beschaffenheit der Haare »erzählen« sowohl uns selbst als auch den Mitmenschen, ob wir müde oder voller Energie sind, uns entspannt oder gestresst fühlen, uns richtig oder falsch ernähren, uns viel an der frischen Luft bewegen oder eher innerhalb unserer vier Wände aufhalten, gesund oder krank sind, unser Äußeres pflegen oder vernachlässigen. Ja, Eitelkeit sei hier erlaubt!

Nun ist eine Kopf- und vor allem eine Gesichtsmassage etwas sehr Intimes. Der eine oder die andere mag überrascht sein zu lesen, dass es Menschen gibt, die sich nur ungern im Gesicht berühren lassen, noch dazu von einem Fremden. Deshalb ist es sehr wichtig, recht behutsam vorzugehen. Gerade bei der Kopf- und Gesichtsmassage ist auf eine ruhige Atmosphäre zu achten, das Ambiente spielt eine große Rolle, und der Kunde oder Patient muss sichergehen, dass er sich in den Händen des Therapeuten gut aufgehoben fühlen kann. Dieses Gefühl der Geborgenheit muss der Therapeut ausstrahlen. Es ist immer wieder eine Freude, in den Kursen zu beobachten, wie liebevoll die Studenten mit den anderen Studenten, ihren ersten »Kunden«, umgehen. Und eine noch größere Freude ist es festzustellen, welche Wandlung sich in den Gesichtern der Behandelten nach der Massage offenbart: Die Gesichtszüge derjenigen, die gerade eine derartige Massage genießen durften, sind entspannt, der Teint ist frisch, die Haut gut durchblutet, ja selbst die Augen erstrahlen und funkeln voller Energie und Lebensfreude. Das zu erleben ist stets ein großer Lohn für die Arbeit des jeweiligen Therapeuten.

Und jene, die sich nicht vorstellen konnten, dass sie das Öl jemals wieder aus den Haaren herausspülen können, berichten, wie anders sich die Haarstruktur schon nach einmaliger Anwendung anfühlt: Das Haar ist gut genährt, seidig, dennoch hat es Stand und ist griffig. Es ist gut möglich, dass bei der Erstbehandlung vermeintlich mehr Haare ausfallen. Aber keine Sorge! Diese Haare wären ohnehin über mehrere Tage verteilt ausgegangen, wie wir alle ja eine bestimmte Menge an Haaren täglich verlieren. Nach regelmäßiger Anwendung reguliert die Kopfhaut ihre Fettproduktion, sollte sie vorher sehr fettig gewesen sein, oder produziert das richtige Maß an Fett, sollte sie vorher zu trocken gewesen sein und zur Schuppenbildung geneigt haben. Die Kopfhaut wird durch das Öl gut genährt, der Haarwuchs wird gefördert, und die Talgdrüsen »erinnern« sich wieder daran, im Gleichgewicht zu arbeiten. Auch das Ergrauen der Haare soll hinausgezögert werden. Wir bewundern die Haarpracht der Inderinnen, die meist sehr volles und kräftiges Haar haben. Ein Geheimnis liegt sicherlich in der Tatsache, dass sie zur Pflege sehr häufig ihre Kopfhaut und damit auch die Haare einölen.

Wirkung der Kopf- und der Gesichtsmassage

In der klassischen Literatur (H. H. Rhyner nach Vagbhata) werden vier Ölbehandlungen des Kopfes beschrieben, und je nach der Behandlungsart unterscheiden sich auch die Wirkungsweisen:

1. Kopfeinsalbung (Shiroabhyanga)
2. Kopfgießen (Shirodhara oder Shiroseka)
3. Kopfwickel (Picu)
4. Kopfeinlauf (Shirovasti)

Shiroabhyanga ist das Einölen oder die leichte Massage des Kopfes, was praktisch jede ayurvedische Körpermassage beinhaltet. Mit Shirodhara ist der Kopf- oder Stirnguss gemeint, bei dem der Patient liegt und warmes Öl über Kopf und Stirn fließt – eine Behandlung, die außerordentlich positiv auf das Nervensystem wirkt. Bei Picu (Wickel) wird ein Gazetuch in mediziniertes Öl getaucht und für eine bestimmte Zeit auf dem Kopf aufgebracht. Diese Behandlung wird mehrere Tage lang wiederholt und kommt zum Einsatz bei extrem trockener Kopfhaut mit Schuppenbildung, bei Haarausfall, aber auch bei bestimmten Augenerkrankungen, um nur einige Indikationen zu nennen. Shirovasti

Kopf- und Gesichtsmassage
Shiroabhyanga und -mardana • Mukhabhyanga und -mardana

(Kopfeinlauf) ist eine etwas komplizierte und aufwändige, aber äußerst wirkungsvolle Behandlung bei bestimmten Vata-Erkrankungen im Kopfbereich, bei Schlaflosigkeit und extremem Haarausfall. Dafür wird ein Lederhut auf den Kopf aufgesetzt, sorgfältig abgedichtet und mit warmem arzneilichen Öl gefüllt. Auch diese Therapie wird über mehrere Tage wiederholt.

Wir wollen in diesem Buch lediglich die Kopf- und Gesichtsmassage beschreiben, da diese beiden Techniken am häufigsten angewandt werden. Aber selbst Shiroabhyanga unterteilt sich in zwei Techniken: in die sanfte Art der Massage (Samvahana) und in die Druckmassage (Mardana). Während Shiroabhyanga, die sanftere Art der Massage, innerhalb der Ganzkörpermassage auf den Seiten 86 bis 88 beschrieben ist, stellen wir im Folgenden Shiromardana vor, also die Druckmassage, wobei auch sie Elemente der entspannenden Massage aufweist. Sie erfordert etwas Übung und vor allem das Wissen um die Nerven- und Lymphbahnen sowie die Marmapunkte.

Auf das lymphatische System sind wir bereits in Kapitel 4 über die ayurvedische Massage und deren Wirkung eingegangen. Dass sich durch eine Kopfmassage die Durchblutung und damit auch die Sauerstoffversorgung verbessert, liegt wohl auf der Hand. Nach einer Kopfmassage fühlt sich der Betreffende meistens »leichter«, »freier«, ja selbst die Sicht kann sich verbessern. Toxine werden leichter abtransportiert, und auch die Versorgung der Haarwurzeln mit Nährstoffen verbessert sich. Die Haut ist unser größtes Organ und reichlich durchsetzt mit Rezeptorzellen, die auf jegliche Berührung reagieren sowie auf Hitze und Kälte. Das trifft nicht nur auf den Körper zu, sondern auch auf die Kopf- und die Gesichtshaut. Die Massage von Kopf und Gesicht (Schultern und Nacken mit eingeschlossen) wirkt belebend und gleichzeitig entspannend. Dieses subjektive Gefühl der Entspanntheit breitet sich letztlich auf den gesamten Körper aus.

Was die Nervenbahnen und die Nervenenden angeht, so liegen sie gerade im Kopf- und Gesichtsbereich nahe an der Oberfläche. Schon auf die sanfteste Berührung reagieren sie. Berührung kann als angenehm oder auch als unangenehm empfunden werden. Es ist die Aufgabe des Massierenden, sehr genau auf die Reaktion des Kunden oder Patienten zu achten und seine Streichungen oder den Druck auf bestimmte Punkte so auszuführen, dass sie für das gesamte Nervensystem als wohltuend empfunden werden. Damit wirkt die Massage auf den ganzen Organismus ausgleichend, entspannend und belebend.

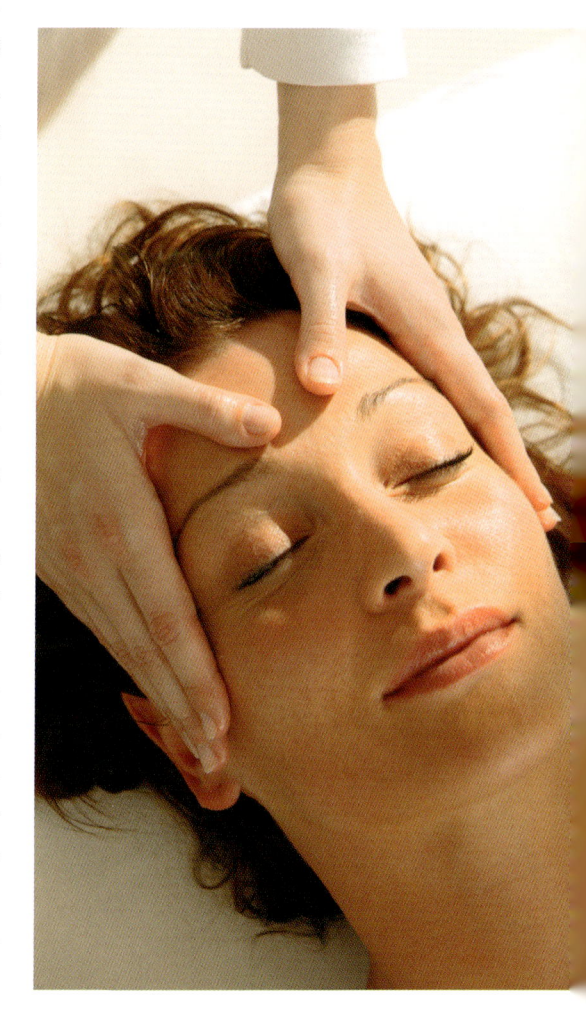

Marmapunkte an Kopf und Gesicht

In Kapitel 4 haben wir schon einiges zu den Marmas erläutert. In diesem Kapitel wollen wir noch etwas ausführlicher auf die Marmapunkte am Kopf, im Gesicht, am Hals und auf Nacken, Schultern und Oberarme eingehen, da sie bei der Kopf- und Gesichtsmassage berücksichtigt werden sollten. Wenngleich, wie bereits erwähnt, die Marmapunkte automatisch bei einer Massage mitbehandelt werden, so sollten Sie bei genauer Kenntnis der Platzierung dieser Energiepunkte noch größeres Augenmerk auf sie lenken.

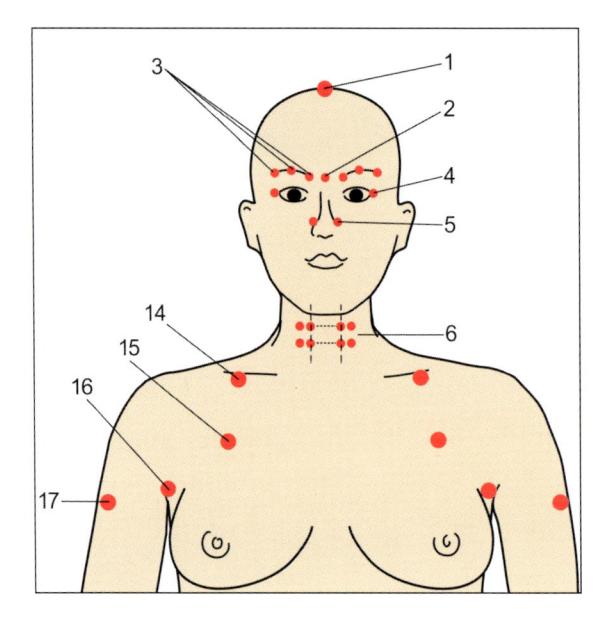

Marmapunkte an Kopf, Gesicht, Hals und Dekolleté, Nacken, Schultern und oberem Rücken.

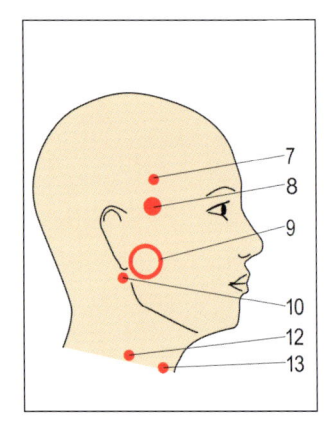

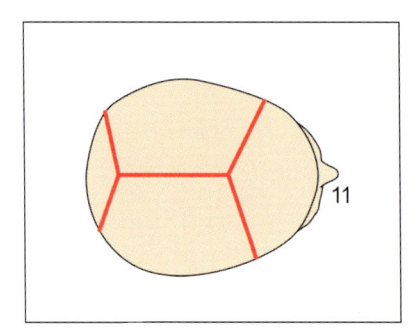

Anmerkung: In der Literatur stößt man hier und da auf leicht voneinander abweichende Angaben in der Lage der Marmapunkte. Wir haben uns bemüht, die Angaben mit der größtmöglichen Übereinstimmung wiederzugeben.

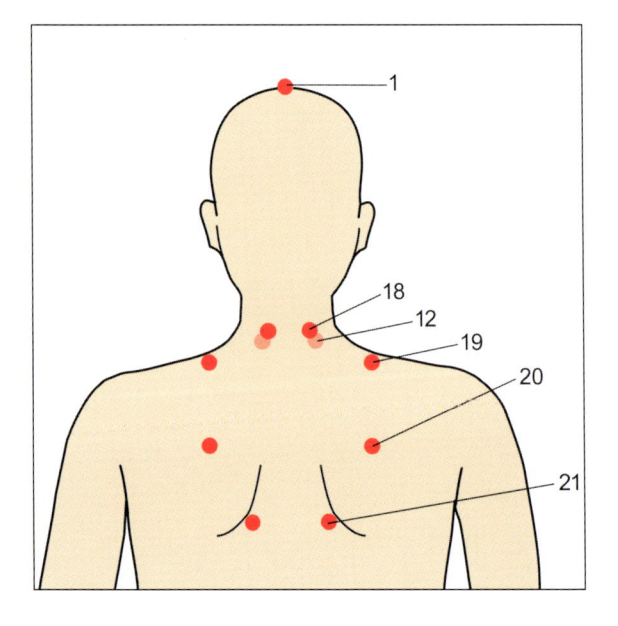

Kopf- und Gesichtsmassage

Shiroabhyanga und -mardana • Mukhabhyanga und -mardana

Marma	Lage	Behandlung und Wirkung
Kopf		
1 Adhipati	7. Chakra: Kronen-Chakra (Sahasrara); auf dem Scheitel	Leichte Massage ▶ Beruhigend, lässt die Innenschau zu ▶ Erweitert das Bewusstsein
2 Sthapani	6. Chakra: drittes Auge (Ajna); zwischen den Augenbrauen	Leichter Druck oder leichte Massage ▶ Fördert mentale Stabilität und klares Denken ▶ Kontrolle des Geistes und der Nerven beim Auftragen von Öl ▶ Kontrolliert den Hypothalamus ▶ Kontrolliert den Schlaf-Wach-Rhythmus
3 Avartha	Drei Punkte auf den Augenbrauen: außen, Mitte, innen	Leichter Druck oder leichte Massage ▶ Positive Wirkung auf die Körperhaltung und die Augenbewegung ▶ Positive Wirkung auf das Sehvermögen ▶ Behandlung bei Depression
4 Apanga	Neben beiden äußeren Augenwinkeln	Leichte kreisende Bewegungen ▶ Reduziert Stress
5 Phana	Neben beiden Nasenflügeln	Leichter Druck ▶ Reduziert Stress ▶ Stärkt diesen Energiepunkt bei täglichem Einschnupfen von Sesamöl
6 Siramatruka	Unterhalb von Nila an den Kreuzungspunkten der Halsschlagader mit den über den Schilddrüsen liegenden Sehnen	Extrem vorsichtige und leichte Streichungen, andernfalls Verletzungsgefahr! ▶ Verbessert die Kopfdurchblutung
7 Utkshepa	Auf beiden Schläfen	Leichte kreisende Bewegungen ▶ Stimuliert den Dickdarm
8 Shankha	Zwischen den Ohren und Augenbrauen am Schläfenbein	Leichte kreisende Bewegungen ▶ Stimuliert den Dickdarm
9 Shringathaka	Vier Punkte im Mundinnenraum am Gaumensegel	Ölziehen ▶ Steuerung der Nerven ▶ Reinigend für Augen, Ohren und Zunge

Kopf- und Gesichtsmassage

Shiroabhyanga und -mardana • Mukhabhyanga und -mardana

Marma	Lage	Behandlung und Wirkung
KOPF		
10 Vidhura	Hinter beiden Ohrläppchen (Trommelfell)	Leichter Druck ▶ Positive Wirkung auf Kopf- und Halsstellung sowie auf das Gehör
11 Simantha	An den fünf Nahtstellen der Schädelknochen	Kopfguss oder kräftige Massage ▶ Positive Wirkung auf das Nervensystem ▶ Positive Wirkung auf die geistige Gesundheit ▶ Stimuliert die Blutzirkulation
12 Manya	An den Halsvenen auf der Rückseite der Luftröhre	Leichte Streichungen ▶ Wirkt auf Sprache und Geschmacksnerven ▶ Steuert den Blutkreislauf
13 Nila	Halsvenen auf der Vorderseite der Luftröhre	Extrem vorsichtige und leichte Streichungen, andernfalls Verletzungsgefahr! ▶ Wirkt auf Sprache und Geschmacksnerven ▶ Kann das Zeitgefühl beeinflussen
SCHULTERN, BRUSTKORB, NACKEN, OBERARM		
14 Apasthambha	In der Mitte des Schlüsselbeins	Sanfte, ausgleichende Massage ▶ Stärkt das motorische Nervensystem ▶ Stärkt das Atemsystem ▶ Wirkt ausgleichend auf die Energien
15 Stanarohita	Zwischen Schulter/Schlüsselbein und Brustwarze	Leichte Massage ▶ Stärkt die Atemmuskulatur
16 Kakshadhara	Auf der Armvorderseite über der Achselhöhle	Leichte Massage ▶ Stärkt den Muskeltonus
17 Urvi	In der Mitte der Oberarme auf Höhe der Achselhöhle	Leichte Massage ▶ Steuert den Wasserhaushalt
18 Krikatika	Am unteren Kopfgelenk zwischen 6. und 7. Halswirbel	Leichte Massage ▶ Entspannt Kopf und Nacken ▶ Wirkt Steifheit entgegen
19 Amsa	Zwischen den Schultern und dem Nacken	Kräftige Massage ▶ Entspannend ▶ Stimuliert das 5. Chakra

Marma	Lage	Behandlung und Wirkung
SCHULTERBLATT, RÜCKEN		
20 Amsaphalaka	Unter Amsa, am oberen äußeren Rand beider Schulterblätter	Kräftige Massage ▸ Entspannend ▸ Stimuliert das 4. Chakra
21 Brihati	Unterhalb beider Schulterblätter neben der Wirbelsäule	Leichte Massage ▸ Stimuliert das 3. Chakra

Quellen:
HARISH JOHARI: »Ancient Indian Massage«, Neu Delhi 1984
SUBHASH RANADE: »Ayurveda – Wesen und Methodik«, Heidelberg 1994
HANS HEINRICH RHYNER: »Das neue Ayurveda Praxis-Handbuch«, CH-Neuhausen 2004
SWAMI SADA SHIVA TIRTHA: »The Ayurveda Encyclopedia«, Neu Delhi 1998

Indikationen

- Trockene Kopfhaut und Haare, Schuppenbildung
- Fettige Kopfhaut
- Haarausfall
- Kopfschmerzen
- Müdigkeit
- Schlechte Durchblutung der Kopf- und Gesichtshaut sowie der Kopforgane wie Augen, Nase und Ohren
- Bei Verspannungen, Stress, Nervosität und Schlafstörungen

Kontraindikationen

- Traumata
- Vorsicht bei Problemen mit der Halswirbelsäule

Shiroabhyanga und -mardana Schritt für Schritt

Wie bereits mehrmals erwähnt, unterscheiden wir in der ayurvedischen Massage zwischen zwei Behandlungsarten: Samvahana (sanfte, ausgleichende Massage) und Mardana (Druckmassage). Zur Energetisierung und besseren Durchblutung des Kopfes wird der Kopf kräftig massiert. Dabei sind die Marmapunkte zu beachten, die wir in der vorangehenden Tabelle aufgelistet und in der Grafik gekennzeichnet haben.

Wenn Sie noch nicht so geübt sind in dieser spezifischen Technik, dann empfehlen wir eine eher sanfte, ausgleichende Massage ohne oder nur mit wenig Druck. Je mehr Übung Sie jedoch gewinnen, desto sicherer werden Sie und können auch kräftiger massieren und an den vorgegebenen Marmapunkten leichten, stimulierenden Druck ausüben. Er sollte nicht zu fest, aber bestimmt sein. Es findet also ein Wechsel zwischen Shiroabhyanga (sanftes Einölen) und Shiromardana (Massage mit Druck) statt. Achten Sie während der Massage auf die Reaktion des Kunden oder Patienten; er sollte auf keinen Fall durch die Behandlung irritiert sein. Lieber lassen Sie mit dem Druck nach und machen sanftere, streichende Bewegungen.

Der Kunde sitzt bei dieser Behandlung und bleibt bekleidet. Nur die Schultern und das Dekolleté sind frei.

Material

- Stuhl mit gerader Rückenlehne
- Beistelltischchen für alle Utensilien
- Wärmflasche oder Fußbad mit Himalajasalz
- Stövchen, Warmwasserbad oder Babyflaschenwärmer
- 1–2 Stahlgefäße zum Erwärmen der Öle
- 50 ml indiziertes Kopföl, auf ca. 40 °C erwärmt, und
- 50 ml Gesichtsöl, wenn Mukhabhyanga in dieser Massage integriert ist
- Kleines Schälchen, in das das erwärmte Öl gefüllt wird
- 2 große Handtücher (140 × 70 cm)
- Kamm
- 1–3 Wattepads
- Rasnadi Churna
- Reinigungspulver für das Haar und/oder geeignetes Shampoo für die Haarwäsche

Behandlungsdauer

Ca. 30 Minuten. Hinzu kommt die Zeit für das Haarewaschen und -trocknen. Danach kann eine kurze Ruhepause folgen.

Hier nun der Ablauf der Kopfmassage:

Der Klient sitzt auf einem Stuhl, ein mittelgroßes Handtuch liegt über den Schultern oder um den Oberkörper (das Dekolleté bleibt frei), die Füße stehen während der Massage im Fußbad. Der Therapeut steht hinter dem Klienten.

- ▶ Ruhegriff auf beiden Schultern (Kontakt mit dem Klienten aufnehmen).
- ▶ Haare kämmen, Mittelscheitel ziehen oder mit beiden Händen im Wechsel die Haare »ausziehen«.

Kopf- und Gesichtsmassage
Shiroabhyanga und -mardana • Mukhabhyanga und -mardana

1 Finger wie einen Rechen aufstellen: Rechte Hand beginnt an der linken Stirnseite und streicht diagonal über den Kopf zum rechten Ohr, linke Hand beginnt an der rechten Stirnseite und streicht diagonal über den Kopf zum linken Ohr im Wechsel.
8 × mit jeder Hand.

▸ Von hinten nach vorne wiederholen: Rechte Hand streicht vom rechten Ohr zur linken Stirnseite, linke Hand streicht vom linken Ohr zur rechten Stirnseite im Wechsel: 8 × mit jeder Hand.

▸ Noch einmal von vorne nach hinten wiederholen.

2 Mittelscheitel mit Hilfe des in Öl getränkten Wattepads einölen, anschließend 3 Scheitel nach rechts und 3 Scheitel nach links einölen – bei Frauen zuerst die linke Seite, bei Männern mit der rechten Seite beginnen. Den Hinterkopf in drei Scheiteln von einem Ohr zum anderen einölen.

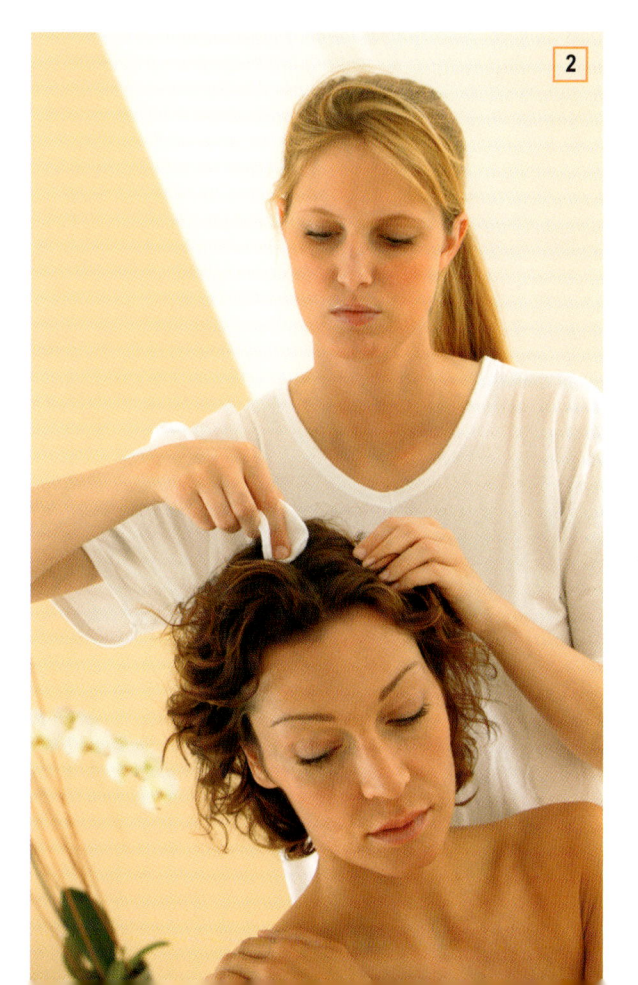

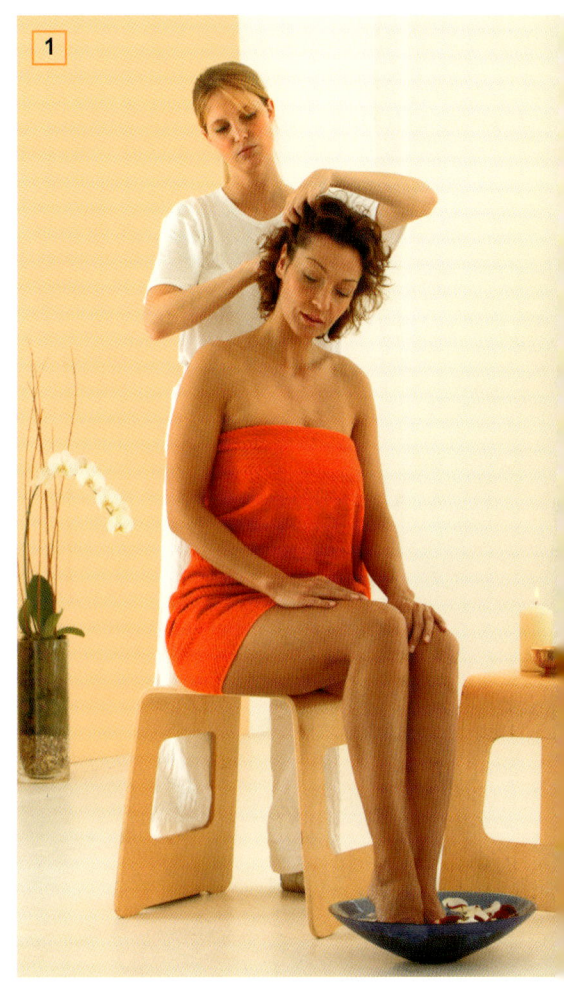

▸ Beide Hände liegen auf dem Scheitel: 8 sanfte Kreise auf dem Scheitel im Uhrzeigersinn (das Kronen-Chakra wird aktiviert).

▸ Rechte Hand an die rechte Schläfe, linke Hand an die linke Schläfe: 8 sanfte Kreise zum Gesicht hin ausführen.

Kopf- und Gesichtsmassage

Shiroabhyanga und -mardana • Mukhabhyanga und -mardana

▸ Den Oberkopf gedanklich in vier Teile einteilen:
– vorne links: von der Schläfe bis Ohrspitze zum Mittelscheitel,
– vorne rechts: vom Mittelscheitel bis Schläfe zur Ohrspitze,
– hinten links: von der Ohrspitze bis Scheitelmitte zum Wirbel,
– hinten rechts: von der Scheitelmitte zur Ohrspitze zum Wirbel.
Der Hinterkopf ist immer ein Teil für sich!

Der Therapeut steht auf der linken Seite des Kunden (beim Mann rechts).
▸ 5 sanfte streichende Bewegungen in Etappen von vorne-links bis vorne-rechts und wieder zurück; dabei liegt die linke Hand auf der linken Schulter.
▸ 5 sanfte streichende Bewegungen in Etappen von hinten-links bis hinten-rechts und wieder zurück.
▸ 5–8 sanfte streichende Bewegungen am Hinterkopf in Auf- und Abwärtsbewegungen von links nach rechts und wieder zurück. Die linke Hand liegt an der Stirn.

Der Therapeut steht hinter dem Kunden:
▸ **3** 8 × »schwimmende« Bewegungen auf dem Kopf mit beiden Händen von vorne nach hinten und wieder zurück.
▸ 5 × mit den flachen angespannten Händen mit den Flächen des ersten und zweiten Fingerglieds auf dem Kopf im Zickzack von vorne-links nach vorne-rechts und zurück zur Scheitelmitte.
▸ Auf die hintere Kopfhälfte gleiten: Nach links zum Ohr und über die Mitte zurück nach hinten-rechts zum Ohr und zurück zur Scheitelmitte. Die linke Hand endet nach vorne, die rechte nach hinten.

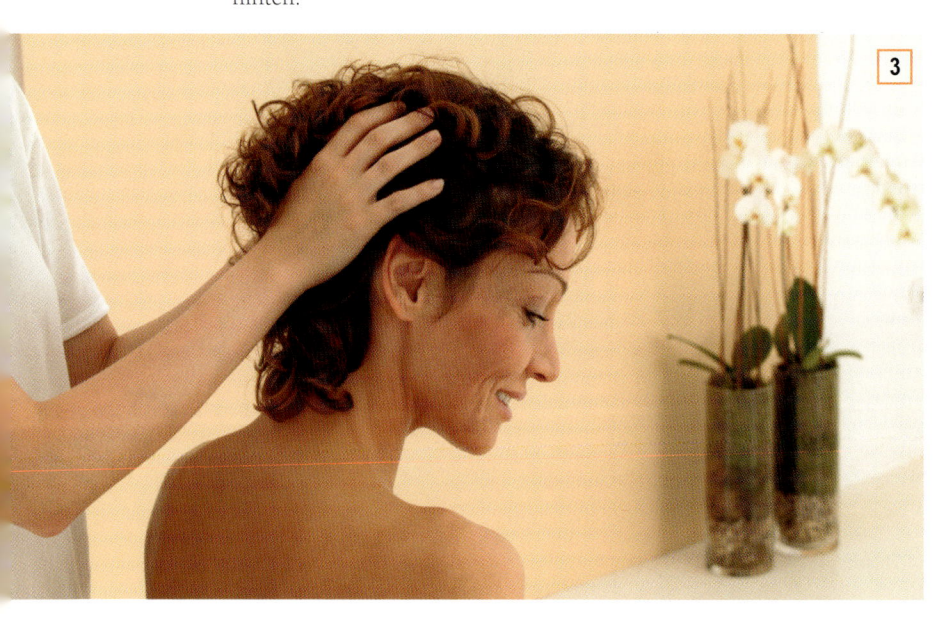

Kopf- und Gesichtsmassage
Shiroabhyanga und -mardana • Mukhabhyanga und -mardana

Der Therapeut steht links vom Kunden:
- 5–8 × mit der flachen angespannten rechten Hand am Hinterkopf von links nach rechts und wieder zurück; die linke Hand liegt an der Stirn.

Der Therapeut steht hinter dem Kunden:
- 5 x mit den Fingerkuppen beider Hände wie oben im Zickzack massieren.

Der Therapeut steht links vom Kunden:
- 5–8 × mit den Fingerkuppen der rechten Hand am Hinterkopf von links nach rechts und wieder zurück; die linke Hand liegt an der Stirn.

Der Therapeut steht hinter dem Kunden:
- **4** 8 × »beten« mit beiden Händen auf dem ganzen Kopf von vorne nach hinten und wieder zurück. Beide Hände enden nach oben.

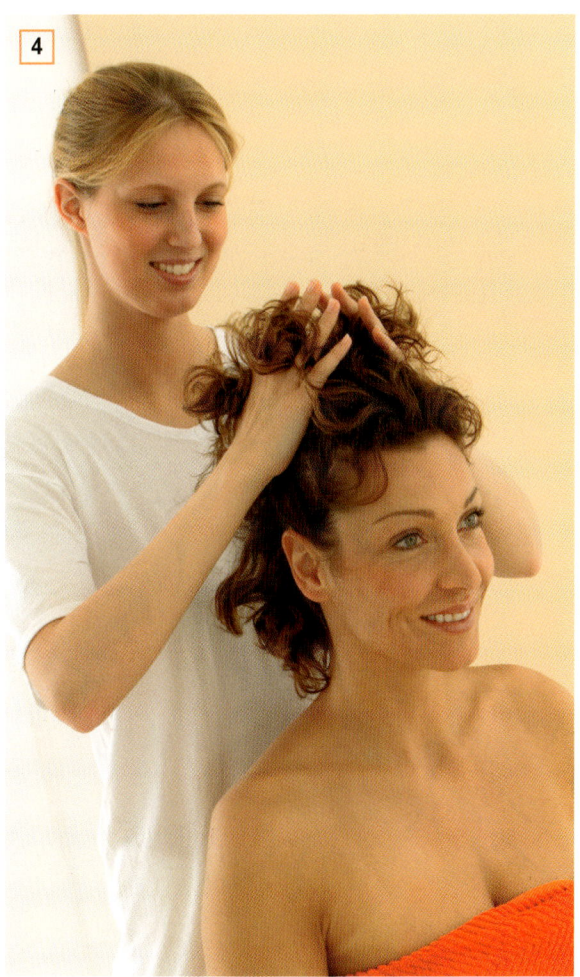

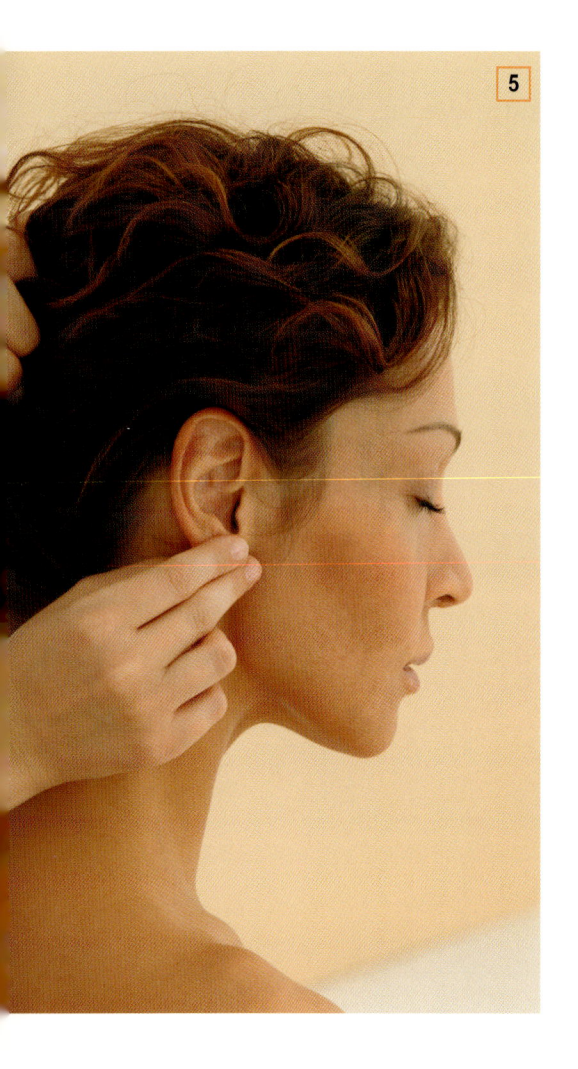

Kopf- und Gesichtsmassage
Shiroabhyanga und -mardana • Mukhabhyanga und -mardana

5 Ohren

6 3 × Ohren massieren: Daumen liegt hinter dem Ohr, mit Zeige- und Mittelfinger vom Ohrläppchen zur Ohrspitze mit 3 Kreisen nach oben-außen kreisen, in 3 Kreisen zurück zum Ohrläppchen und mit dem Zeigefinger 3 Kreise nach vorne zum Gesicht hin im Ohr ausführen.

⇨ Die Massage der Ohren bewirkt u. a. Folgendes (LELE/RANADE/QUTAB):
- Schutz vor Vata-bedingten Erkrankungen des Innenohrs,
- die Fähigkeit, größere Lautstärken zu ertragen,
- Vermeidung von Kopfschmerzen,
- Entfernung von Staub und Krankheitsherden aus dem äußeren Ohr.

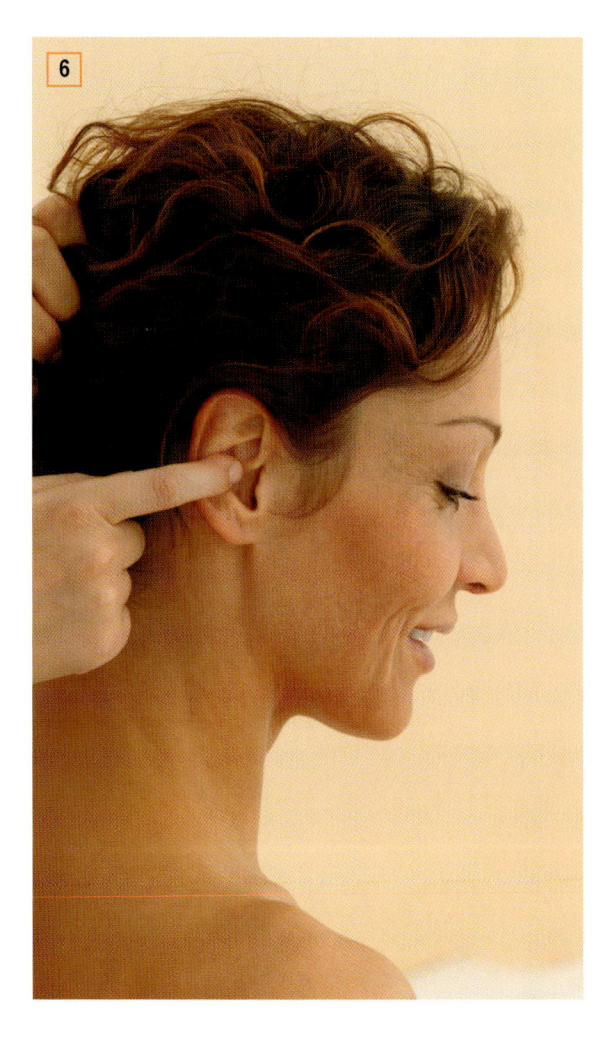

Kopf- und Gesichtsmassage
Shiroabhyanga und -mardana • Mukhabhyanga und -mardana

7 5 × Ohrschere; nach oben enden.

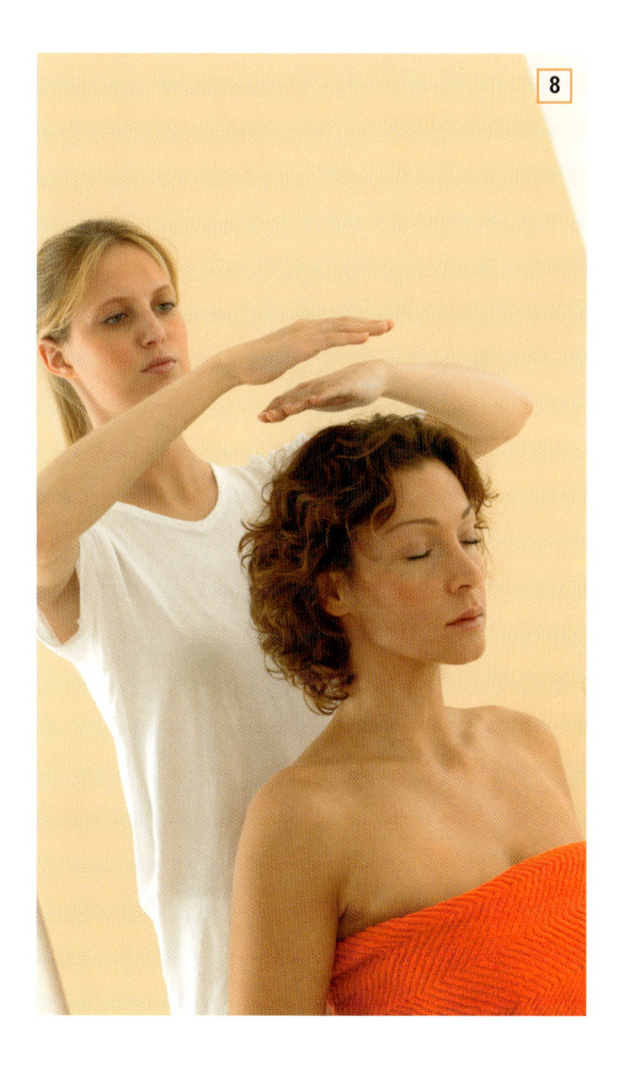

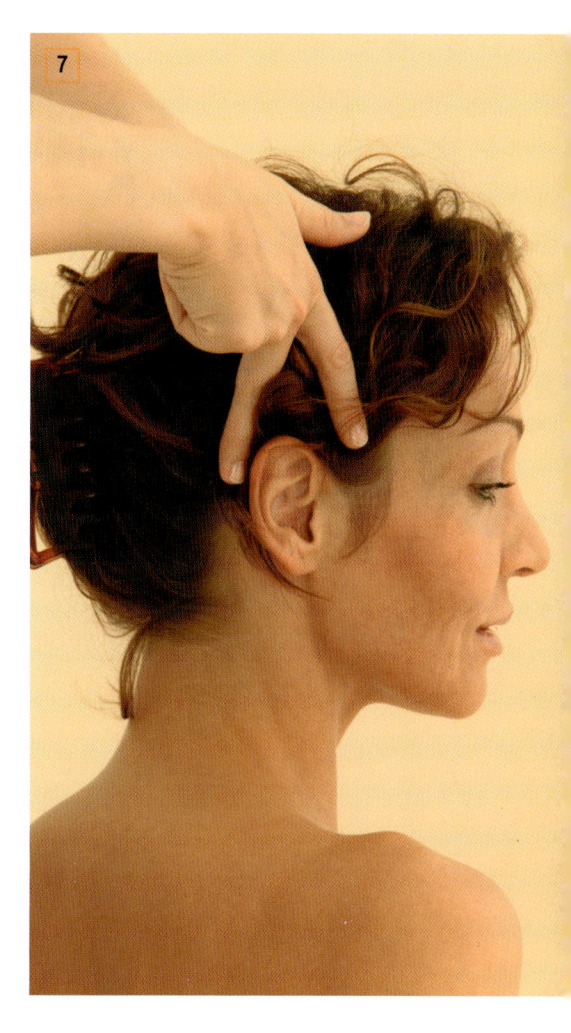

8 5 × »Korkenzieher« auf dem Oberkopf: Beide Hände kreisen gegeneinander über dem Oberkopf, ohne jedoch den Kopf zu berühren.

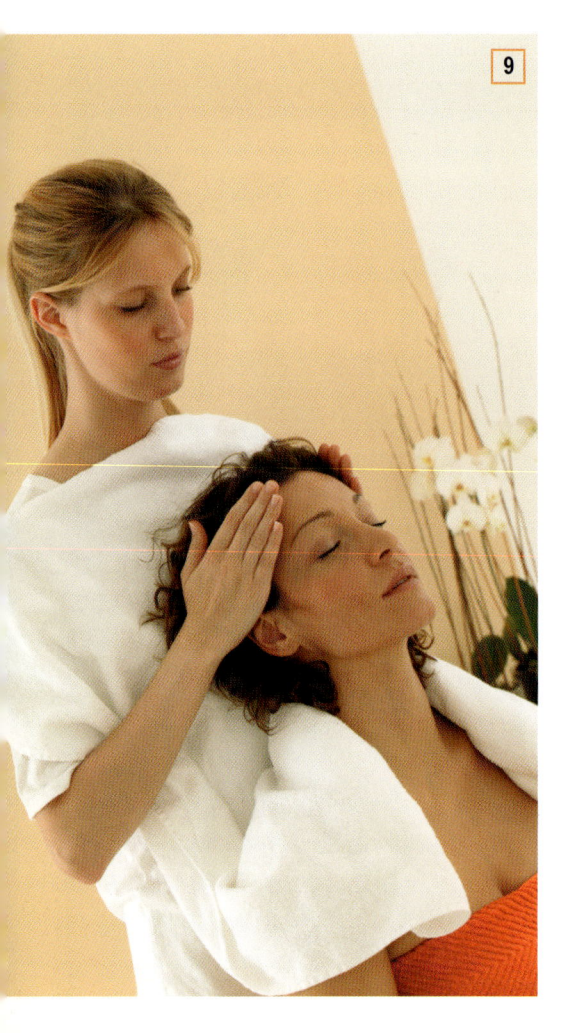

Kopf- und Gesichtsmassage
Shiroabhyanga und -mardana • Mukhabhyanga und -mardana

Nun folgt die Gesichtsmassage (Mukhabhyanga), wie sie in Kapitel 5 auf den Seiten 69–72 beschrieben ist, jedoch in der sitzenden Position. Dazu ein Handtuch wie abgebildet um den Nacken legen. Zur Erinnerung hier nochmals eine Kurzfassung des Textes und die Abbildungen.

9 Gesicht einölen: Vom Halsmuskel über das Kinn, die Wangen bis zur Stirn
▸ 10 × den Halsmuskel ausstreichen: Mit der flachen Hand wechselweise vom Hals zum Kinn streichen.
▸ 2 × dieselbe Bewegung, aber über die Schläfen und den Kopf hinaus, dabei die Haare mitnehmen und leicht ziehen.

10 1 × Stirn mit aufgestellten Fingerkuppen im Zickzack von einer Schläfe zur anderen massieren und wieder zurück.

11 1 × mit einer Hand über die Stirn zur anderen Schläfe streichen.

12 5 × mit den Daumenballen beider Hände an den Schläfen gleichzeitig rechts und links zum Gesicht hin kreisen.

13 5 × mit den Daumenballen bzw. Handinnenflächen an den Wangenknochen gleichzeitig rechts und links zum Gesicht hin kreisen.

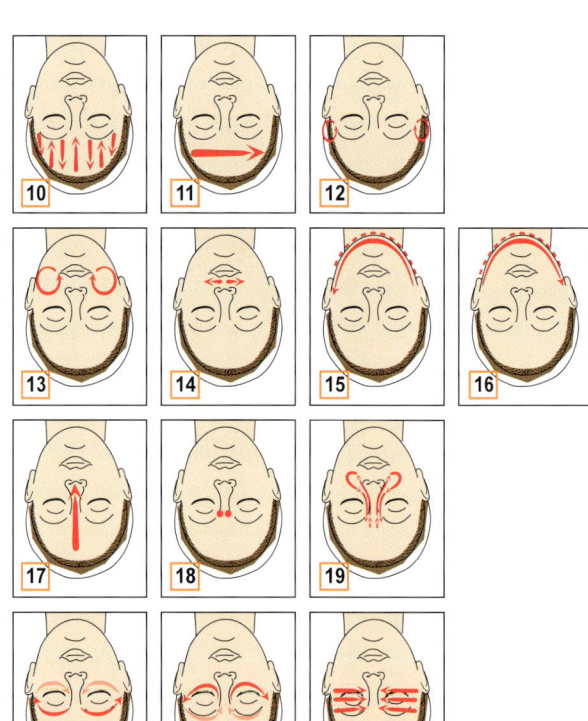

Kopf- und Gesichtsmassage
Shiroabhyanga und -mardana • Mukhabhyanga und -mardana

14 5 × den Raum zwischen Oberlippe und Nase (Bart) mit den Mittelfingern beider Hände ausstreichen.

15 10 × abwechselnd mit der rechten bzw. linken Hand vom Ohr aus das Kinn und den Unterkiefer
16 ausstreichen.

17 10 × abwechselnd mit der rechten bzw. linken Hand vom Haaransatz über den Nasenrücken und die Nasenspitze hinaus streichen.

18 1 × mit 3 Fingern an der Nasenwurzel zwicken.

19 5 × mit den Mittelfingern beider Hände rechts und links des Nasenbeins von der Nasenwurzel bis zur Nasolabialfalte und wieder zurück streichen.

20 5 × mit den Mittelfingern beider Hände von der Nasenwurzel über die Augenbrauen (kräftiger Druck) über das Jochbein (ohne Druck) zurück zur Nasenwurzel beide Augen umkreisen.

21 5 × mit den Mittelfingern beider Hände (oder beiden Daumen) von der Nasenwurzel über das Jochbein (kräftiger Druck) oberhalb der Augenbrauen (ohne Druck) zurück zur Nasenwurzel streichen.

⇨ **Kontaktlinsen?**

22 Zeige-, Mittel- und Ringfinger sanft auf die Augen legen und 5 × nach innen kreisen. Hände noch vor den Augen halten und langsam wegnehmen.

▸ Abschlussstreichung: Wie beim Einölen vom Halsmuskel über das Kinn, die Wangen bis zur Stirn streichen.

▸ Den Kopf sanft aufrichten und in die Ausgangshaltung zurückbringen.

Nacken, Schultern, Dekolleté:

Der Therapeut steht hinter dem Kunden:
23 Mit frischem, warmem Öl einölen:
   – 3 × von der Schulterkugel über das Schulterblatt,
   – 3 × von der Schulterkugel über den Trapezius,
   – 3 × von der Schulterkugel über das Schlüsselbein.

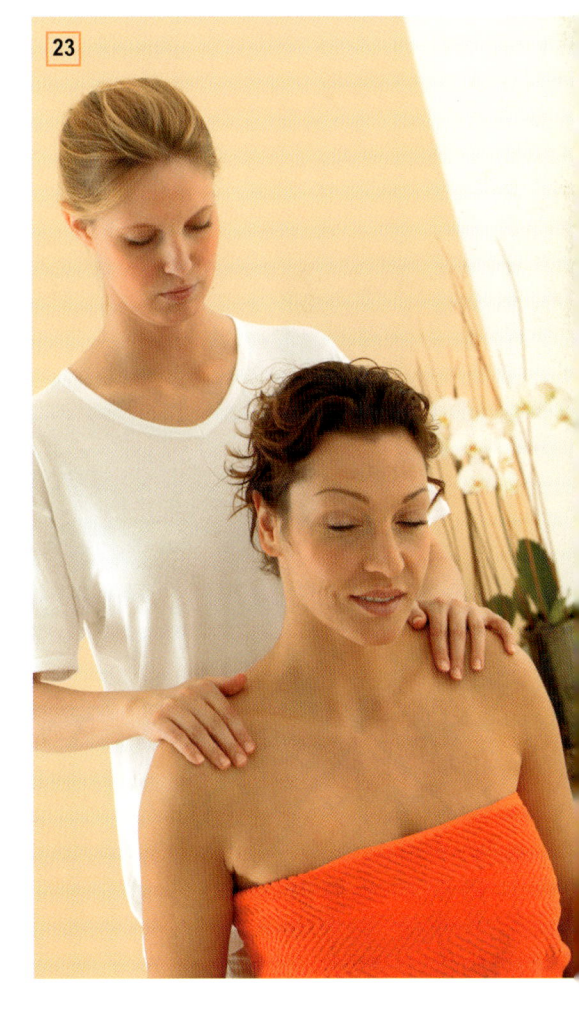

Kopf- und Gesichtsmassage

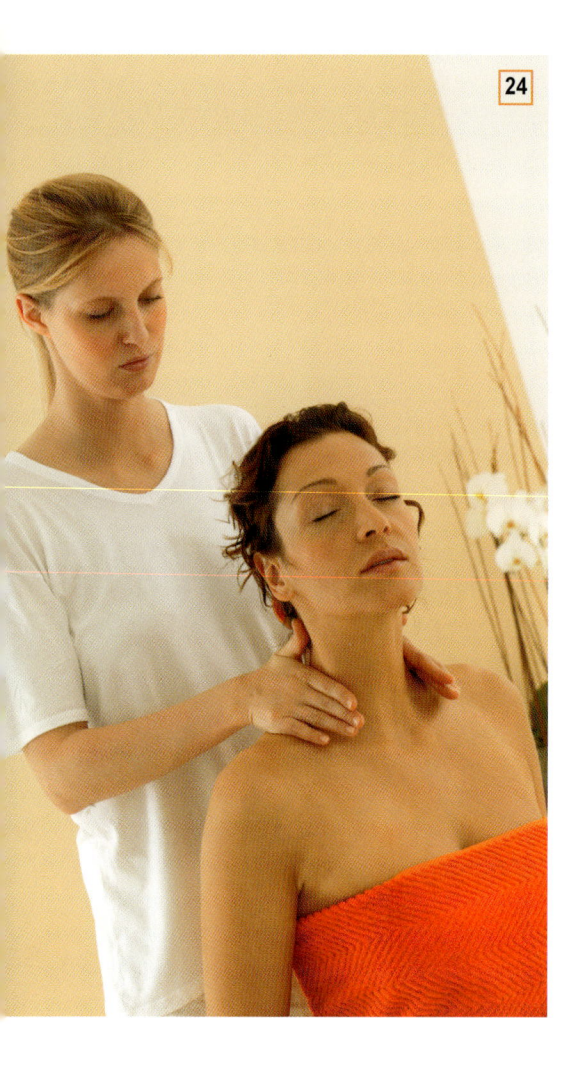

Shiroabhyanga und -mardana • Mukhabhyanga und -mardana

Der Therapeut steht links vom Kunden:
- 8 × mit der flachen rechten Hand streichende Bewegungen auf der Halswirbelsäule von unten nach oben und zurück, nach unten enden. Die Hand geht weiter zur rechten Schulter.

Der Therapeut steht wieder hinter dem Kunden:

24 8 × Trapezius massieren: Von der
25 Schulterkugel über den Trapezius und den Hals zum Ohr, über den Halsmuskel sanft nach vorne und zurück zur Schulter (großes Oval). Die rechte Hand geht zur Halswirbelsäule nach unten (7. Halswirbel).

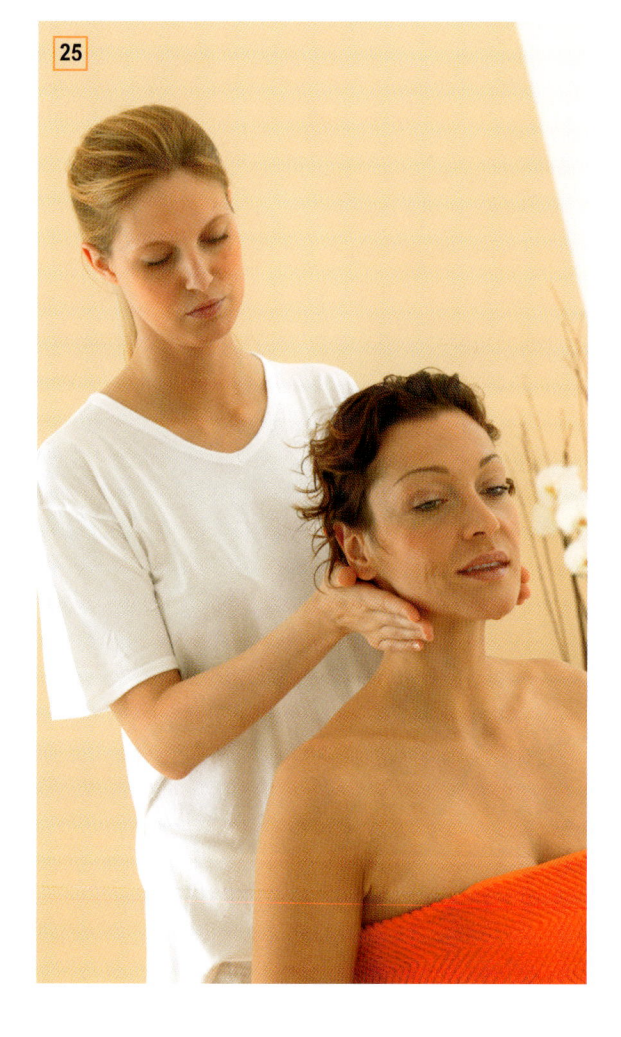

Der Therapeut steht links vom Kunden:
- 8 × zwischen Halswirbelsäule und Sehne mit Daumen, Zeige-, Mittel- und Ringfinger der rechten Hand auf- und abstreichen. Unterhalb des 7. Halswirbels beginnen und wieder enden.

Der Therapeut steht hinter dem Kunden:
- 5 Kreise neben der Wirbelsäule vom Schulterblatt zur Schulter hoch in Schwimmrichtung.
- 3 Kreise über den Trapezius zum Brustmuskel.
- 5–8 Kreise auf dem Brustmuskel nach außen.
- 5–8 Kreise auf dem Brustmuskel nach innen.
- 5 »Hosenträger«: Mit den flachen Händen vom Brustmuskel zum Schulterblatt streichen und wieder zurück.

Der Therapeut steht rechts vom Kunden:
- 5–8 Kreise mit der flachen rechten Hand von der linken Schulter über das Dekolleté zur rechten Schulter, zurück zur linken und zurück zur rechten Schulter. Dabei liegen die rechte Hand wieder auf der rechten und die linke Hand auf der linken Schulter.

Der Therapeut steht hinter dem Kunden:
- 5 Kreise mit beiden Händen neben der Wirbelsäule vom Schulterblatt zur Schulter hoch in Schwimmrichtung.
- 3 Kreise über den Trapezius zum Brustmuskel.
- 5–8 Kreise mit beiden Händen auf dem Brustmuskel nach außen.
- 5–8 Kreise mit beiden Händen auf dem Brustmuskel nach innen.
- 5 »Hosenträger«: Mit den flachen Händen vom Brustmuskel zum Schulterblatt streichen und wieder zurück.

Der Therapeut steht links vom Kunden:
Ausgangshaltung: Die linke Hand liegt auf der linken Schulter, die rechte Hand am linken Schulterblatt.
- 5–8 Kreise mit der flachen rechten Hand von der linken Schulter über die Wirbelsäule zur rechten Schulter, dann zurück zur linken und zurück zur rechten Schulter. Dabei liegen die rechte Hand auf der rechten und die linke Hand auf der linken Schulter.

Der Therapeut steht wieder hinter dem Kunden.

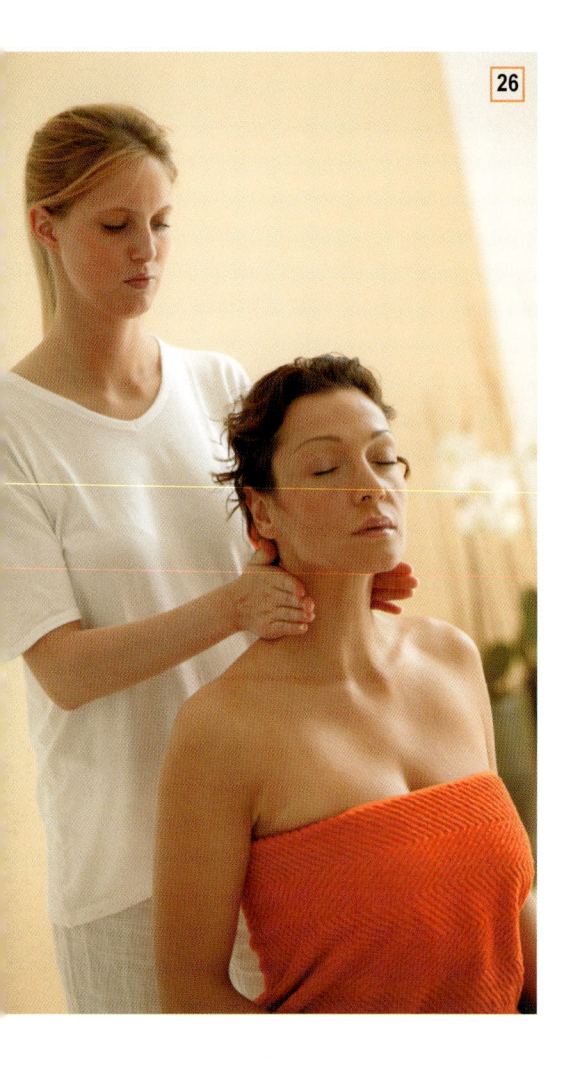

__Kopf- und Gesichtsmassage__
Shiroabhyanga und -mardana • Mukhabhyanga und -mardana

26 5–8 × Trapezius massieren: Von der Schulterkugel über den Trapezius hoch, über den Hals zum Ohr, über den Halsmuskel sanft nach vorne und zurück zur Schulterkugel (großes Oval); nach außen enden.

Ende des 1. Durchgangs.

Nun kann Shiroabhyanga/Shiromardana noch einmal zügig wiederholt werden.

Ende des 2. Durchgangs.

▸ 5–8 × von der Schulterkugel über den Trapezius, über den Hals zum Ohr, über den Halsmuskel sanft nach vorne und zurück zur Schulter (großes Oval), von außen nach innen massieren; nach dem letzten Mal mit beiden Händen direkt in die Haare fassen.
▸ 5 × an den Haaren ziehen: 1 × seitlich über den Ohren, 2 × diagonal, 1 × von vorne nach hinten, 1 × seitlich über den Ohren.
▸ Den Kopf in beiden Händen halten, mit den Händen nach unten über die Schultern weggehen.
▸ Ruhegriffe auf den Schultern.

Mukhabhyanga Schritt für Schritt

Im Kapitel über die Ganzkörpermassage haben wir bereits eine Variante der Gesichtsmassage vorgestellt (siehe S. 69–72). Dort findet sie in der ersten Rückenlage, d. h. im Liegen statt. Im Folgenden beschreiben wir eine weitere Gesichtsmassage, die vor allem der Entspannung dient und als »Schönheitsmassage« bezeichnet werden kann. Sie können sie auch einzeln oder zusammen mit der Kopfmassage geben; dabei sitzt der Kunde auf einem Stuhl.

Auch bei dieser Gesichtsmassage ist es jedoch besser, wenn der Kunde auf der Massageliege liegt. Er bleibt bekleidet, lediglich die Schultern und das Dekolleté sind frei. Zieht der Kunde es vor, sich Mukabhyanga wie vorgeschlagen im Liegen geben zu lassen, weil er sich so besser entspannen kann, dann empfiehlt es sich, am Ende der Gesichtsmassage den Nacken sanft auszuziehen. Dabei streicht der Therapeut mit beiden Händen vom Brustbein über die Schulterkugeln, am Trapezius entlang, fasst mit beiden Händen die Halswirbelsäule, hebt sehr sanft und vorsichtig den Kopf an und dehnt behutsam die Halswirbelsäule.

Material
- Beistelltischchen für alle Utensilien
- Wärmflasche oder Fußbad mit Himalajasalz (nur bei sitzender Position)
- Stövchen, Warmwasserbad oder Babyflaschenwärmer
- 50 ml Gesichtsöl
- Gefäß, in dem das Öl erwärmt wird
- Kleines Schälchen, in das das erwärmte Öl gefüllt wird
- 2 große Handtücher (140 × 70 cm)

Behandlungsdauer
Ca. 10 Minuten.

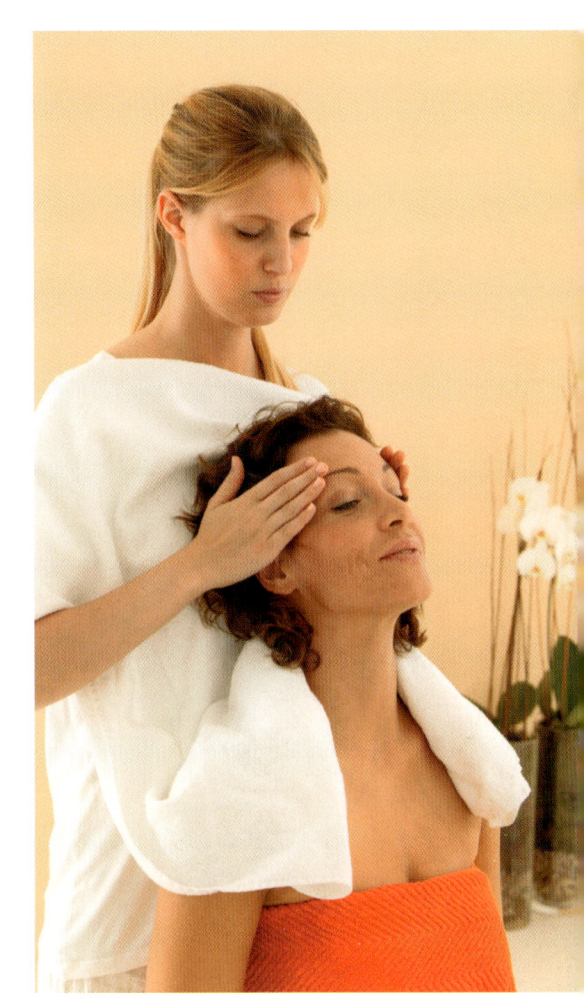

Variante 1: Entspannende Gesichtsmassage

Nachdem diese Mukhabhyanga trotz der entspannenden Wirkung energetisiert, weil die Marmapunkte eingehend behandelt werden, handelt es sich dabei um eine Marmamassage (auf den Seiten 140–143 wurden die Marmapunkte, deren Lage und die Behandlungswirkung ausführlich erläutert).

Kontakt aufnehmen: Beide Hände auf die Schultern legen.
▶ Zur Kopfentspannung sanft an den Haaren ziehen.
▶ Ruhegriff auf beiden Schultern.
▶ Lymphöffnung: Mit den Fingerrücken vom Unterkiefer über den Hals (vorne, seitlich, hinten) zum Körper streichen. 3 × wiederholen.
▶ Einölen des Gesichts.

Nun beginnt die Gesichtsmassage:

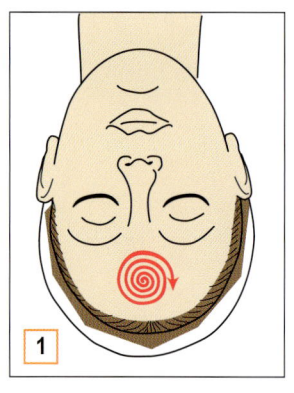

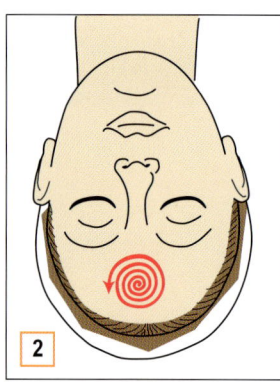

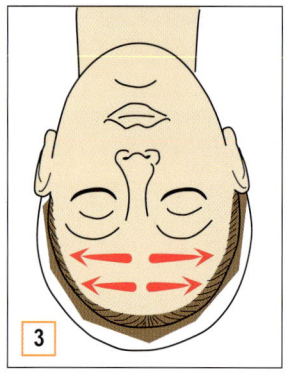

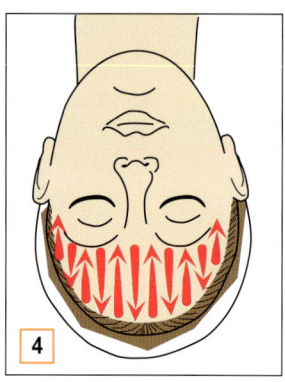

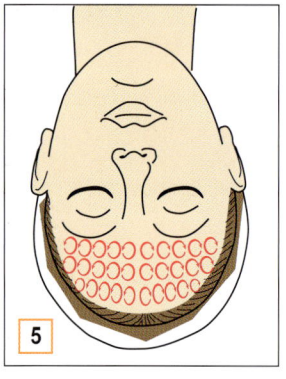

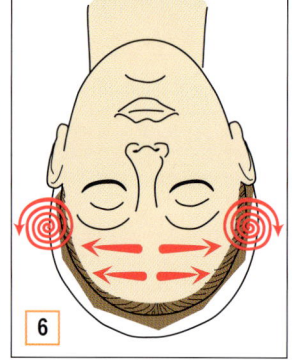

Kopf- und Gesichtsmassage

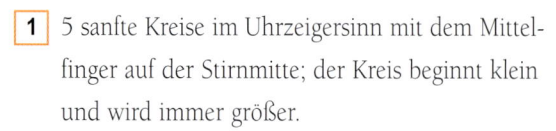

Shiroabhyanga und -mardana • Mukhabhyanga und -mardana

1 5 sanfte Kreise im Uhrzeigersinn mit dem Mittelfinger auf der Stirnmitte; der Kreis beginnt klein und wird immer größer.

2 5 sanfte Kreise gegen den Uhrzeigersinn mit dem Mittelfinger auf der Stirnmitte; der Kreis beginnt groß und wird immer kleiner.

3 2 × mit den Daumenballen die Stirn bis zu den Schläfen ausstreichen.

4 Die Fingerkuppen beider Hände im Schläfenbereich anlegen und 2–3 × von Schläfe zu Schläfe über die ganze Stirn langsam nach oben und unten bewegen.

5 Auf drei Ebenen: Beide Daumen in 5 Kreisen von der Stirnmitte in Richtung Schläfen bewegen. Dort 3 Kreise, verweilen und zurück in 5 Kreisen zur Stirnmitte. Beide Daumen gleiten auf die zweite Ebene, wiederholen das Ganze, dann folgt die dritte Ebene.

6 Streichbewegung mit beiden Händen zu den Schläfen und dort mit den Daumenballen 5 × kreisen.

7 3 × mit beiden Händen abwechselnd von der Stirn zur Nasenspitze die Nase streichen.

8 3 × von beiden Schläfen oberhalb der Augenbrauen zur Nasenspitze mit dem Mittelfinger streichen (ohne Druck) und ohne abzusetzen zurück über die Augenbrauen (mit sanftem Druck).

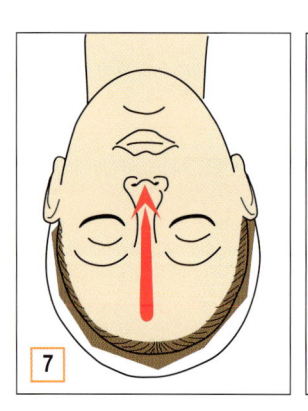

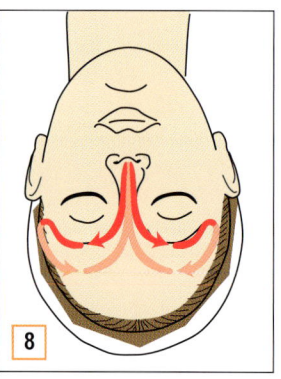

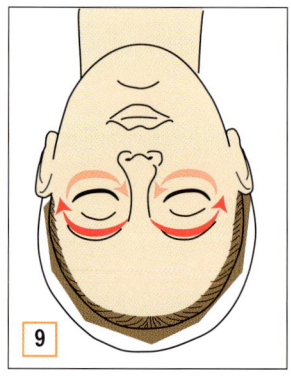

9 3 × von der Nasenwurzel unter den Augenbrauen zum Augenwinkel (mit sanftem Druck) und ohne abzusetzen am unteren Augenrand zurück zur Nasenwurzel (ohne Druck).

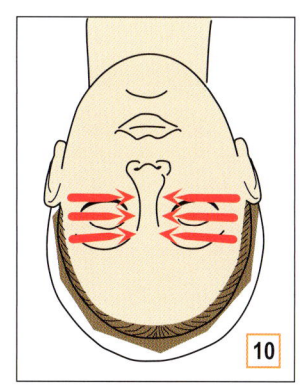

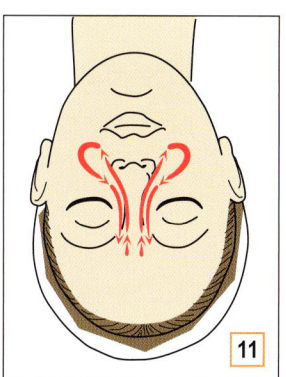

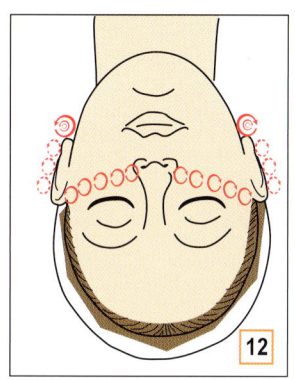

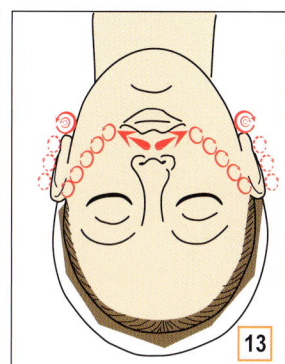

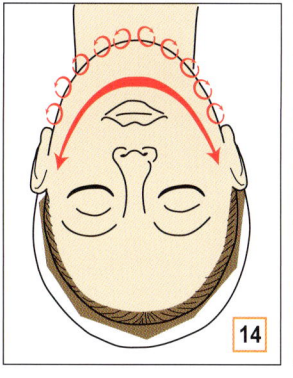

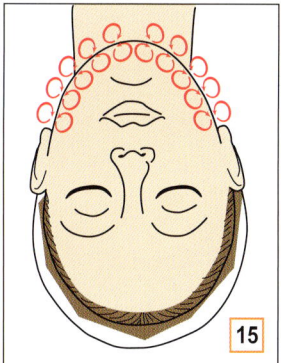

Kopf- und Gesichtsmassage
Shiroabhyanga und -mardana • Mukhabhyanga und -mardana

⇨ **Nach Kontaktlinsen fragen!**

10 Augapfelmassage: Drei mittlere Finger auflegen und 3 × in sehr sanften Kreisen massieren.

11 3 × von der Nasenwurzel mit beiden Mittelfingern in Streichbewegungen zu den Nasenflügeln bewegen, über einen sanften Bogen wieder zurück zur Nasenwurzel.

12 Die Mittelfinger liegen oberhalb der Nasenflügel: 5 Kreise Richtung Ohren, 3 Kreise hinter den Ohren zu den Ohrläppchen, 3 Kreise unterhalb der Ohrläppchen.

13 3 × in der Mitte der Oberlippe mit beiden Mittelfingern in streichender Bewegung zu den Mundwinkeln, in 5 Kreisen zu den Ohren, 3 Kreise hinter den Ohren zu den Ohrläppchen, 3 Kreise unterhalb der Ohrläppchen.

14 3 × mit beiden Mittelfingern in der Mitte unter der Unterlippe in streichender Bewegung Richtung Ohren zu den Kieferwinkeln und in ca. 5 Kreisen am Unterkiefer entlang zur Kinnmitte.

15 3 × mit Daumen und Zeigefinger beider Hände mit sanftem Kneten von der Kinnmitte am Unterkiefer entlang Richtung Ohren und wieder zurück.

16 3 × die Ohren massieren: Daumen liegen hinter den Ohren, mit Zeige- und Mittelfingern von den Ohrläppchen zu den Ohrspitzen mit 3 Kreisen nach oben-außen kreisen, in 3 Kreisen zurück und mit den Zeigefingern 3 Kreise nach vorne zum Gesicht hin in beiden Ohr ausführen.

▶ 5 × Ohrschere; nach oben enden.

17 Mit beiden Zeige- und Mittelfingern abwechselnd von einem Ohr zum anderen streichen.

▶ Dann mit beiden Händen von der Stirn nach oben über die Haare mindestens 8 × ausstreichen.

▶ Abschlussstreichung vom Brustbein über das Gesicht (wie beim Einölen zu Beginn der Massage).

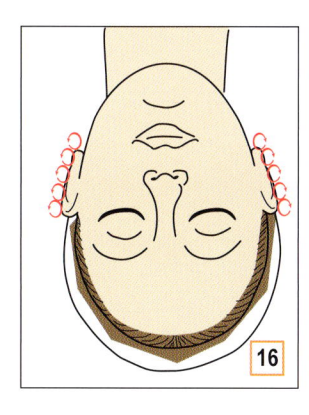

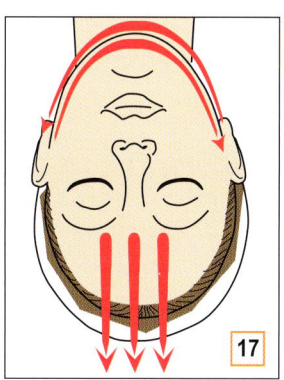

Variante 2: Anregende Gesichtsmassage

Hier möchten wir Ihnen eine weitere, den Stoffwechsel sehr anregende und insgesamt belebende Gesichtsmassage vorstellen. Sie eignet sich als Einzelbehandlung ebenso wie in Verbindung mit Abhyanga, Udvartana oder Jambira Pinda Sweda, aber auch zur Vorbereitung auf Gandusha (therapeutische Mundspülung) sowie Therapien, die wir in diesem Buch nicht vorstellen werden, da sie den Rahmen sprengen würden: Navarakizhi (Massage mit heißen, nährenden Reissäckchen), Seka (Ganzkörperguss) und Nasya (reinigender Naseneinlauf mit medizinierten Substanzen).

Das benötigte Material ist dasselbe wie auf Seite 155 aufgeführt. Die Massage dauert etwa 5–15 Minuten.

Indikationen
- Fahle, blasse Gesichtsfarbe
- Müdigkeit
- Nervosität
- Spannungskopfschmerzen
- Bei niedrigem Blutdruck

Kontraindikationen
- Akne
- Entzündungen im Gesicht
- Starke Couperose (geplatzte Äderchen)

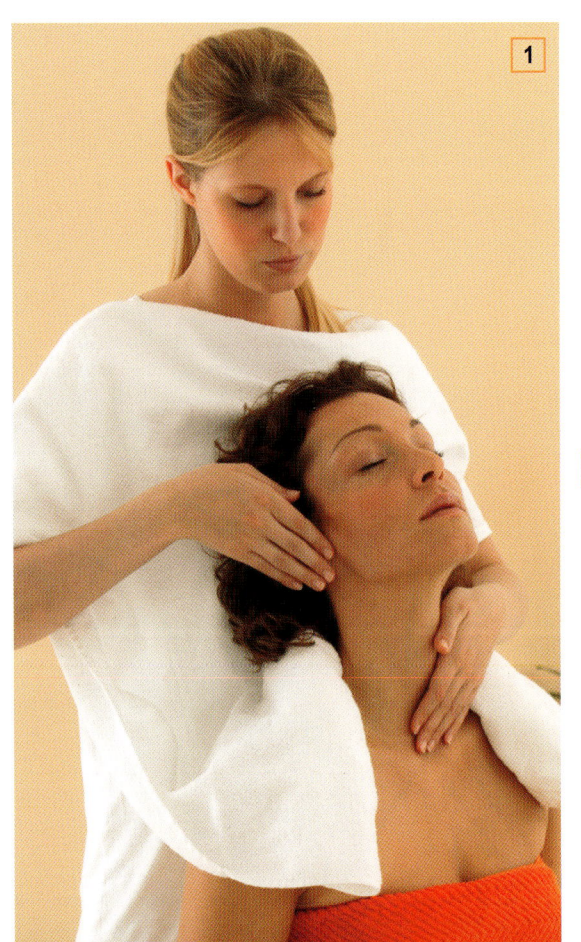

Die Massagetechnik Schritt für Schritt:

▶ Gesicht einölen.
▶ Beide Hände liegen auf dem Brustbein, streichen über die Halsmuskeln, das Kinn, die Oberlippe, die Wangen, die Nasenspitze bis zur Stirn. 3 × wiederholen.

1 10 × den Halsmuskel ausstreichen: Mit flacher Hand wechselweise vom Hals zum Kinn streichen. Bei Frauen mit der linken Hand beginnen, bei Männern mit der rechten.

⇨ **Wegen Verletzungsgefahr am Hals immer sehr sanfte Streichungen ausführen.**

Kopf- und Gesichtsmassage
Shiroabhyanga und -mardana • Mukhabhyanga und -mardana

2 5–8 × das Kinn ausstreichen: Mit Daumen und Zeigefinger beider Hände von der Kinnmitte am Unterkiefer entlang Richtung Ohren streichen.

3 5–8 × mit beiden Daumen auf der Mitte der Oberlippe beginnen und mit sanftem Druck Richtung Ohren streichen (»Bart ausstreichen«).

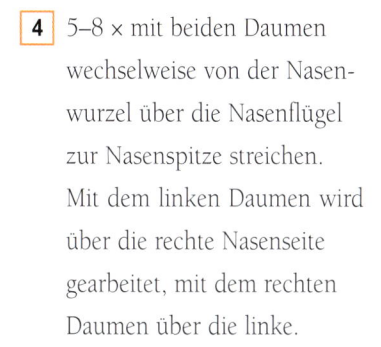

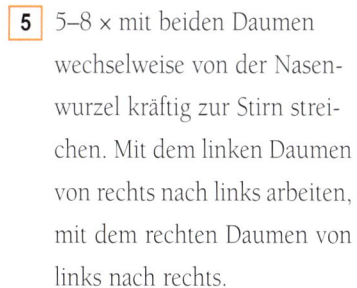

4 5–8 × mit beiden Daumen wechselweise von der Nasenwurzel über die Nasenflügel zur Nasenspitze streichen. Mit dem linken Daumen wird über die rechte Nasenseite gearbeitet, mit dem rechten Daumen über die linke.

5 5–8 × mit beiden Daumen wechselweise von der Nasenwurzel kräftig zur Stirn streichen. Mit dem linken Daumen von rechts nach links arbeiten, mit dem rechten Daumen von links nach rechts.

6 5–8 × mit beiden Daumen und Zeigefingern von der Nasenwurzel Richtung Schläfen wechselweise die Augenbrauen streichen und sanft kneten.

7 5-8 × mit beiden Daumen das Jochbein von der Nase Richtung Schläfen kräftig ausstreichen.

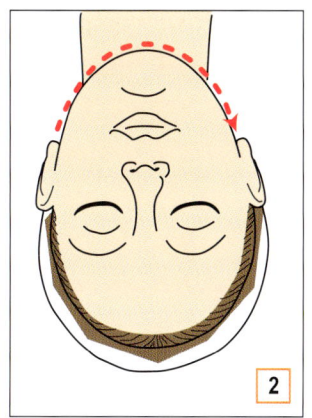

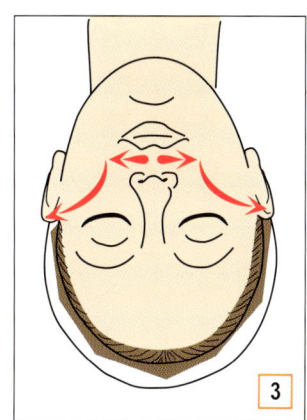

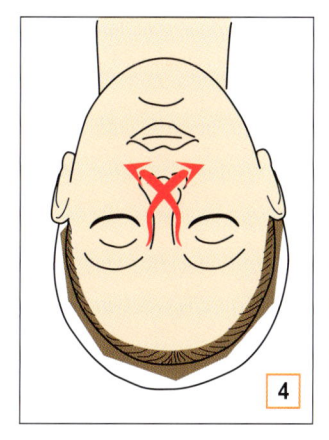

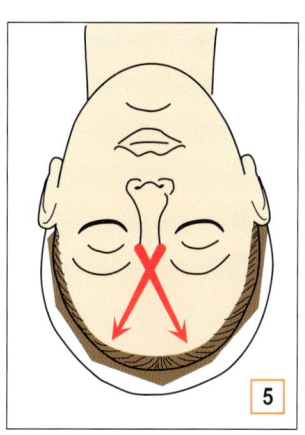

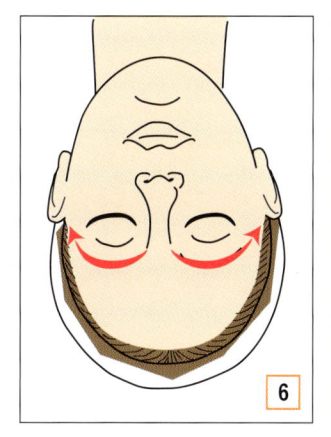

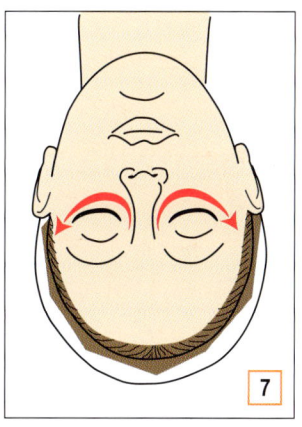

Kopf- und Gesichtsmassage

Shiroabhyanga und -mardana • Mukhabhyanga und -mardana

8 5–8 × mit beiden Daumenballen die Stirn von der Mitte Richtung Schläfen ausstreichen.

9 5–8 × mit den Daumenballen beider Hände an den Schläfen rechts und links gleichzeitig zum Gesicht hin kreisen.

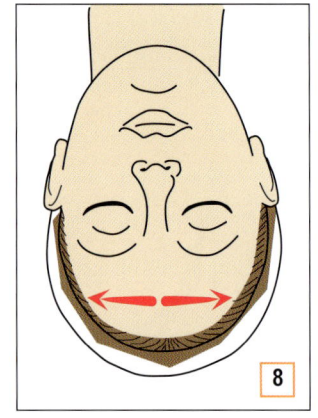

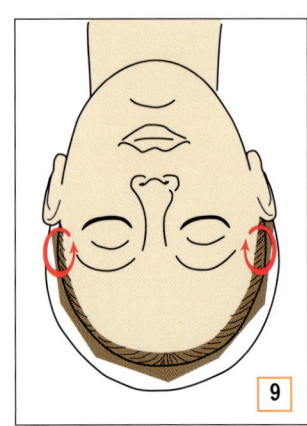

10 5–8 × mit den Daumenballen bzw. Handinnenflächen an den Wangenknochen rechts und links gleichzeitig zum Gesicht hin kreisen.

11
12 10 × abwechselnd mit der rechten bzw. linken Hand vom Ohr aus über den Unterkiefer das Kinn ausstreichen. Zeige- und Mittelfinger sind dabei geöffnet.

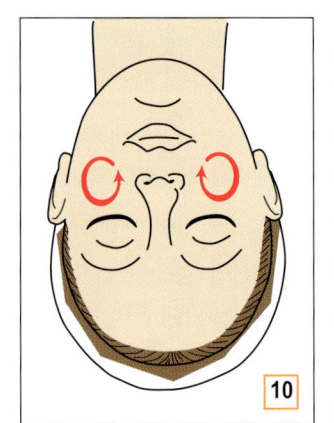

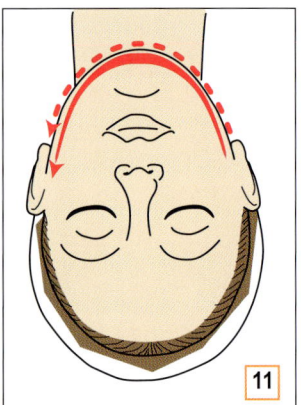

⇨ Der gesamte Ablauf kann noch zweimal wiederholt werden.

Abschlussstreichung:

▶ Beide Hände beginnen auf dem Brustbein, streichen über die Halsmuskeln, das Kinn, die Oberlippe, die Wangen, die Nasenspitze bis zur Stirn. Über dem Haaransatz oder den Ohren enden.

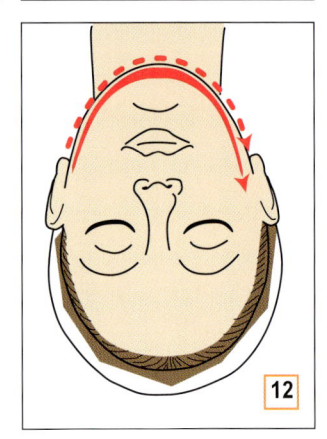

▶ Ohren mit Öl füllen, sanft massieren und mit Watte verschließen oder nur in Öl getränkte Watte hineingeben.

⇨ Dies ist keine »Musshandlung«; das Ohrenfüllen kann auch ausgelassen werden.

Kopf- und Gesichtsmassage
Shiroabhyanga und -mardana • Mukhabhyanga und -mardana

▶ Den Kopf oberhalb der Schläfen und Ohren kräftig mit der flachen Hand reiben, anschließend mit den Fingerkuppen kraftvoll massieren. Bei Frauen beginnt man an der linken Kopfseite, bei Männern an der rechten. – Immer auf der anderen Kopfseite wiederholen.

▶ Abschließend wird der Nacken sanft »ausgezogen«: Man streicht mit beiden Händen vom Brustbein über die Schulterkugeln, am Trapezius entlang, fasst mit beiden Händen die Halswirbelsäule, streicht zur Schädelkante, hebt sehr sanft und vorsichtig den Kopf und legt ihn dann wieder auf die Liege zurück.

⇨ **Die Massage kann sowohl im Sitzen als auch im Liegen ausgeführt werden. Die Abschlussstreichung erfolgt nur in der liegenden Position.**

▶ Nun kann der Patient kurz ruhen, oder es folgen weitere Behandlungen, z. B. Udvartana oder Jambira Pinda Sweda.

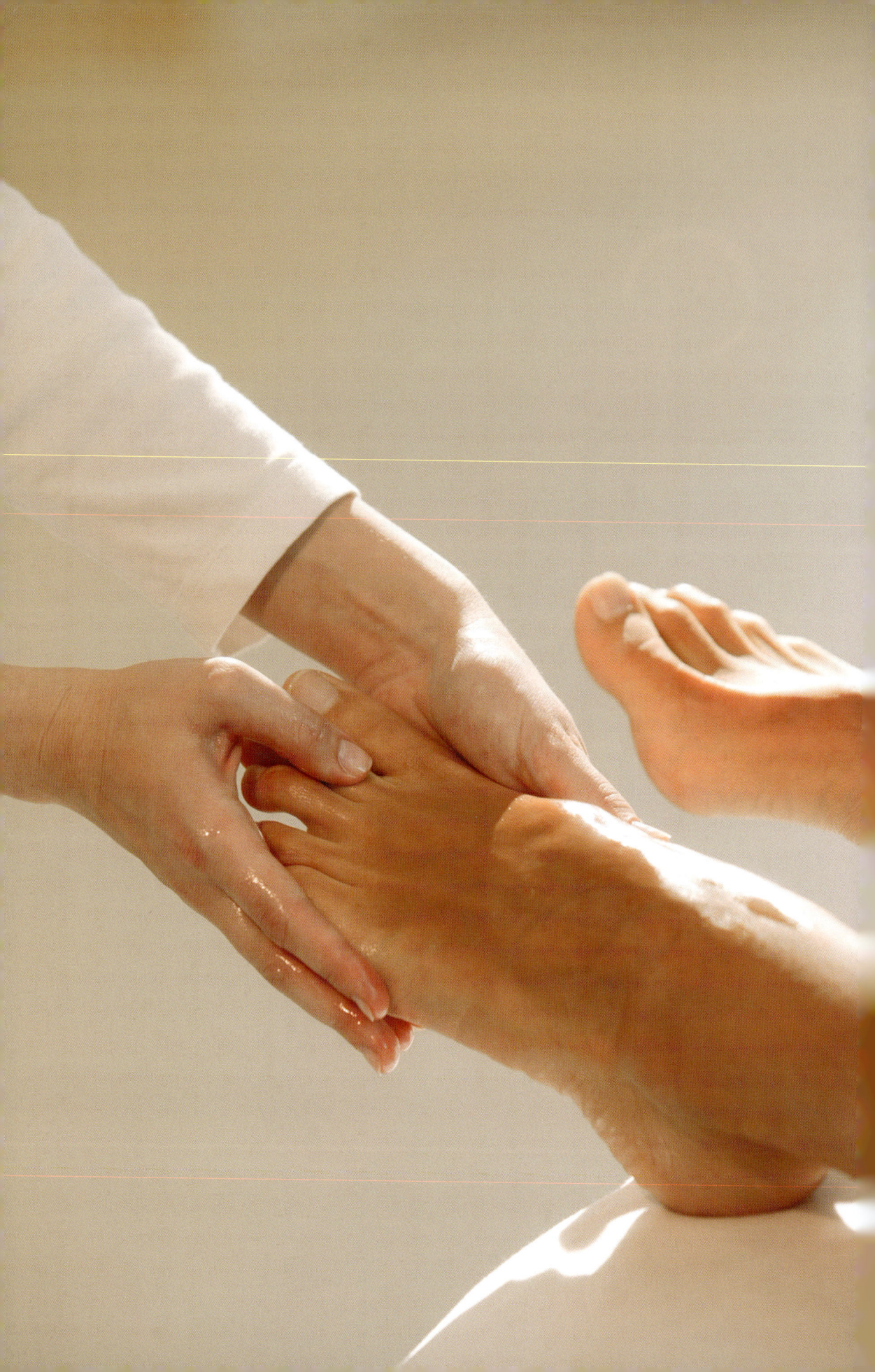

Kapitel 8

Fuß- und Handmassage
Padhabhyanga • Hathabhyanga

Die Reflexologie, das heißt die Behandlung von Krankheiten mit Hilfe der Druckmassage oder Akupressur an spezifischen Hautpunkten, blickt auf eine lange Geschichte zurück und wurde nachweislich bereits vor 5000 Jahren im fernen China praktiziert. Auch einigen Indianerstämmen war der Effekt einer solchen Behandlung bekannt; sie setzten sie vor allem zur Schmerzlinderung ein.

Wie diese Form der Reflexologie ihren Weg nach Europa fand, ist nicht bekannt. Jedenfalls verfasste die erste Abhandlung über die Reflexzonentherapie der Leipziger Mediziner Dr. Ball im 16. Jahrhundert. Ende des 18. Jahrhunderts bezog sich ein englischer Neurologe, Sir Henry Head, auf schmerzempfindliche Hautbereiche und entwarf sozusagen eine Landkarte der Hautreflexzonen. Gegen Ende des 19. Jahrhunderts schrieb I. P. Pawlow über das Nervensystem als das »regulierende Instrument des Körpers«. Seither ist die wissenschaftlich fundierte Reflexzonentherapie in Europa bekannt.

Erst zu Beginn des 20. Jahrhunderts fand der amerikanische Hals-Nasen-Ohrenarzt Dr. William Fitzgerald heraus, dass durch Druck innerhalb bestimmter Zonen sowohl an den Händen als auch an den Füßen Schmerzen in den entsprechend zugeordneten Organen gemildert oder gar eliminiert werden können. Seine Erkenntnisse gründen sich auf Überlieferungen indianischer Medizinmänner. Er gilt als Begründer der Zonentherapie, die heute auch von der Schulmedizin anerkannt wird. Die Amerikanerin Eunice Ingham führte die Erkenntnisse fort und verfasste im Jahre 1938 das Werk »Geschichte, die die Füße erzählen können« – ein Buch über die Reflexzonen der Füße als Therapiesystem. In der Folge konnten amerikanische Mediziner die Zuordnung von Reflexzonen an den Füßen zu bestimmten Körperregionen feststellen. Schließlich publizierte im Jahre 1975 Hanne Marquardt das Buch »Reflexzonenarbeit am Fuß«. Ihre Erkenntnisse gelten in Europa als wegweisend in der Reflexzonentherapie an den Füßen. Heute gibt es auf dem deutschsprachigen Buchmarkt viele Bücher zu diesem Thema.

Fuß- und Handmassage
Padhabhyanga • Hathabhyanga

Die Reflexzonentherapie basiert auf der Erkenntnis von Dr. Fitzgerald, dass sich der menschliche Körper in zehn Längszonen einteilen lässt. Diese Einteilung (je fünf vom Kopf zu beiden Händen bzw. Fingern und je fünf zu beiden Füßen bzw. Zehen) erleichtert es uns, die Reflexe in den Extremitäten, den Händen und Füßen, zu bestimmen. Man hatte erkannt, dass sich die menschlichen Organe sozusagen als »Minibilder« in den Händen und Füßen wiederfinden. Diese »Organbilder« sind über das Nervensystem mit dem Originalorgan verbunden. Übt man nun auf das »Bild« des Organs Druck aus und der Patient empfindet Schmerz, kann dies auf eine Disfunktion des entsprechenden Organs hinweisen.

Das Zonenkonzept teilt den Körper nicht nur in Längs-, sondern auch in Querzonen ein. Das erleichtert die Orientierung, welche Hand- und welche Fußbereiche mit welchen Körperregionen und -organen in Beziehung stehen:

- Der Finger- und Zehenspitzenbereich spiegelt die Kopf- und Halszonen wider,
- der Handmittelteil und der Mittelfuß den Brustraum und den Oberbauch,
- der Handballen sowie der Knöchel- und Fersenbereich den Bauch- und Beckenraum.

Großflächig betrachtet sind der rechte Fuß und die rechte Hand das Abbild der rechten Körperhälfte, der linke Fuß und die linke Hand das Abbild der linken Körperhälfte. Organe, die in der Körpermitte liegen, finden sich auf der Innenseite beider Füße und Hände wieder. Die Zonen von paarig angelegten Organen wie Nieren, Lungen oder Eierstöcke finden sich auf beiden Füßen und Händen. Auf einer Körperseite gelegene Organe (z. B. Milz) haben ihre Reflexzone jeweils in einem Fuß und einer Hand.

Durch eine entsprechende Reflexzonentherapie an den Händen oder Füßen durch einen ausgebildeten Therapeuten ist es möglich, dass das Organ eine bessere Durchblutung erfährt, Toxine abtransportiert werden, oder dass ganz allgemein der Kunde oder Patient Spannungen abbaut und sich so sein Allgemeinbefinden verbessert. Die Massage wirkt nicht direkt auf das jeweilige Organ, sondern setzt eine energetische Eigenregulation des entsprechenden Organs in Gang. Somit wird die Durchblutung verbessert, eine Regeneration der Organe wird eingeleitet, und es kommt zu einem entspannten Gefühl und Wohlbefinden des Patienten

Wir haben diesen Ausflug in die Entwicklung der Reflexzonentherapie und Akupressur deshalb gewagt, weil unseres Erachtens eine sehr enge Verbindung zur ayurvedischen Druckmassage (Mardana) sowie zur Marmamassage besteht. Nachdem häufig die Frage gestellt wird, ob auch ayurvedische Teilmassagen möglich sind, wollen wir in diesem Kapitel die entsprechende Vorgehensweise vorstellen. Die Massagen eignen sich sowohl in der Behandlungspraxis als auch als Massage unter Freunden und als Selbstmassage.

Quellen:
Ann Gillanders: »Reflexzonenmassage – fit in 5 Minuten«, 2004
Crista Muth: »Heilen durch Reflexzonentherapie an Füßen und Händen«, 2003
Dr. Franz Wagner: »Reflexzonen-Massage«, 1999

Fuß- und Handmassage
Padhabhyanga • Hathabhyanga

Die Füße

»So weit die Füße tragen« – so lautete einmal der Titel eines sehr erfolgreichen Buches. Die Füße tragen uns während unseres langen Lebens über Stock und Stein, über weichen Waldboden und harten Stadtasphalt. Sie tragen eine große Last, nämlich unseren Körper. Deshalb sollten wir sie pfleglich behandeln, ihnen regelmäßig ein warmes Bad gönnen, sie liebevoll massieren, einölen oder eincremen und so oft wie möglich hochlagern. Sie werden es uns danken.

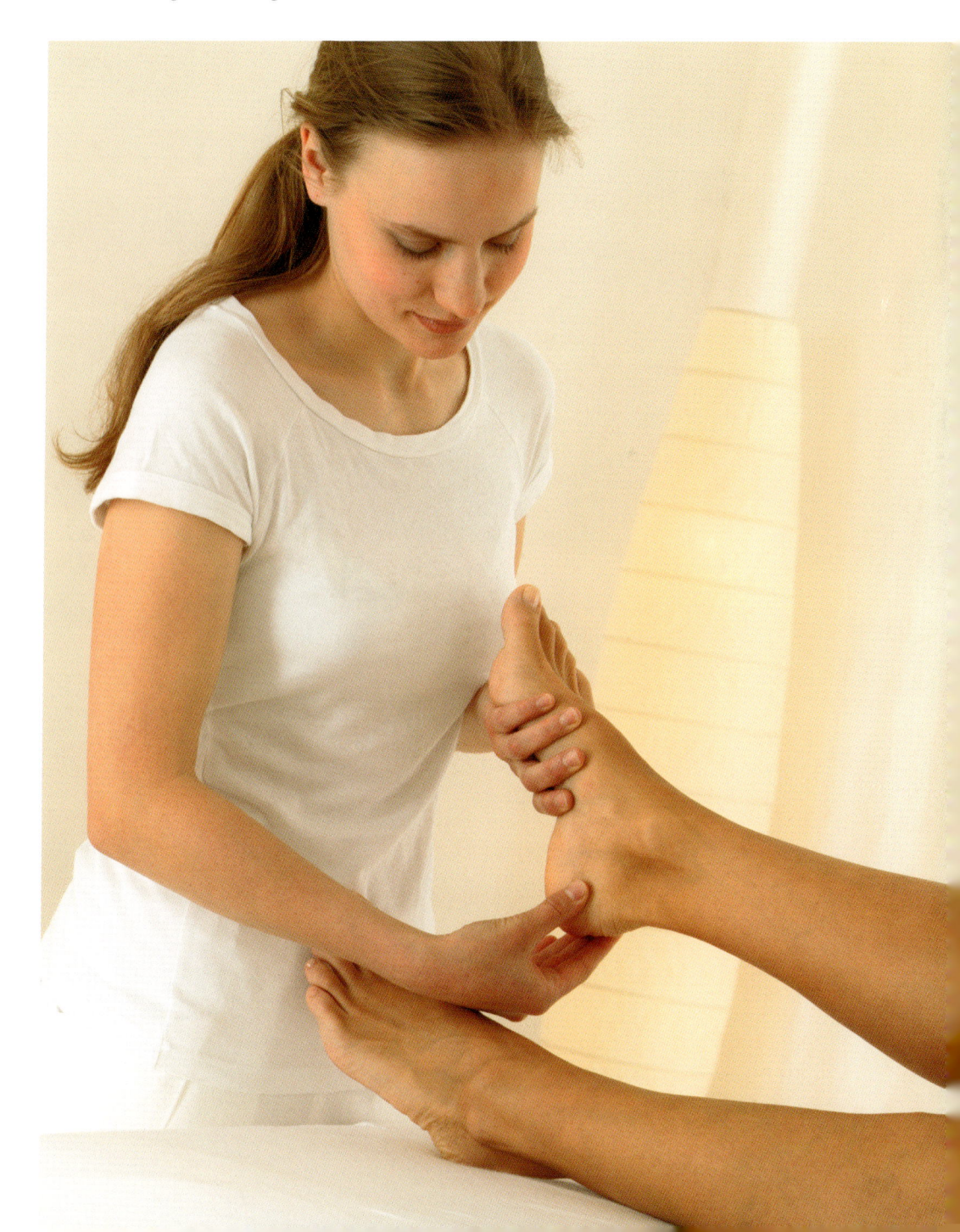

Fuß- und Handmassage
Padhabhyanga • Hathabhyanga

Da die Füße größer sind als die Hände, lassen sich die einzelnen Zonen und damit auch die »Spiegelbilder« der Organe leichter zuordnen. Deshalb ist eine Behandlung an den Füßen auch effektiver als an den Händen und bereitet dem Kunden ein subjektiv größeres Wohlbefinden. All das ist der Grund, weshalb wir in der folgenden Beschreibung der Fußmassage ausführlicher auf Einzelheiten eingehen werden. Eine kurze Fußmassage wurde bereits im Kapitel über die Ganzkörpermassage (siehe S. 80 f.) beschrieben.

Eine Massage sollte stets einfühlsam und behutsam sein. Das gilt auch für eine Teilmassage und damit für die Behandlung der Füße. Beobachten Sie Ihren Kunden oder die Patientin, um zu erkennen, wie er oder sie reagiert, und ob sich Schmerzen bemerkbar machen, denen es auf den Grund zu gehen gilt.

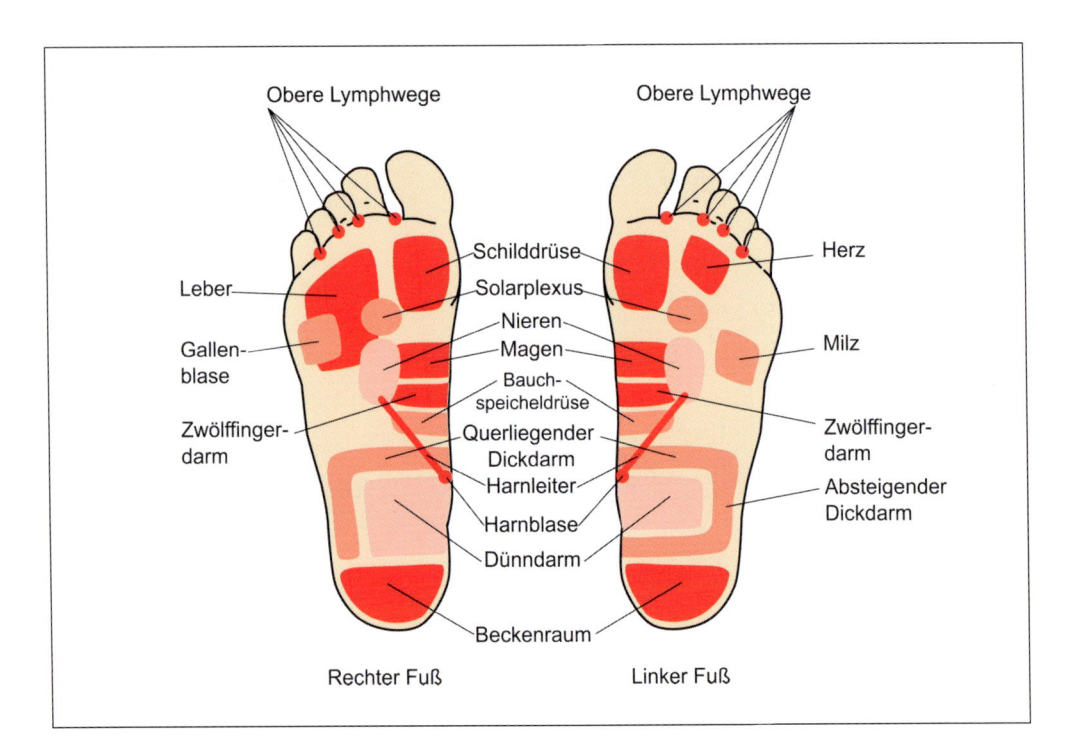

Die Fußsohlen des rechten und des linken Fußes. Eingezeichnet sind die für die ayurvedische Fußmassage relevanten Reflexzonen.

Mit der Fußmassage im ayurvedischen Sinne werden bestimmte Ziele verfolgt:
Die Massage dient

- der Stoffwechselanregung,
- der Unterstützung des Lymphabflusses,
- der Entspannung und Energetisierung.

Deshalb haben wir in den hier abgebildeten Grafiken jene Punkte eingezeichnet, die vordergründig für die ayurvedische Massage – sei sie von einem Therapeuten ausgeführt oder von einem selbst – von Interesse sind, nämlich die Reflexzonen jener Organe, die unser Verdauungssystem steuern, die oberen Lymphpunkte, daneben aber auch den Herz- und Solarplexuspunkt. Die Lymphzonen des Beckenbereichs (nicht abgebildet) befinden sich über der Ferse am Fußrücken und darüber sowie über dem Innen- und Außenknöchel an der Seite der Füße und Beine. Es sind also lediglich jene Organe abgebildet, die der Entschlackung und Entgiftung dienen und die Wirkung einer ayurvedischen Massage unterstützen, sowie diejenigen, die bei entsprechender Behandlung zur Entspannung verhelfen und den Körper energetisieren. Wer sich für die Thematik der Reflexzonentherapie ganz allgemein interessiert, findet im Literaturverzeichnis am Ende des Buches einige Buchempfehlungen.

Auch wenn diese Punkte oder Zonen nicht immer mit den Marmapunkten der indischen Lehre identisch sind, möchten wir in diesem Kapitel eine Verbindung zwischen beiden Auffassungen schaffen, da die Kenntnis über die Reflexzonen eine nützliche Hilfe bei der Fuß- und Handmassage ist – auch im ayurvedischen Sinn. Im Folgenden kurz einige Informationen zu den einzelnen Punkten bzw. Organ»flächen«:

- **Solarplexus** (auf beiden Fußsohlen): Eine Druckmassage oder ein gezieltes Kreisen auf diesem Punkt im Uhrzeigersinn ist sehr entspannend und hilft, Nervosität, Angstzustände und Stress abzubauen. Auch Schlafstörungen lassen sich mit einer Massage auf dem Sonnengeflecht positiv beeinflussen. Da unterhalb dieses Punktes in einem Querbogen auch die Zone des Zwerchfells liegt, können Sie in Streichungen von der Außenseite des Fußes in Richtung Mitte zudem einen positiven Einfluss auf die Atmung ausüben.
- **Herzzone** (nur auf dem linken Fuß): Das Spiegelbild des Herzens, das seinen Sitz in der linken Körperhälfte hat, befindet sich auf der linken Fußsohle unterhalb des dritten Zehengrundgelenks. Die Zonen des Blutkreislaufes liegen auf dem Fußrücken beider Füße und zwar in den Furchen zwischen den Mittelfußknochen (nicht abgebildet). Auch hier lässt sich mit Hilfe des Zangengriffs (beide Daumen auf den Fußsohlen, beide Zeigefinger auf den Fußrücken) und Streichbewegungen in Richtung Zehenzwischenräume der Kreislauf bzw. der Blutdruck regulieren; dabei wirkt die Behandlung harmonisierend sowohl auf zu hohen als auch auf zu niedrigen Blutdruck.
- **Verdauungs- und Ausscheidungsorgane: Magen** (rechts und links), **Leber** (nur rechts), **Gallenblase** (nur rechts), **Milz** (nur links), **Nieren** (rechts und links), **Blase** (rechts und links), **Darm** (rechts und links): Je nach Beschwerden müssen Sie belebend massieren, um die Funktion der Organe anzuregen und den Körper bei der Entgiftung zu unterstützen, oder beruhigend, um nervöse Störungen zu beseitigen.
- **Obere Lymphbahnen** (am Zehenende bzw. in den Zehenzwischenraum beider Füße): Im so genannten Zangengriff streifen Sie kräftig vom Zehengrundgelenk zu den einzelnen Zehen-

zwischenräumen, dabei befindet sich der Daumen auf der Fußsohle und der Zeige- oder Mittelfinger auf dem Fußrücken. Beginnen Sie mit den Streichungen am linken Fuß, dann folgt der rechte. Diese Behandlung stimuliert den Lymphfluss.

Indikation
- Für alle geeignet.

Kontraindikationen
- Schwere Infektionen und Erkrankungen mit hohem Fieber
- Entzündungen im Venen- und Lymphsystem
- Verletzungen und Wunden am Fuß
- Bei Erkrankungen, die eine Operation erfordern
- Gebrechen, Erkrankungen oder Verletzungen an den Füßen, die eine Massage an den Reflexzonen unmöglich machen (z. B. starke Krampfadern, Fußpilz)
- Schwere Depressionen mit medikamentöser Therapie
- Schwangerschaft bis 7. Monat
- **Generell:** keine Fußmassage durch den Laien bei Krebserkrankung

Material
- Ca. 40 ml Öl (wärmend)
- Massageliege und Rolle (zum Abstützen der Beine) oder Liege mit verstellbarem Beinteil
- Küchentücher zum Abnehmen des Öls am Ende der Massage
- Handtuch und Tücher für heiße Kompressen

Behandlungsdauer
- Etwa 40 Minuten.

Wirkung einer Fußmassage

Sie kann Schmerzen lindern, die Atmung verbessern, der Stoffwechsel und damit die Ausscheidung von Toxinen werden aktiviert, und Blase sowie Darm sind besser zu kontrollieren. Sie beugt Steifheit und Verhärtungen vor, der Muskeltonus wird gestärkt, was die Füße gegenüber den täglichen

Fuß- und Handmassage
Padhabhyanga • Hathabhyanga

Belastungen widerstandsfähiger macht, Blutgefäße bleiben durchlässiger und die oft sehr stark strapazierte Haut wird gepflegt, das Sehvermögen verbessert sich, sie trägt zu einem besseren Schlafverhalten bei, und nicht zuletzt hat die Fußmassage auch einen aphrodisierenden Effekt (A. LELE/ S. RANADE/A. QUTAB).

Nach einer guten Massage fühlen sich sowohl der Massierte als auch der Massierende entspannt, ausgeglichen und erfrischt. Denken Sie stets daran: Der Therapeut profitiert selbst von der Energie, die er durch die Massage an den Kunden oder Patienten weitergibt. Die Voraussetzung dafür ist, dass er sich selbst öffnet für die Energie, die er aus dem kosmischen System erhält und uneigennützig an den zu Behandelnden weitergibt.

⇨ Beide Füße werden gleichzeitig behandelt, dabei werden alle Reflexzonen berührt. Würde man einzelne Zonen gesondert behandeln, wäre die Wirkung zu heftig.
⇨ Je sanfter die Berührungen sind, desto tiefer wirken sie.
⇨ Massieren Sie Ihre Füße auch selbst. Das dient, bei Verwendung entsprechender Lotionen oder Ölen, nicht nur der Pflege, sondern steigert auch das allgemeine Wohlbefinden.

Marmapunkte am Fuß

Hier wieder eine detaillierte Ansicht der Energiepunkte. Vermeintlich gibt es inhaltliche Abweichungen von den auf Seite 166 abgebildeten Reflexzonen. Aber die Behandlungswirkung ist deckungsgleich: Eine Fußmassage regt den Stoffwechsel an, stimuliert die Organfunktion, entspannt und energetisiert zugleich.

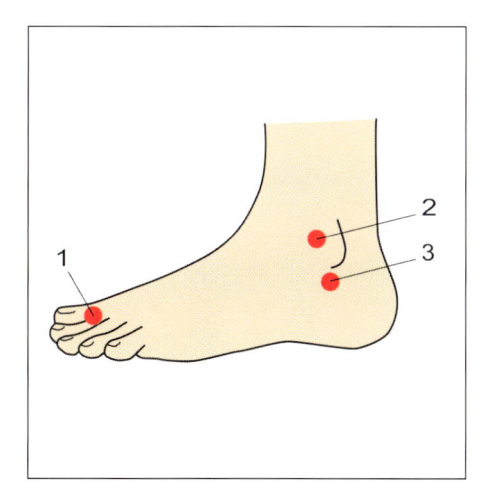

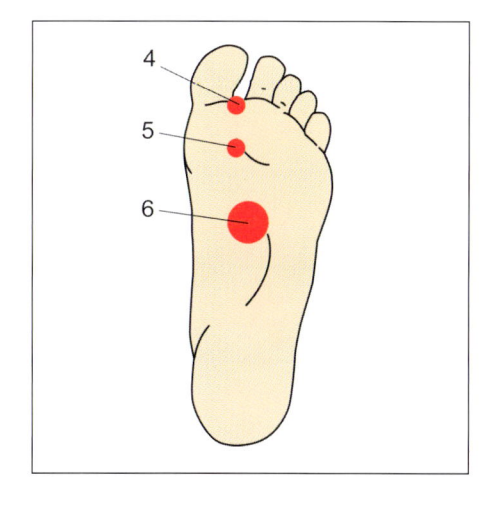

Marmapunkte auf Fuß und Fußsohle.

Marma	Lage	Behandlung und Wirkung
1 + 4 Kshipra	Zwischen großem und zweitem Zeh (Fußoberseite und Fußsohle)	Sanfte, kreisende Massage ▶ Stärkt Herz und Atmung ▶ Steuert die Bildung der außerzellulären Flüssigkeit
2 Gulpa	Auf dem Knöchelgelenk	Kreisende Massage ▶ Stimuliert die Lungentätigkeit ▶ Löst Verkrampfungen, Steifheit und Verspannungen
3 Kurchashira	Unterhalb des Knöchelgelenks	Kreisende Massage ▶ Entspannt verkrampfte Muskulatur ▶ Stärkt den Muskeltonus
5 Kurcha	An der Wurzel des großen Zehs auf dem Fußballen	Kreisende Massage ▶ Stärkt das Sehvermögen ▶ Steuert die Wahrnehmung von Hör-, Tast-, Geschmacks- und Geruchssinn
6 Talahridaya	Im Zentrum der Fußsohle	Kreisende Massage ▶ Stärkt die Lungenfunktion ▶ Kontrolliert die Bildung der außerzellulären Flüssigkeit

Quellen: Siehe Seite 143.

Die Energiemassage am Fuß Schritt für Schritt

Vorbereitung

Sie können dem Kunden vor der Behandlung ein warmes Fußbad (eventuell mit 2 EL Himalajasalz) anbieten oder die Füße mit feuchten Tüchern reinigen. Dann die Füße sorgfältig trocknen.

Der Kunde liegt oder sitzt in halb liegender Position bequem auf einer Behandlungsliege. Im Bereich der Waden oder der Kniekehlen befindet sich ein zusammengerolltes Handtuch, eine Rolle oder ein Kissen, damit die Füße leicht erhöht gelagert werden. Der Therapeut sitzt in angenehmer Haltung vor den Füßen des Klienten.

Fuß- und Handmassage
Padhabhyanga • Hathabhyanga

Beginn der Massage:

1 Kontaktaufnahme: Mit beiden Händen werden beide Füße (auf dem Fußrücken) des Klienten umfasst. Den Kontakt bewusst spüren.

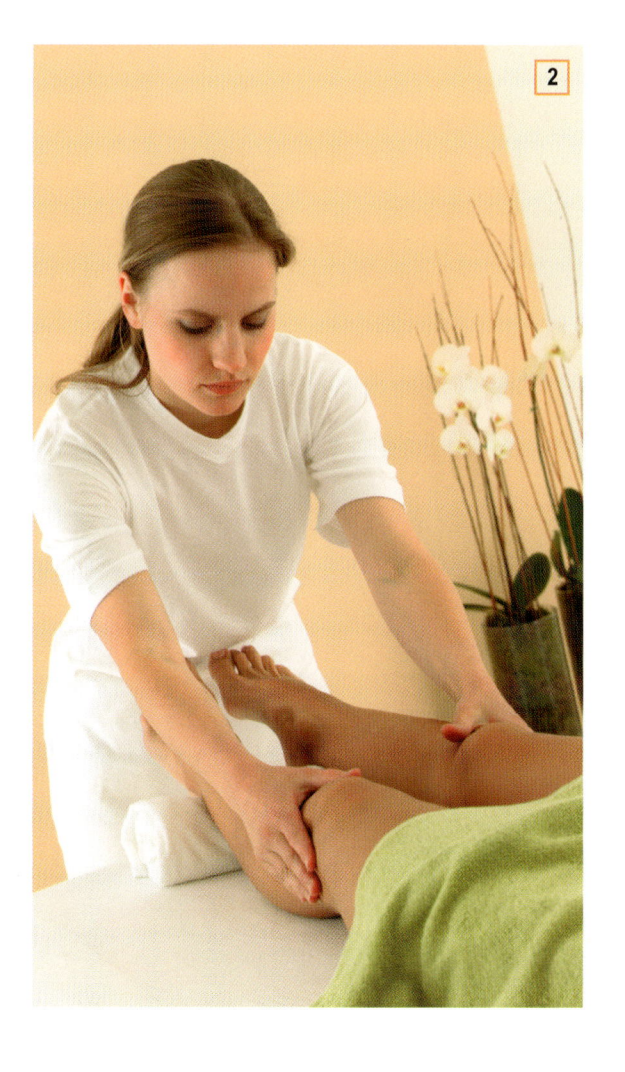

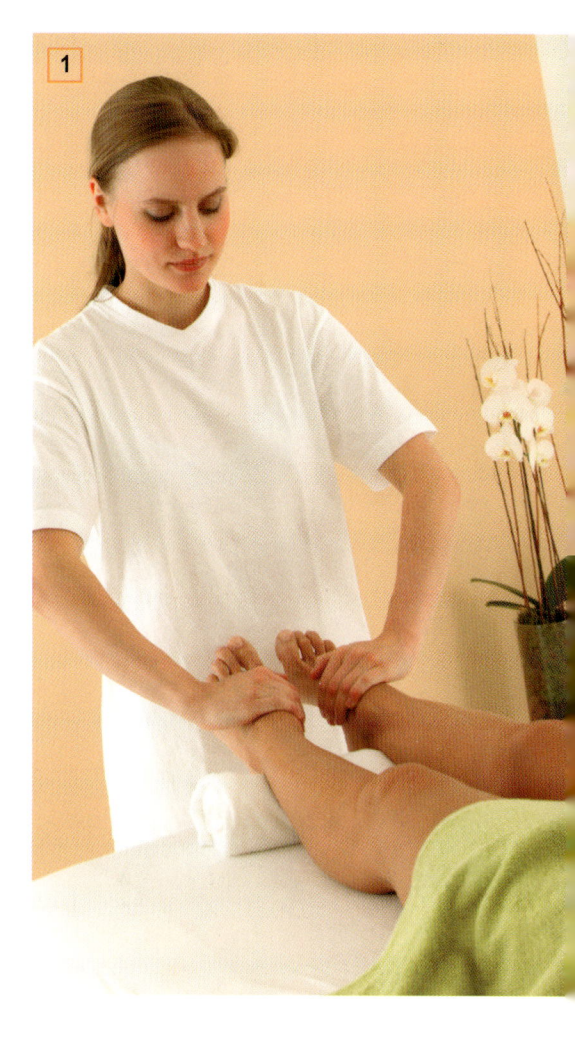

2
3 3 × Streichung über beide Fußrücken, die Fußgelenke, den unteren Teil der Unterschenkel und zurück zu den Zehenspitzen.

▶ Einölen: 3 × jeden Fuß vom Fußrücken über die Zehen zur Ferse.

171

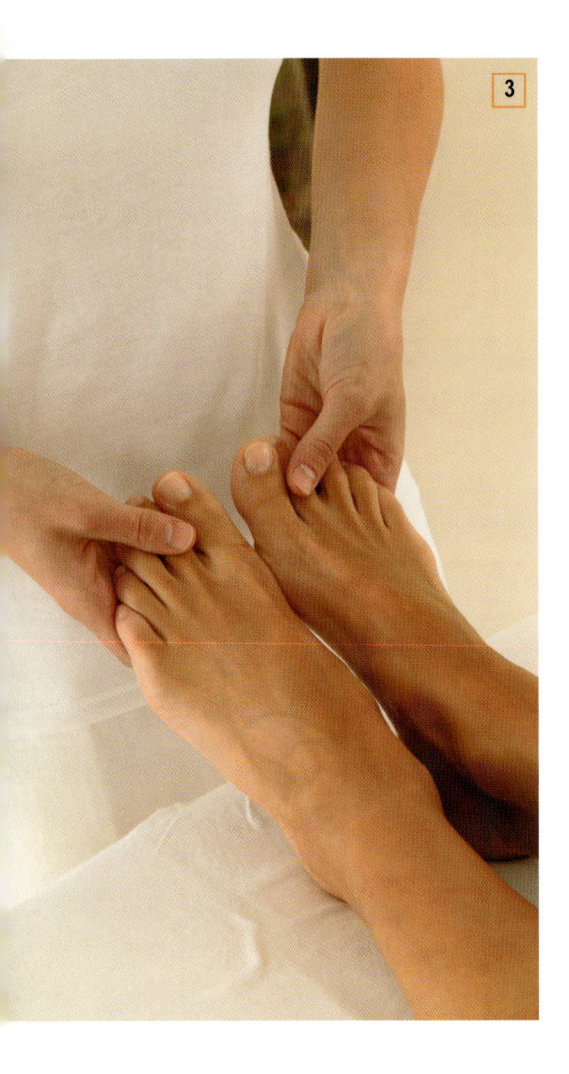

Fuß- und Handmassage
Padhabhyanga • Hathabhyanga

An beiden Füßen synchron arbeiten:

Teil 1

In Schwimmrichtung massieren:

- 20 × jedes Zehengelenk vom Grundgelenk zur Zehenspitze kreisend massieren.
- ▶ 3 × die Zehenzwischenräume von den Mittelfußknochen ausgehend in Auf- und Abwärtsbewegungen streichen (Daumen auf der Fußsohle, Zeige-, Mittel- und Ringfinger auf dem Fußrücken) und an den Zehen enden.

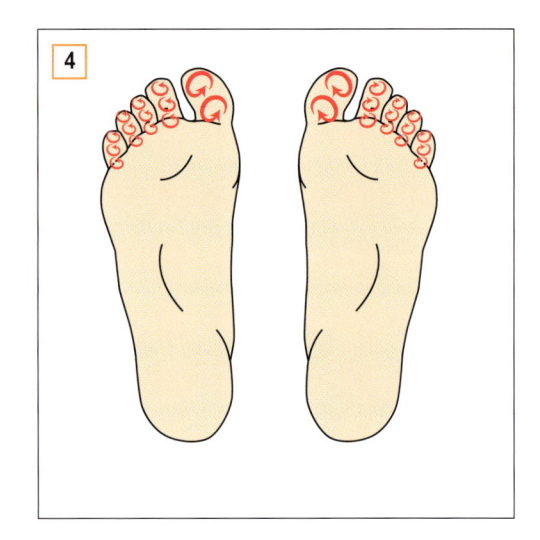

- 20 × den Großzehenballen.
  20 × den Fußballen vom 2. bis 5. Zeh.
  20 × die Fußmitte im inneren Teil (1.–3. Zeh).
  20 × die Fußmitte im äußeren Teil (3.–5. Zeh).
  20 × die Ferse.
- ▶ 20 × um die Knöchel kreisen: erst innen, dann außen

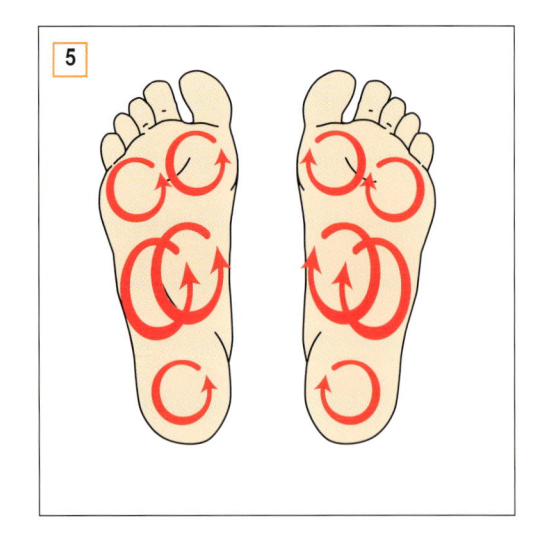

Teil 2

Gegen die Schwimmrichtung massieren:

6 20 × jedes Zehengelenk vom Grundgelenk zur Zehenspitze kreisend massieren.

▶ 3 × die Zehenzwischenräume von den Mittelfußknochen ausgehend in Auf- und Abwärtsbewegungen streichen (Daumen auf der Fußsohle, Zeige-, Mittel- und Ringfinger auf dem Fußrücken) und an den Zehen enden.

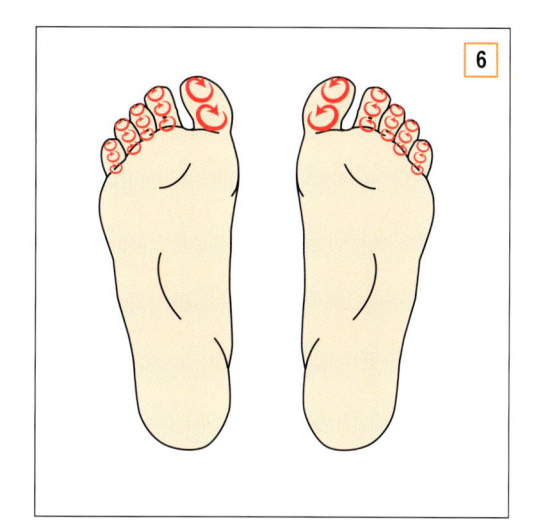

7 20 × den Großzehenballen.
20 × den Fußballen vom 2. bis 5. Zeh.
20 × die Fußmitte im inneren Teil (1.–3. Zeh).
20 × die Fußmitte im äußeren Teil (3.–5. Zeh).
20 × die Ferse.

▶ 20 × um die Knöchel kreisen: erst innen, dann außen.

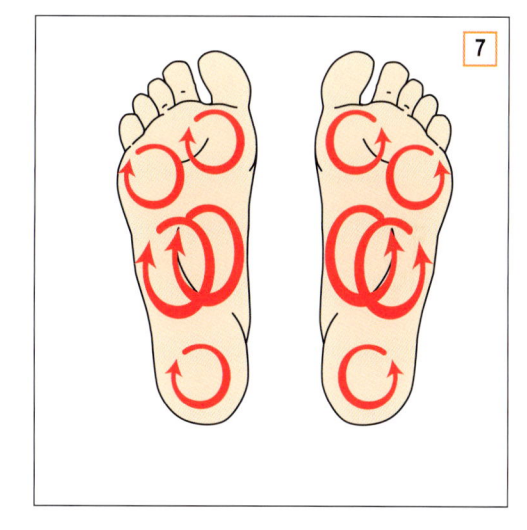

Teil 3

Teil 1 wiederholen: in Schwimmrichtung massieren.

Schluss:

▶ 10 × beide Füße gleichzeitig ausstreichen: vom Fußrücken über den Unterschenkel und die Ferse zu den Zehenspitzen.

Behandlungsabschluss:

▶ Mit feuchtheißem Tuch jeden Fuß sanft ausklopfen: erst links, dann rechts.
▶ Feuchtheiße Kompressen über beide Füße legen.
▶ Kompressen abnehmen, den Klienten und seine Füße warm zudecken und ihn 10–20 Minuten ruhen lassen.

Fuß- und Handmassage
Padhabhyanga • Hathabhyanga

Die Hände

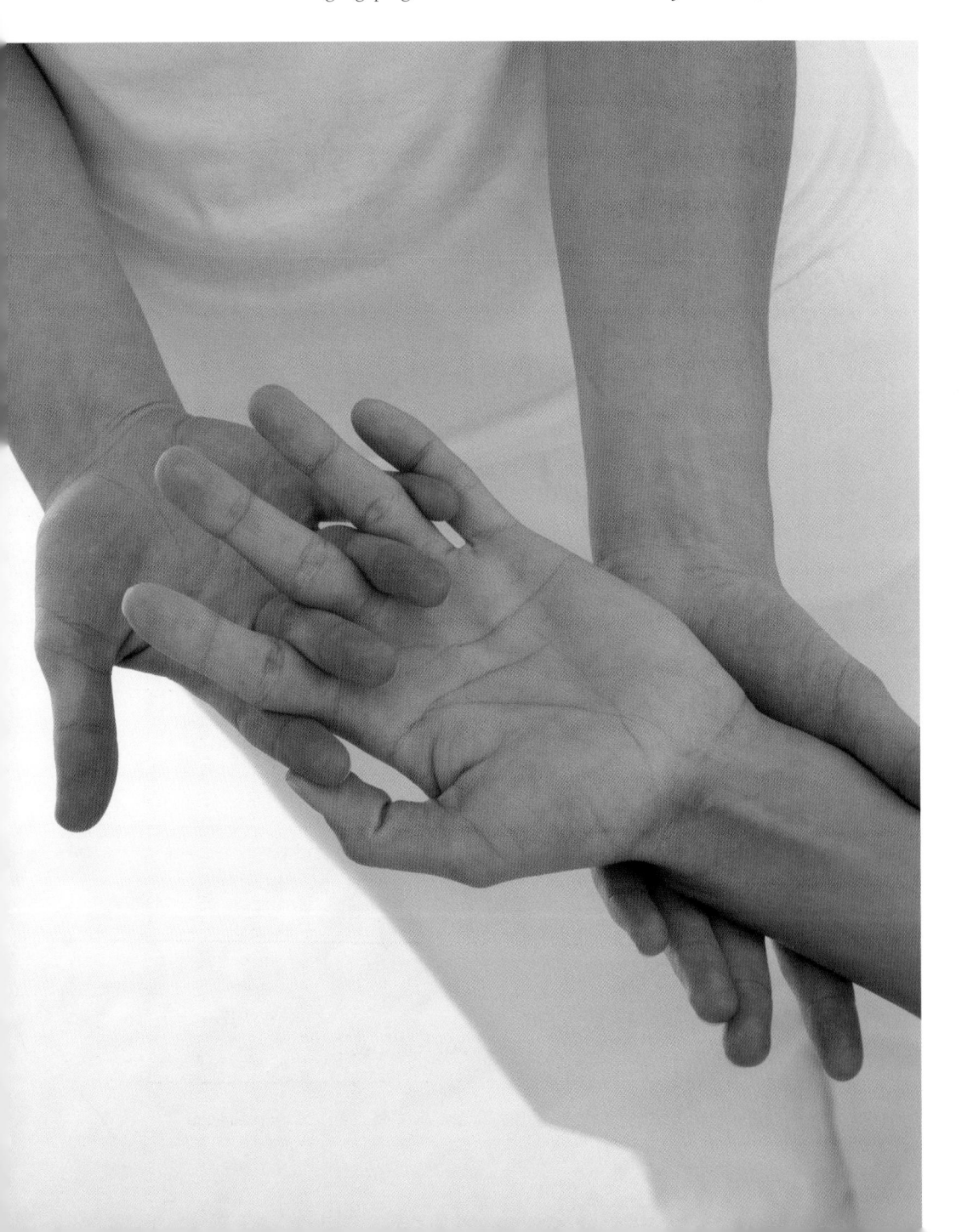

Bei der ersten Begegnung mit einem Menschen schauen Sie sicherlich zuerst in dessen Augen – und dann auf die Hände. Sind die Hände gepflegt und spricht die Gestik Sie an, dann fällen Sie vielleicht schon Ihr erstes Urteil. Hände sagen viel über einen Menschen aus: Zeugen sie von schwerer »handwerklicher« Arbeit oder sind es feingliedrige »Künstlerhände«? Verrät die Gestik, ob es sich um einen von Verstand und Logik geprägten Menschen handelt oder um jemanden, der sich von seinem Gefühl leiten lässt, oder sind beide Eigenschaften (Verstand und Gefühl) gleichmäßig verteilt? Und wie entzückend ist es, Kinderhände zu ergreifen, ihre Kraft zu spüren und ihr Vertrauen zu fühlen. Es ist sehr interessant, Hände zu beobachten. Zu Recht spricht man von »beredten Händen«, denn in der Tat erzählen sie uns Geschichten über die betreffende Person.

Auch die Handmassage sollte stets einfühlsam und behutsam sein. Denken Sie daran: Der Kunde oder die Patientin gibt sich in Ihre Hände! Eine Massagetechnik haben wir Ihnen bereits innerhalb des Kapitels über die Ganzkörpermassage solo vorgestellt (siehe S. 76–78). Diese Technik lässt sich sehr gut als separate Behandlung verabreichen, eventuell zusammen mit einer Gesichtsmassage; deshalb werden wir sie im Folgenden mit kleinen Abweichungen, Ergänzungen und kurzen Erläuterungen wiederholen. Wichtig ist, dass die Kundin oder der Kunde bequem und entspannt sitzt oder liegt und die Hand während der Massage gestützt wird oder aufliegt. Die Massage kann bei einer Einzelbehandlung natürlich ausgiebiger erfolgen. Das heißt, die Anzahl der einzelnen Streichungen kann erhöht werden.

Wichtig ist auch, den Lymphfluss zu beachten und von den Fingerkuppen Richtung Herz zu massieren. Am Ende der Massage wird die Hand mit dem Arm verbunden. Das heißt, es werden einige Streichungen von der Hand Richtung Oberarm ausgeführt: auf dem Oberarm leicht, am Unterarm etwas kräftiger, um den Lympfluss anzuregen. Beenden Sie die Massage stets mit entspannenden Streichungen.

Mit der Handmassage im ayurvedischen Sinne werden wie bei der Fußmassage bestimmte Ziele verfolgt: Auch sie dient der Stoffwechselanregung, der Unterstützung des Lymphabflusses und der Entspannung und Energetisierung. Deshalb haben wir hier wieder in die Handinnenflächen und die Handrücken jene Reflexzonen eingezeichnet, die für die ayurvedische Massage von Interesse sind.

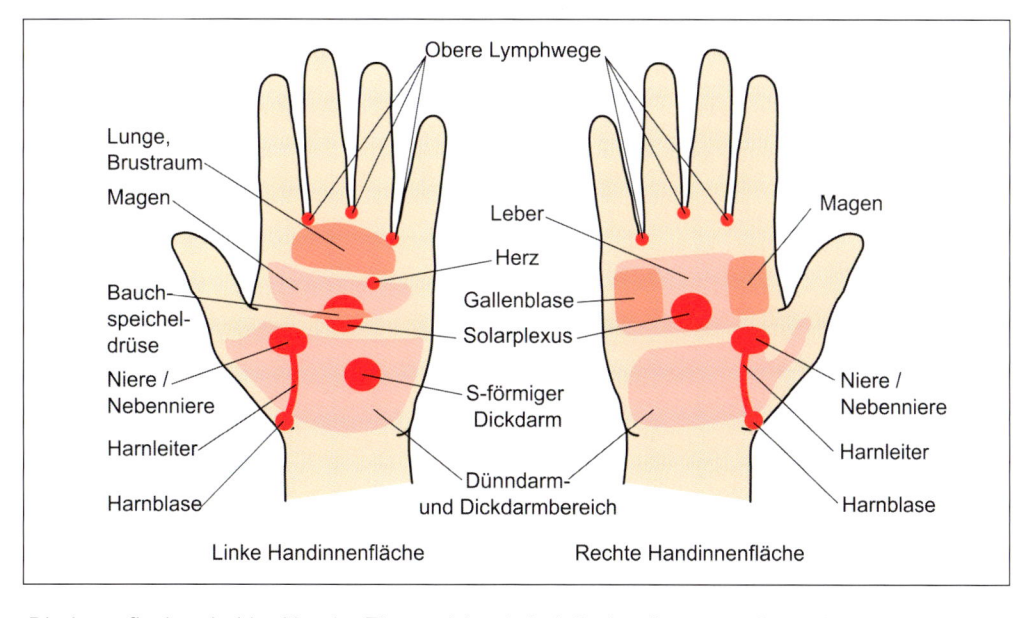

Die Innenflächen beider Hände. Eingezeichnet sind die für die ayurvedische Handmassage relevanten Reflexzonen.

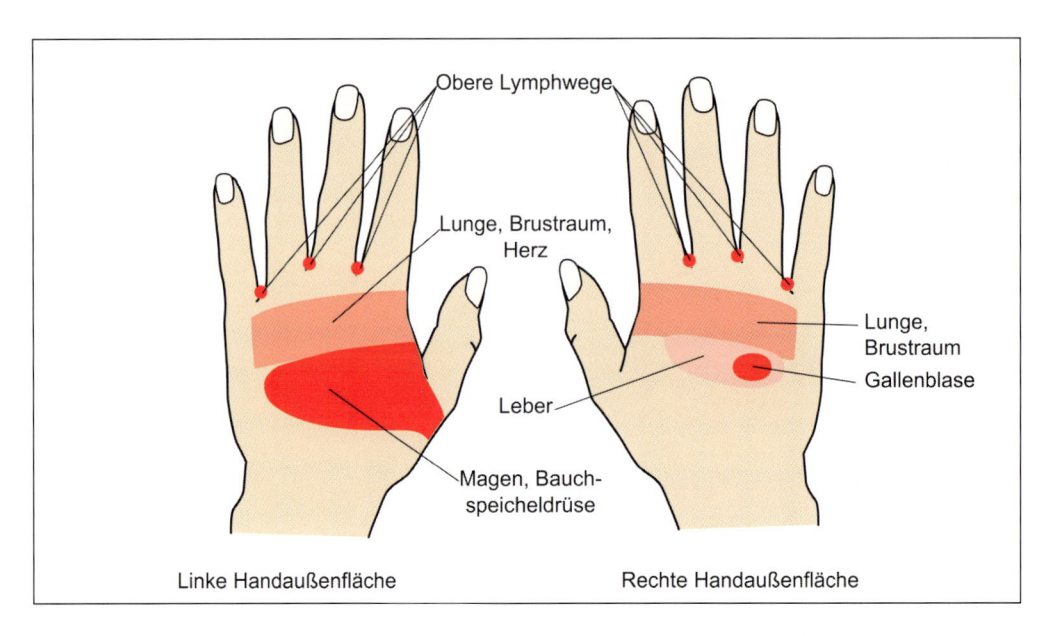

Fuß- und Handmassage
Padhabhyanga • Hathabhyanga

Die beiden Handrücken. Eingezeichnet sind die für die ayurvedische Handmassage relevanten Reflexzonen.

Im Folgenden kurz einige Informationen zu den einzelnen Punkten bzw. Organ»flächen«:

- **Solarplexus** (in beiden Handinnenflächen): Eine Druckmassage oder ein gezieltes Kreisen auf diesem Punkt ist sehr entspannend, hilft aber auch, Nervosität, Angstzustände und Stress abzubauen.
- **Magenzone** (linke Handinnenfläche und linker Handrücken): Die Massage quer über die Innenfläche von der Kleinfingerseite in Richtung Daumenballen hilft, Störungen im Magen, in der Bauchspeicheldrüse sowie in der Milz zu mildern.
- **Verdauungsorgane** (mittlere Handinnenfläche und Handrücken beider Hände): Die Streichungen verlaufen wie oben beschrieben vom Mittelhandknochen zum Handgelenk. Hier werden Störungen in Leber und Gallenblase (rechte Hand) sowie Magen und Darm (beide Hände) behandelt.
- **Dick- und Dünndarm** (beide Handinnenflächen): Auch hier ist die Technik wie oben beschrieben. In der rechten Hand finden Sie Leber- und Gallenpunkt sowie jenen des aufsteigenden Dickdarms. Mit der Behandlung regen Sie die Funktion dieser Organe an.
- **Obere Lymphbahnen** (Handinnenfläche und Handrücken beider Hände): Im so genannten Zangengriff streifen Sie kräftig vom Fingergrundgelenk zu den einzelnen Fingerzwischenräumen, dabei ist der Daumen auf der Innenseite der Hand, der Zeige- oder Mittelfinger auf dem Handrücken. Beginnen Sie mit den Streichungen an der linken Hand, dann folgt die rechte. Diese Behandlung stimuliert den Lymphfluss.

Indikation

- Für jeden geeignet.

Kontraindikationen

- Offene Wunden und akute Verletzungen
- Bei Erkrankungen, die operiert werden müssen
- Nach einer Handoperation oder nach Knochenbrüchen (wegen Ruhigstellung)
- Bei Stauchungen und Prellungen

Material

- Ca. 40 ml Öl
- Eventuell Massageliege und Rolle (zum Abstützen der Beine für eine bequemere Lage des Kunden)
- Küchentuch zum Abnehmen des Öls am Ende der Massage
- Handtuch und Tücher für heiße Kompressen

Behandlungsdauer

Für die Handmassage können Sie etwa 20–30 Minuten einplanen. Bei der Selbstbehandlung wird sie sicherlich etwas kürzer ausfallen. Sollten Sie Beschwerden zum Beispiel mit den oben aufgeführten Organen haben, können Sie diese Griffe ruhig mehrmals am Tag anwenden.

Marmapunkte der Hand

Wenn Sie die Hand- mit den Fuß-Marmas vergleichen, dann finden Sie eine große Parallelität, ähnlich den Reflexzonen. Das bedeutet, dass die Wirkung einer Handmassage jener der Fußmassage sehr ähnlich ist. Aber weil die Fußfläche größer als die der Hand ist, ist auch die Wirkung der Fußmassage spürbarer. Dennoch lohnt es sich, den Händen mehr Aufmerksamkeit zuteil werden zu lassen, sie mit entsprechendem Öl zu pflegen und hin und wieder mit einer sanften und entspannenden Massage zu verwöhnen.

⇨ Tipp: Massieren Sie Ihre Hände zwischendurch selbst. Das dient nicht nur der Pflege, sondern steigert auch Ihr allgemeines Wohlbefinden.

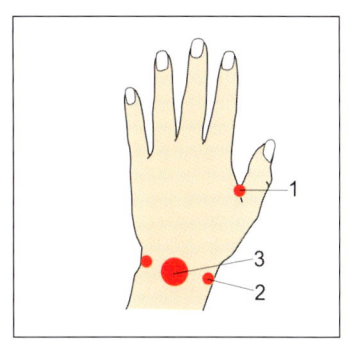

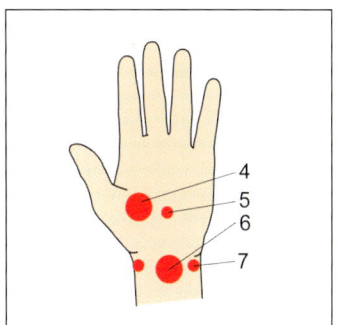

Marma	Lage	Behandlung und Wirkung
1 Kshipra	Zwischen Daumen und Zeigefinger (innen und außen)	Sanfte, kreisende Massage ▶ Stärkt Herz und Atmung ▶ Steuert die Bildung der außerzellulären Flüssigkeit
2 + 7 Kurchashira	Rechts und links unterhalb des Handgelenks	Kreisende Massage ▶ Entspannt verkrampfte Muskulatur ▶ Stärkt den Muskeltonus
3 + 6 Manibandha	In der Mitte des Handgelenks (innen und außen)	Kreisende Massage ▶ Löst Verkrampfungen, Steifheit und Verspannungen ▶ Fördert die Versorgung des Knochengewebes
4 Kurcha	An der Daumenwurzel auf dem Handballen	Kreisende Massage ▶ Steuert die Wahrnehmung von Hör-, Tast-, Geschmacks- und Geruchssinn
5 Talahridaya	Im Zentrum der Handinnenfläche unterhalb des Mittelfingers	Kreisende Massage ▶ Stärkt die Lungenfunktion

Quellen: Siehe Seite 143.

Die Handmassage Schritt für Schritt

Vorbereitung

Der Kunde liegt oder sitzt in halb liegender Position bequem auf einer Behandlungsliege. Im Bereich der Waden oder der Kniekehlen befindet sich ein zusammengerolltes Handtuch, ein Kissen oder eine Rolle, damit der Rücken entlastet wird und der Kunde sich entspannen kann. Nun beide Hände mit einem feuchten, warmen Tuch reinigen.

Kontaktaufnahme

Beide Hände in die eigenen warmen Hände nehmen und durch die Berührung und das Halten Vertrauen schaffen.

Fuß- und Handmassage
Padhabhyanga • Hathabhyanga

Nun arbeiten Sie jeweils an der linken bzw. rechten Hand getrennt:

Der Therapeut steht neben der Hüfte:
- Die Hand des Kunden mit beiden Händen erfassen, den Unterarm anheben und den Arm anwinkeln. Das Handgelenk mit beiden Händen umfassen und in 6 schnellen Wechselkreisen massieren: 3 × zum Arm, 3 × zur Hand. Dann den Ellbogen sanft auf die Massageliege aufstellen.
- Den Daumen auf die Mitte der Handinnenfläche legen und das Hand-Chakra öffnen: Druck auf die Mitte der Handinnenfläche mit dem Daumen, Gegendruck auf dem Handrücken mit dem Zeige- oder Mittelfinger.
- 10 Kreise in der Handinnenfläche. Die Kreise bleiben immer gleich.
- 5 × die Handinnenfläche vom Handgelenk aus zu den Fingerwurzeln mit beiden Daumen in einer Schwimmbewegung nach oben fest massieren (»Schmetterling«). Jedes Mal wieder am Handgelenk beginnen.
- Beginnend beim Daumen, jeden Finger umfassen (»Zangengriff«), 3 × kräftig auf und ab reiben und nach oben loslassen. Die andere Hand hält dabei das Handgelenk stabil.
- 5 kleine Kreise an der Handwurzel.
- Die Hand des Kunden senkrecht aufstellen, am Handgelenk fest umfassen und mit den Fingern der anderen Hand in den Fingerzwischenräumen 3 × kräftig auf und ab fahren, dabei die Finger wie einen Rechen halten. Dann fest zugreifen und die eigenen Finger nach oben hin lösen.
- **1** Einen kleinen Schritt zum Kopfende des Kunden machen und die gleiche Bewegung wie vorher, aber jetzt vom Handrücken aus: 10 Kreise auf dem Handrücken und 5 »Schmetterlinge«.
- Zwischenräume der Finger massieren (»Rechen«) und die Finger nach oben ausstreichen.
- **2 3** Die Finger einzeln nach oben ausstreichen; am Daumen beginnen und am kleinen Finger enden.

Nach dieser eher kräftigen Massage widmen Sie sich nun den einzelnen Körperbereichen über die Reflexzonen bzw. Marmapunkte. Sie stehen so, dass die Fingerspitzen des Kunden zu Ihnen zeigen.

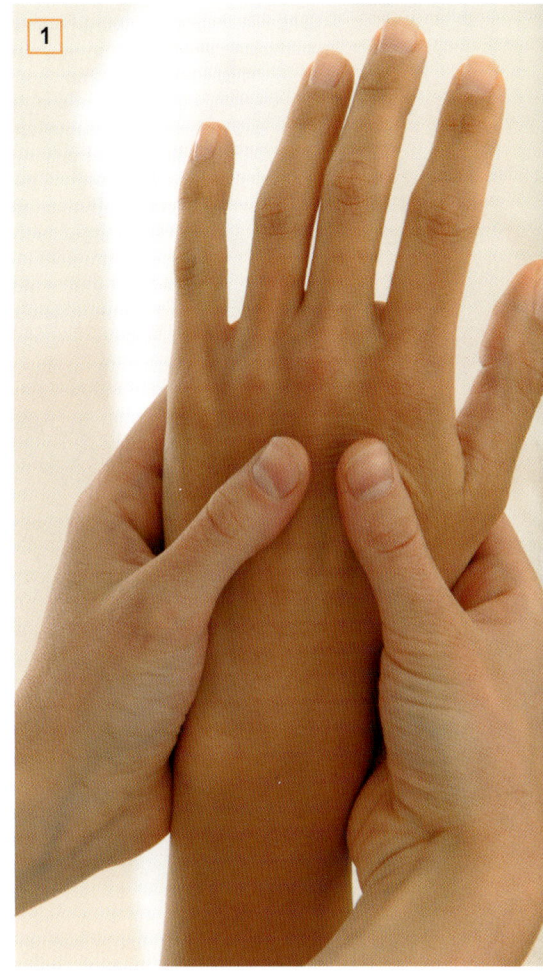

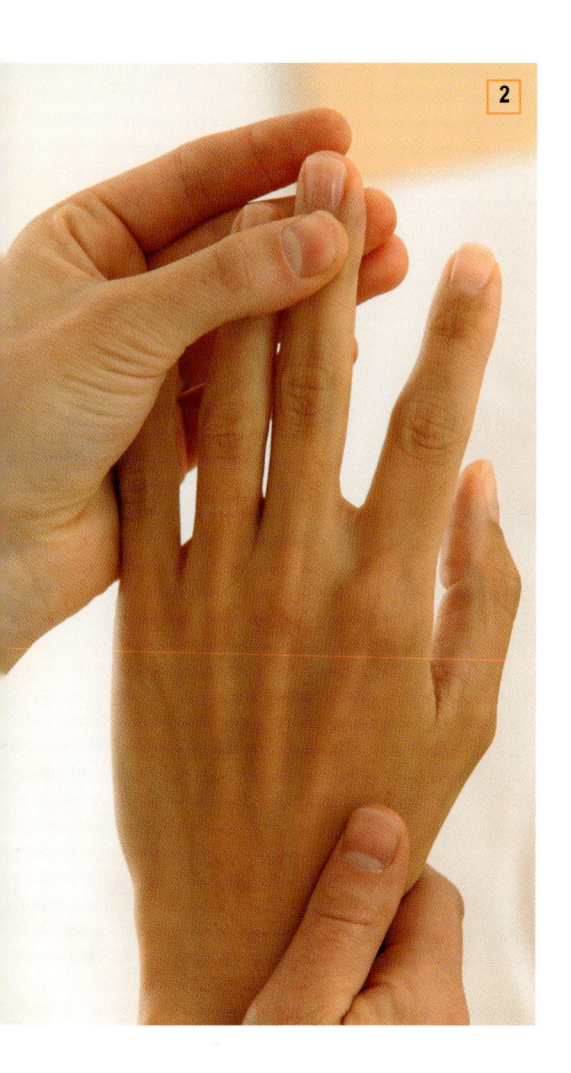

Fuß- und Handmassage
Padhabhyanga • Hathabhyanga

Die einzelnen Streichungen sind sanft und ausgleichend. Sie halten die Hand des Kunden in Ihren beiden Händen und massieren mit beiden Daumen:

Die linke Handinnenfläche des Kunden zeigt nach oben:
- 5 große kreisende Streichungen der Handinnenseite und Lösung der Verhärtungen des Handmittelknochens: entspannt Nacken sowie Schultern, stärkt die Lungenfunktion und regt die Ausscheidungsorgane an.
- 5 kleine Kreise auf dem Solarplexuspunkt in der Mitte der Handinnenfläche: entspannt nicht nur die Körpermitte, sondern unterstützt auch die Herz- und Lungentätigkeit.

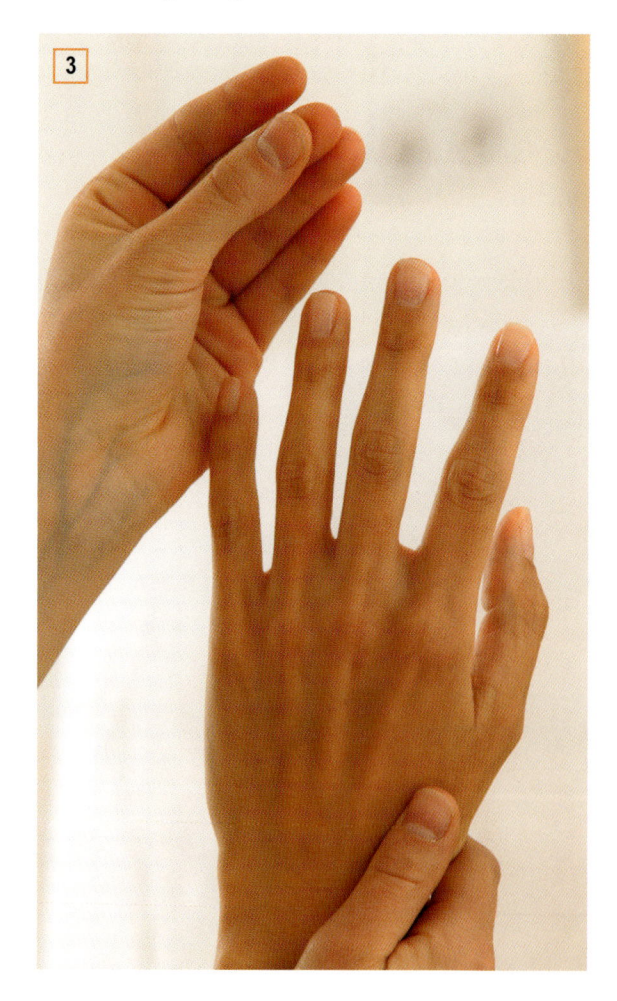

- 5 kreisende Streichungen der Handinnenseite Richtung Handgelenk: entspannt die Brustwirbelsäule und regt die Ausscheidungsorgane an.
- 5 großflächige Kreise auf dem Handballen: entlastet das Daumengelenk und fördert das Wahrnehmungsvermögen.
- 5 × die Hand über der Handwurzel »auseinanderstreichen«: stimuliert Niere, Blase sowie Dünn- und Dickdarmbereich.

- 5 Streichungen auf der Handwurzel: stärkt den Muskeltonus und erhöht die Versorgung des Knochengewebes.

Nun arbeiten Sie am Handrücken, dabei zeigt er nach oben:
- Je 5 kleine Kreise auf den Fingerzwischenräumen: stimuliert den Lymphfluss.
- 5 kreisende Streichungen des Handrückens: entspannt den Brustkorb und unterstützt die freie Atmung.
- 5 kreisende Streichungen auf dem Daumenballen und am Ende den Daumen im Zangengriff ausstreichen: fördert die Durchblutung, stimuliert die Bauchspeicheldrüse.
- 5 kreisende Streichungen Richtung Handgelenk: entspannt das Becken und unterstützt die Funktion von Galle, Magen und Bauchspeicheldrüse.
- 5 Streichungen auf der Handwurzel: stärkt den Muskeltonus und erhöht die Versorgung des Knochengewebes.

- Beenden Sie die Massage der einen Hand, indem Sie sie ablegen, die Hand mit dem Arm bis zum Ellbogen oder Oberarm verbinden und sanft im Sandwich-Griff ausstreichen. 5 x wiederholen.

Nun gehen Sie auf die andere Seite des Kunden und wiederholen die Abläufe an der anderen Hand.

Abschlussstreichung:

- Nehmen Sie wie zu Beginn der Behandlung beide Hände des Kunden in die Ihren und »verabschieden« Sie sich von ihnen, indem Sie sie eine Weile ruhig halten, langsam ablegen und sanft ausstreichen.

Öl mit Küchentüchern und Handtuch oder feuchtheißen Kompressen abnehmen. Danach kann der Kunde noch 10 Minuten ruhen.

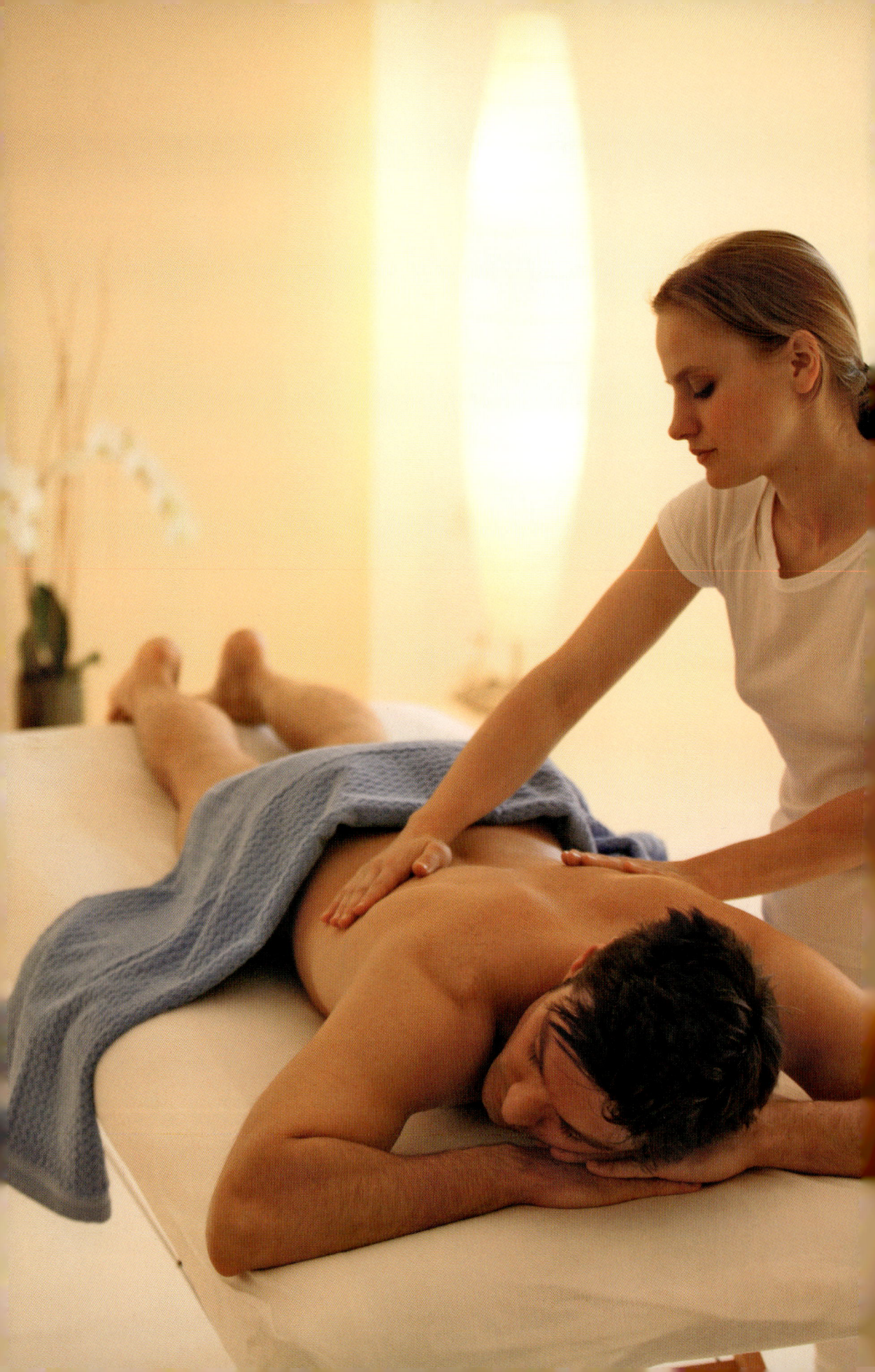

Kapitel 9

Rückenmassage

Kundalini-Massage

Unsere Wirbelsäule ist die Stütze des Körpers, aber auch der Seele. An der Haltung lässt sich übrigens meist auch die Stimmung ablesen, in der wir uns befinden. Schon kleinere Muskelverspannungen machen uns zu schaffen, und jeder, der einmal unter mehr oder weniger massiven Rückenschmerzen gelitten hat, weiß, wie sehr dadurch die Psyche beeinflusst war. Deshalb ist es so wichtig, dem Rücken im Alltag durch entsprechendes Verhalten, die richtigen Bewegungen, aber auch durch eine Stärkung nicht nur der Rücken-, sondern auch der Bauchmuskulatur unsere besondere Beachtung zu schenken.

Die »tragende Säule« unseres Körpers: die Wirbelsäule

Für Rückenprobleme gibt es vielerlei Ursachen: Fehlbelastung und in der Folge davon einseitige Verspannung der Rückenmuskulatur, Fehlstellung der Rückenwirbel und anderes mehr. Aber auch der heute schon bei Kindern zu beobachtende Bewegungsmangel führt zu Rückenschäden, und nicht zuletzt sei eine mangelhafte Ernährung (fehlende Vitamine, Mineralstoffe und Spurenelemente) als Grund für Rückenleiden erwähnt. All dies kann zu einer Schwächung der Muskulatur sowie zu einer Schädigung der Wirbelkörper führen.

Es würde zu weit führen, im Rahmen dieses Buches ausführlich auf die einzelnen Segmente der Wirbelsäule und mögliche somatische Störungen oder Krankheitsbilder einzugehen. Im Anhang finden Sie hierzu einige Buchtitel aufgeführt. Da es uns aber wichtig erscheint, sich bewusst zu sein, dass Blockaden in den einzelnen Bereichen der Hals-, Brust- und Lendenwirbelsäule oder Wirbel-

Rückenmassage
Kundalini-Massage

verschiebungen Auswirkungen auf die Blutversorgung beziehungsweise bestimmte Organe haben, möchten wir im Folgenden eine Übersicht über die enge Verbindung zwischen der Wirbelsäule und den inneren Organen, Drüsen und den Geweben ganz allgemein geben:

Rechts: Schematische Darstellung der Hals-, Brust- und Lendenwirbel sowie des Kreuzbeins und des Steißbeins.

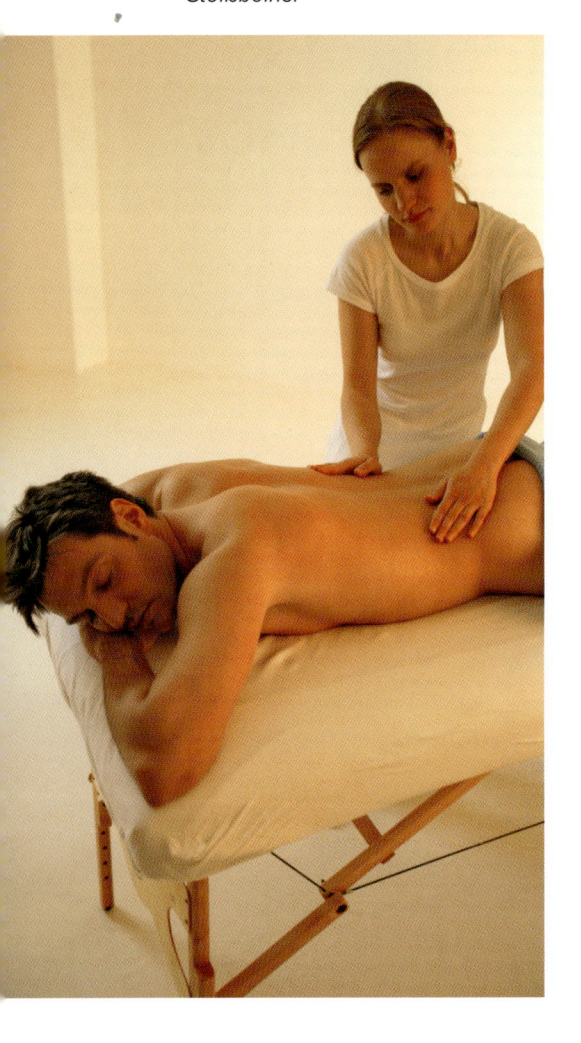

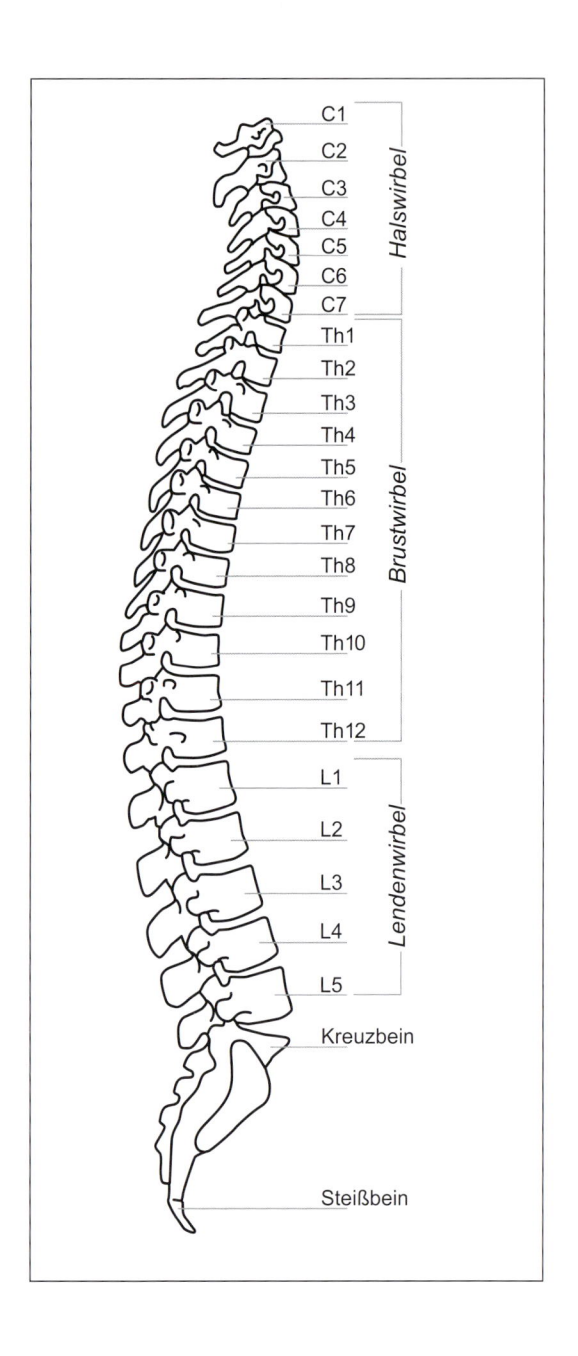

Links: Gesunde Krümmung der Wirbelsäule.

Körperbereiche, welche von den einzelnen Wirbeln versorgt werden	Mögliche Auswirkungen bei Wirbelverschiebungen
HALSWIRBEL	
C1 Blutversorgung im Kopf, Zirbeldrüsenregion, Kopfhaut, Gesichtsknochen, Hirn, inneres und mittleres Ohr, sympathisches Nervensystem, 7. Chakra = Kronen-Chakra	Kopfschmerzen, Kopfgrippe, Migräne, Bluthochdruck, chronische Müdigkeit, Nervosität, Schlaflosigkeit, Nervenzusammenbruch, Gedächtnisschwund, Schwindel
C2 Augen, Sehnerven, Zunge, Stirn, Hörnerven, Stirnhöhlen, 6. Chakra = Stirn-Chakra oder Drittes Auge	Nebenhöhlenbeschwerden, Allergien, Taubheit, Ohrenschmerzen, Augenleiden, Schielen, Ohnmachtsanfälle
C3 Wangen, äußeres Ohr, Gesichtsknochen, Zähne, Trigeminus-Nerv	Neuralgie, Nervenentzündung, Pickel, Akne, Ekzeme, Ohrensausen, Zahnschmerzen
C4 Nase, Lippen, Mund, Eustachische Röhre	Heuschnupfen, Katarr, Allergien, Polypen, aufgeplatzte Lippen, Gehörverlust
C5 Stimmbänder, Halsdrüsen, Rachenhöhle	Halsschmerzen, Heiserkeit, Kehlkopfentzündung, chronische Erkältung etc.
C6 Nackenmuskeln, Schultern, Mandeln	Steifer Nacken, Oberarmschmerzen, Mandelentzündung, Keuchhusten, Krupp-Husten
C7 Schilddrüse, Schleimbeutel in den Schultergelenken und Ellbogen, 5. Chakra = Hals-Chakra	Schleimbeutelentzündung, Erkältungen, Schilddrüsenerkrankungen, Tennisarm, Kropf
BRUSTWIRBEL	
Th1 Arme unterhalb der Ellbogen, Hände, Handgelenke, Finger, auch Speise- und Luftröhre	Schmerzen in Unterarmen und Händen, Sehnenscheideentzündung, pelziges Gefühl in den Fingern, Atembeschwerden, Kurzatmigkeit, Asthma, Husten
Th2 Herz, Herzkranzgefäße, 4. Chakra = Herz-Chakra	Funktionelle Herzbeschwerden und bestimmte Brustleiden, Rhythmusstörungen, allgemeine Ängste
Th3 Lunge, Bronchien, Brustfell, Brustkorb	Grippe, Bronchitis, Rippenfell- und Lungenentzündung, Asthma
Th4 Gallenblase, Gallengänge	Gallenleiden, Gallensteine, Gelbsucht, Gürtelrose, seitliche Kopfschmerzen bedingt durch Blockade des Gallenmeridians
Th5 Leber, Solarplexus, Blut, 3. Chakra = Solarplexus-Chakra	Leberleiden, Fieber, niedriger Blutdruck, Kreislaufschwäche, Anämie, Arthritis
Th6 Magen	Magenbeschwerden (auch nervöser Art), Verdauungsstörungen, Sodbrennen

Körperbereiche, welche von den einzelnen Wirbeln versorgt werden	Mögliche Auswirkungen bei Wirbelverschiebungen
BRUSTWIRBEL	
Th7 Bauchspeicheldrüse, Langerhans-Inseln, Zwölffingerdarm	Geschwüre, Magenbeschwerden, Schluckauf, Gastritis, Diabetes
Th8 Milz, Zwerchfell	Geschwächtes Immunsystem, Milzprobleme, Gefühl der Schwäche, Energiemangel
Th9 Nebennierendrüsen	Allergien, Schuppenflechte, Nesselausschläge
Th10 Nieren	Nierenbeschwerden, Nierenbeckenentzündung, Arterienverkalkung, chronische Müdigkeit
Th11 Nieren, Harnröhre	Hauterkrankungen, z. B. Pickel, Akne, Ekzeme oder Furunkel, raue Haut, Schuppenflechte
Th12 Dünndarm, Lymphsystem, Eileiter, Blutkreislauf, 2. Chakra = Sakral-Chakra	Rheuma, Blähungen, gewisse Arten der Sterilität, Wachstumsstörungen
LENDENWIRBEL	
L1 Dickdarm, Leistenpforte	Verstopfung, Kolitis (Dickdarmentzündung), Durchfall, Ruhr, manche Arten von Brüchen (Hernien)
L2 Blinddarm, Wurmfortsatz, Unterleib, Oberschenkel	Krämpfe, Atembeschwerden, Übersäuerung, Krampfadern
L3 Sexualorgane (Ovarien, Testikel, Gebärmutter), Blase, Knie	Blasenleiden, Menstruationsbeschwerden, Schwangerschaftsstörungen, Fehlgeburten, Bettnässen, Impotenz, Wechseljahrbeschwerden, Kniebeschwerden
L4 Prostatadrüse, Muskeln am unteren Rücken, Ischiasnerv	Hexenschuss, Ischias, Rückenbeschwerden, schwieriges und schmerzhaftes oder zu häufiges Wasserlassen, Prostatastörungen
L5 Unterschenkel, Fußgelenke, Füße, Zehen	Schlechte Durchblutung der Unterschenkel, geschwollene Beine, Füße und Knöchel (Ödeme), schwache Sprunggelenke und Fußgewölbe, kalte Füße, schwache Beine, Wadenkrämpfe
Sakrum Hüftknochen, Gesäß	Beschwerden im Bereich der Hüft- und Beckengelenke sowie des Kreuz-Darmbein-Gelenkes, Wirbelsäulenverkrümmungen
Steißbein Rektum, Anus, 1. Chakra = Wurzel-Chakra	Hämorrhoiden, Afterjucken, Schmerzen beim Sitzen am Ende der Wirbelsäule

Quellen:
HARALD FLEIG: »Heilen über die Wirbelsäule mit der Dorn- und Breuß-Methode«, 1997
ANNA ELISABETH RÖCKER: »Atlas des ganzheitlichen Heilens«, 1998; Parker Chiropractic Research Foundation, 1975

Wir haben die Versorgungsfunktion der Wirbel und mögliche Beschwerden so ausführlich dargestellt, weil dies helfen soll, bei entsprechenden Auffälligkeiten *auch* an eine Wirbelverschiebung als Ursache zu denken. Jegliche Schmerzen oder sonstigen Beeinträchtigungen **müssen jedoch immer von einem Arzt abgeklärt werden**. Von einer Selbstbehandlung ohne ärztlichen Rat ist in jedem Fall abzuraten.

Was kann nun jeder tun, um derartigen Beschwerden, Schäden oder Degenerationserscheinungen vorzubeugen? Das A und O ist, einseitige Belastungen oder Bewegungen zu vermeiden und – gerade bei einer sitzenden Tätigkeit – Ausgleichsbewegungen zu machen. Räkeln Sie sich ausgiebig schon morgens vor dem Aufstehen und strecken Sie auch während des Tages Ihren Rücken – er wird es Ihnen danken.

Sport in Maßen betrieben ist gesund. Sicherlich finden Sie eine Bewegungs- oder Sportart, die Ihnen Spaß macht – Voraussetzung dafür, dass Sie dabeibleiben. Auch der regelmäßige Besuch eines Fitnessstudios ist sicherlich zu empfehlen; allerdings muss hier sorgfältig ausgewählt werden.

Wer die Kombination von Tanz und Musik liebt, der findet vielleicht die Antwort auf Bewegungsmangel im orientalischen oder afrikanischen Tanz. Bauchtanz beispielsweise macht nicht nur Spaß, sondern stärkt auch die Rückenmuskulatur. Allerdings muss man selbst beurteilen, welche Bewegungen einem guttun und welche man besser unterlässt, um möglichen Schaden zu vermeiden.

Yoga ist ebenfalls eine wunderbare Methode, um Sie gesund zu erhalten. Am besten lernen Sie Yoga bei einem guten Lehrer, der Ihre Asanas korrigiert, damit Sie von Anfang an die richtigen Bewegungsabläufe einstudieren. Haben Sie dabei Geduld mit sich selbst. Vielleicht gelingen die Übungen nicht gleich in Perfektion. Wenn Sie aber täglich üben – und seien es nur 10 Minuten –, profitiert nicht nur Ihr Körper, sondern auch Seele und Geist. Yoga beinhaltet neben komplizierten Asanas auch sehr einfache Übungen für die Wirbelsäule, die Sie ganz gezielt einsetzen können.

Im Folgenden ein wunderschönes Beispiel, wie Sie Ihren Rücken stärken können. Diese Abfolge von Asanas (Haltungen), welche sehr stark in der Konzentration des Atems und in Bewegung geübt werden, ist eine Alternative zu »Surya Namaskar«, dem Gruß an die Sonne. Die Übung kann auch von im Yoga weniger geübten Menschen praktiziert werden.

Wirkung

- Die Wirbelsäule wird beweglicher.
- Das Atemvolumen erhöht sich.
- Die Durchblutung wird gefördert.
- Schlacken werden gelöst und schneller abgebaut.
- Das Gewebe wird gestrafft.
- Die Körperfitness wird gesteigert.

Die 8 Schätze des Atems

Karana aus dem Yoga der Energie
- ▶ Wir stehen aufrecht, mit geschlossenen Beinen und geradem Rücken, und atmen aus.
- ▶ Mit dem Einatmen heben wir beide Arme seitlich neben dem Körper nach oben, fassen die Ellbogen und dehnen uns mit dem Ausatmen über die Ellbogen nach oben.

Die Ellbogen bleiben umfasst:
- ▶ Einatmend neigen wir den Oberkörper nach links, ausatmend zur Mitte zurück.
- ▶ Einatmend neigen wir den Oberkörper nach rechts, ausatmend zur Mitte zurück.
- ▶ Einatmend lösen wir die Hände von den Ellbogen und dehnen uns über die Fingerspitzen weit nach oben, ausatmend winkeln wir die Arme an (Kerzenleuchterhaltung), die Ellbogen befinden sich in Höhe der Schultern.

Achtung: Knie beugen:
- ▶ Einatmend dreht der Oberkörper mit den angewinkelten Armen nach links, ausatmend zur Mitte zurück.
- ▶ Einatmend dreht der Oberkörper mit den angewinkelten Armen nach rechts, ausatmend zur Mitte zurück.
- ▶ Einatmend beide Arme weit über die Handflächen nach oben dehnen – der Kopf liegt im Nacken –, ausatmend Ellbogen und Knie beugen, die Fingerspitzen vor den Zehen aufstellen (Kopf-Knie-Stellung).
- ▶ Einatmend führen wir die Arme in Schulterhöhe auseinander – der Oberkörper bleibt nach vorne gebeugt –, ausatmend die Arme vor den Körper bringen, die Fingerspitzen vor den Zehen aufstellen, in die Hocke bewegen – die Atemleere wahrnehmen.
- ▶ Einatmend aus der Kraft der Beine den Körper aufrichten, die Arme über den Kopf nach oben bewegen, weit über die Handflächen dehnen –, ausatmend die Arme seitlich neben dem Körper herunter nehmen.

Ausgangshaltung!
- ▶ Nach eigenem Bedürfnis mehrmals wiederholen.

Nicht zu vernachlässigen ist die Kräftigung der Bauchmuskulatur, denn auch sie stärkt bei entsprechendem Training die Rückenmuskulatur und damit unsere Wirbelsäule.

Es gibt eine ganze Reihe von Büchern zum Thema Rückengymnastik und Rückenschule sowie ausgezeichnete Yoga-Bücher. Sehen Sie sich einmal in einer gut sortierten Buchhandlung um; sicherlich finden Sie ein geeignetes Trainingsbuch für Ihre Bedürfnisse.

Wirkung der Kundalini-Massage

Rückenmassage heißt in Sanskrit Prishta Vamsa Abhyanga. Der hier vorgestellten Massage haben wir aus folgendem Grund den obigen Namen gegeben: »Kundalini« bedeutet wörtlich »die Aufgerollte« (nach Vinod Verma). Gemeint ist damit die Lebenskraft, die in unserem Becken ruht. Durch die Kundalini-Massage wird diese in uns ruhende, häufig blockierte Energie geweckt und zum Fließen gebracht. Es handelt sich also bei dieser Behandlung um eine revitalisierende Massage. Durch entsprechende medizinierte Ayurveda-Öle wie

- Dhanvantara Kuzhambu: ein Anti-Vata-Öl auf Sesamöl-Basis,
- Prabhanjana Vimardana Kuzhambu: ein starkes Anti-Vata-Öl auf Sesamöl-Basis,
- Pinda Thaila: auf Sesamöl-Basis, es wird bei Gicht, Arthrose und Schmerzen eingesetzt,
- Murivenna Keram: ein Anti-Vata- und Anti-Pitta-Öl auf Kokosöl-Basis, es wird bei Knochen- und Gelenkschmerzen eingesetzt,

werden das Muskelgewebe (Mamsa-dhatu), das Knochengewebe (Ashti-dhatu) und das Nervengewebe (Majja-dhatu) gestärkt. Das wiederum hat zur Folge, dass physische und psychische Blockaden gelöst werden. Die Zusammenhänge von somatischen und seelischen Beschwerden haben wir bereits zu Beginn dieses Kapitels kurz erläutert.

Indikationen
- Allgemeine Rückenverspannungen
- Schwache Muskulatur
- Allgemeine Müdigkeit, Burnout-Syndrom
- Lumbago
- Ischialgie

Kontraindikationen
- Akute Entzündungen und Fieber
- Hautrötungen, Schwellungen
- Innere Blutungen
- Die ersten 3 Tage der Menstruation (das betrifft sowohl die zu Behandelnde als auch die Therapeutin); die Energie soll dann zur Erde fließen und nicht in den Kopfbereich
- Nach einer langen Reise (Rückenmassage erst nach 24 Stunden ansetzen)
- Narben (Massage erst nach ca. 6 Wochen)
- In der Schwangerschaft

⇨ Während der Menstruation ist Apana Vayu aktiv, d. h. Energien im Becken sind auf Ausleitung programmiert. Bei der Kundalini-Massage wird die Energie aus dem Becken über die Wirbelsäule zum Kopf verstärkt zum Fließen gebracht. Das bedeutet, dass das gesamte System durcheinandergebracht wird, wenn während der Menstruation massiert würde.

Material

- 1 oder besser 2 Matten (Iso- oder Yogamatte)
- wenn vorhanden, genügt die Massageliege
- 1 Leintuch (Biber) zum Abdecken der Matte oder der Liege
- 1 Leintuch zum Zudecken
- 1 großes Handtuch am Kopf (als Kissen)
- 1 großes Handtuch für den Rücken
- 2 Wolldecken zum Zudecken
- 1 Wärmflasche

Traditionell wird diese Massage auf dem gestampften Lehmboden auf einer Kokosmatte ausgeführt. In unseren Therapieräumen stehen meist Massageliegen zur Verfügung. Für den Patienten ist die Liege angenehmer, weil er besser hinauf und wieder herabsteigen kann, und für den Therapeuten ist das Arbeiten an ihr einfacher.

Allgemeine Vorbereitung

Der Therapeut/die Therapeutin

- Trainingshose oder andere bequeme Hose und T-Shirt
- Uhr und Schmuck ablegen
- kurze Fingernägel (vor allem an den Daumen)
- Hände und Füße vorher und nachher waschen – unterbricht den zwischen Patient und Therapeut entstandenen Energiefluss und reinigt ihn. Des Weiteren findet jeder wieder in seine Energie zurück
- Kissen oder weiche Unterlage für die Knie

Der Kunde/die Kundin

- Hände und Füße vorher waschen lassen
- Oberkörper frei machen
- Slip anlassen oder Massagehöschen
- Uhr und Schmuck ablegen
- dicke Socken anziehen (mitnehmen lassen) oder Wärmflasche bereithalten
- kleines Handtuch bereitlegen

Vor Massagebeginn

- Leintuch auf die Matte legen, dann erst legt sich der Kunde/die Kundin darauf
- Handtuch unter den Kopf geben, eventuell Fußrolle anbieten, auf die er/sie die Füße ablegen kann

- Den Kunden mit einem großen Handtuch bis unterhalb des Gesäßes abdecken.
  Tipp: Handtuch in den Hosen- oder Rockbund oder den Slip stecken, damit die Kleidung nicht ölig wird
- Beine und Füße mit einer Wolldecke zudecken
- Eventuell Wärmflasche unter die Decke geben (vor allem Vata-Konstitutionen frieren leicht)
- Der zu Behandelnde nimmt sich mit dem kleinen Finger je einen Tropfen warmes Öl für jedes Ohr und reibt es sich selbst hinein, damit die Energie im Körper bleibt

Massagedauer

Cirka 45 bis 50 Minuten.

Der Heilende Buddha. Die Gläubigen sind davon überzeugt, dass bei Erkrankung die Genesung durch das Berühren der Skulptur oder eines Bildes unterstützt wird. Der Medizin-Buddha hält in seiner linken Hand ein Gefäß mit Heilkräutern, in seiner rechten einen Zweig des Myrobalanenbaumes.

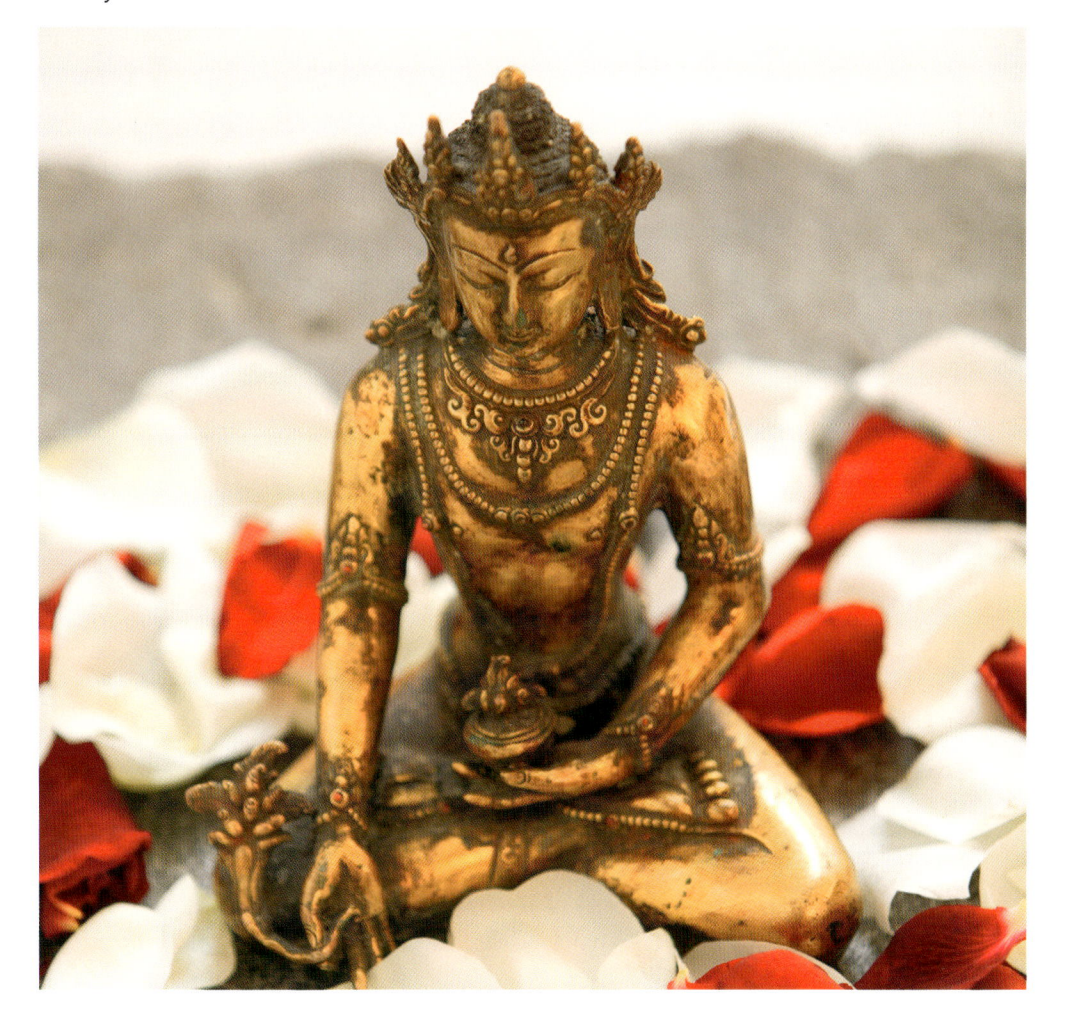

Rückenmassage
Kundalini-Massage

Marmapunkte am Rücken

Auch hier geben wir wieder einen kurzen Überblick über die Marmapunkte, denen Sie bei entsprechender Erfahrung Ihr Augenmerk zuwenden sollten. Wenn Sie sich die Grafiken über den Massageverlauf betrachten, dann erkennen Sie sehr rasch, dass Sie bei der Kundalini-Massage alle diese Punkte automatisch berühren und behandeln.

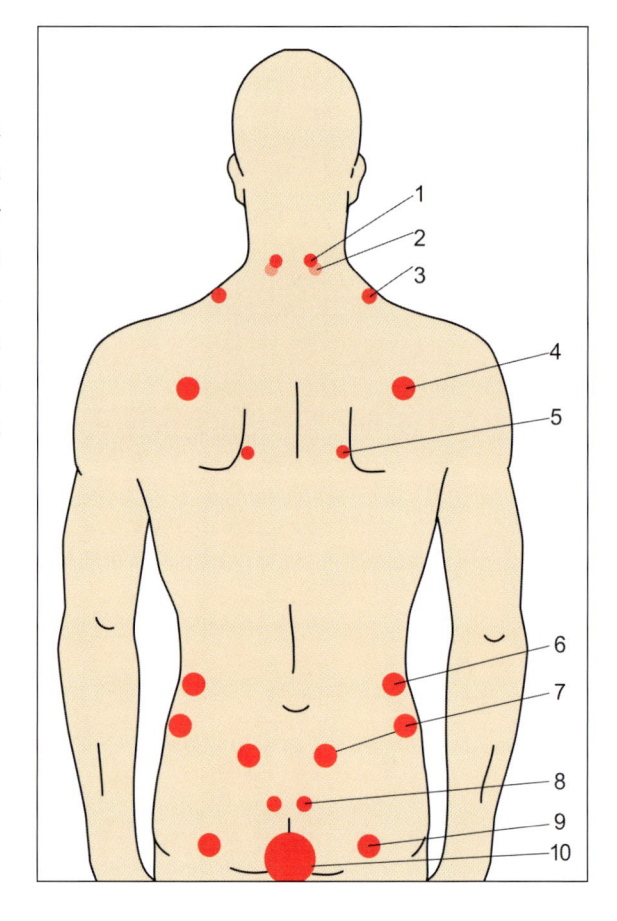

Marma	Lage	Behandlung und Wirkung
1 Krikatika	Am unteren Kopfgelenk zwischen 6. und 7. Halswirbel	Sehr sanfte Massage ▶ Nimmt Verspannungen und Steife im Kopf- und Nackenbereich heraus
2 Manya	An den Halsvenen auf der Rückseite der Luftröhre	Sehr leichte Massage ▶ Steuert den Blutkreislauf ▶ Wirkt auf Sprache und Geschmacksnerven
3 Amsa	Zwischen den Schultern und dem Nacken	Kräftige Massage ▶ Entspannend ▶ Stimuliert das 5. Chakra
4 Amsaphalaka	Unter Amsa, am oberen äußeren Rand beider Schulterblätter	Kräftige Massage ▶ Entspannend ▶ Stimuliert das 4. Chakra

Marma	Lage	Behandlung und Wirkung
5 Brihati	Unterhalb beider Schulterblätter neben der Wirbelsäule	Leichte Massage ▶ Stimuliert das 3. Chakra
6 Parshvasandhi	Am Beckenrand an beiden Körperseiten in Höhe der Nieren	Leichte Massage ▶ Stimuliert das Verdauungssystem und fördert die Ausscheidung ▶ Steuert den Blutkreislauf der unteren Extremitäten
7 Nitamba	Unter Parshvasandhi zwischen der vorderen und der hinteren Schicht des großen Lendenmuskels liegenden Geflechts der vier oberen Lumbalnerven (Plexus lumbalis)	Leichte Massage ▶ Steigert die Lebenskraft ▶ Stimuliert das Verdauungssystem und fördert die Ausscheidung ▶ Fördert die Produktion der roten Blutkörperchen
8 Kukundara	Rechts und links des 2. Kreuzbeinwirbels	Leichte Massage ▶ Stimuliert das Reproduktionsgewebe ▶ Stimuliert die Ausscheidung ▶ Steigert die Beweglichkeit der Beine ▶ Stimuliert das 2. Chakra
9 Katikataruna	Im Bereich Kreuzbein-Darmbein-Gelenk, beidseitig der Wirbelsäule, und neben der Beckenschaufel	Leichte Massage ▶ Wirkt auf das Fettgewebe ▶ Behandlung bei Verstopfung
10 Guda	Anus	Leichte Massage ▶ Stimuliert das Harnleitungs- und Darmsystem ▶ Stimuliert das Reproduktions- und das Menstruationssystem ▶ Stimuliert das 1. Chakra

Quellen: Siehe Seite 143.

Die Rückenmassage Schritt für Schritt

Zu Beginn der Massage ist festzulegen, wie oft jeder Griff wiederholt werden soll. Dann folgt das Einstimmen auf die Behandlung in Form eines Sankalpa (siehe hierzu beispielsweise das Dhanvantari-Gebet in Kapitel 1).

⇨ **Generell wird nur in eine Richtung massiert, nämlich vom Becken zum Kopf.**

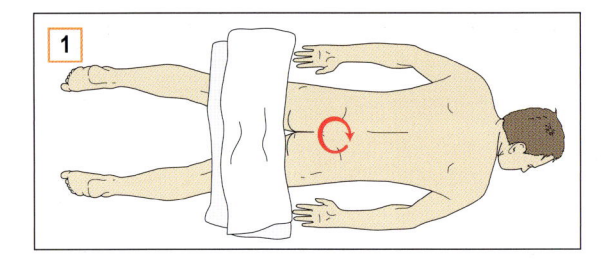

Kontakt aufnehmen mit dem Rücken:

▸ Warmes Öl in die rechte Hand geben.

1 8–16 Kreise auf dem Kreuzbein im Uhrzeigersinn ausführen.

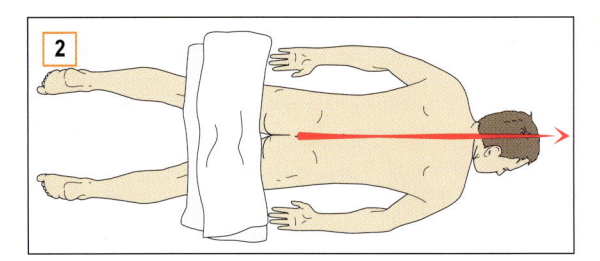

2 3 × über die Wirbelsäule und den Kopf ausstreichen, dabei immer wieder am Kreuzbein ansetzen, jedoch ohne zusätzliche Kreise auszuführen.

▸ Das Öl immer von unten (Becken) nach oben (Nacken) verteilen, und immer oben über die Schultern und Oberarme hinaus streichen.

⇨ **Mindestens 3 ×, oder bis der Rücken ganz ölig ist.**

Grobe Spannung aus dem Rücken nehmen:

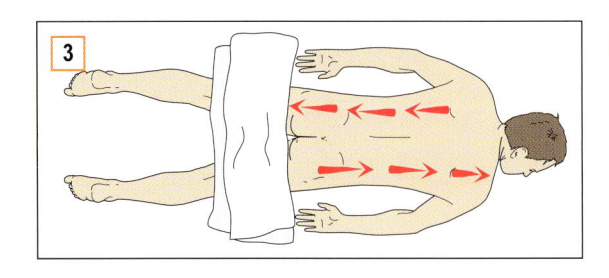

3 Hände parallel auf die Pobacken legen. Rechte Hand streicht nach oben, linke Hand streicht nach unten – Hände abheben, neu ansetzen und wieder rechts hinauf – links hinunter – abheben etc.

⇨ **3–4 × neu ansetzen, bis man oben an den Schultern angelangt ist.**

Rückenmassage
Kundalini-Massage

4 1 × linke Hand streicht nach oben, rechte Hand nach unten, abheben und abwechseln, bis man oben an den Schultern angelangt ist. Dabei mit dem ganzen Gewicht des eigenen Körpers arbeiten.

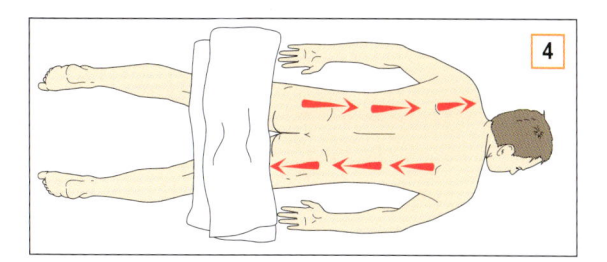

⇨ 1–3 × ausstreichen. Dabei bleibt immer eine Hand oben an der Schulter, die andere setzt am Gesäß an; die erste Hand setzt dann ebenfalls am Gesäß an und beide Hände streichen nach oben aus.

5/7 Diagonal massieren wie oben.

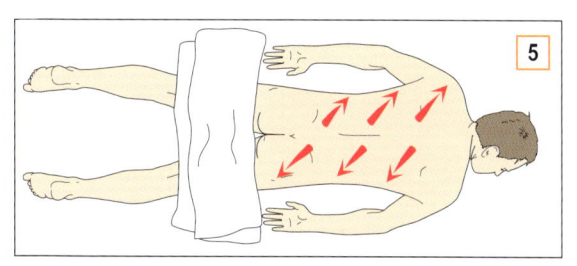

▶ 1–3 × ausstreichen.

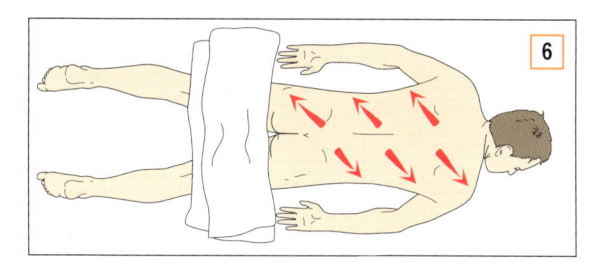

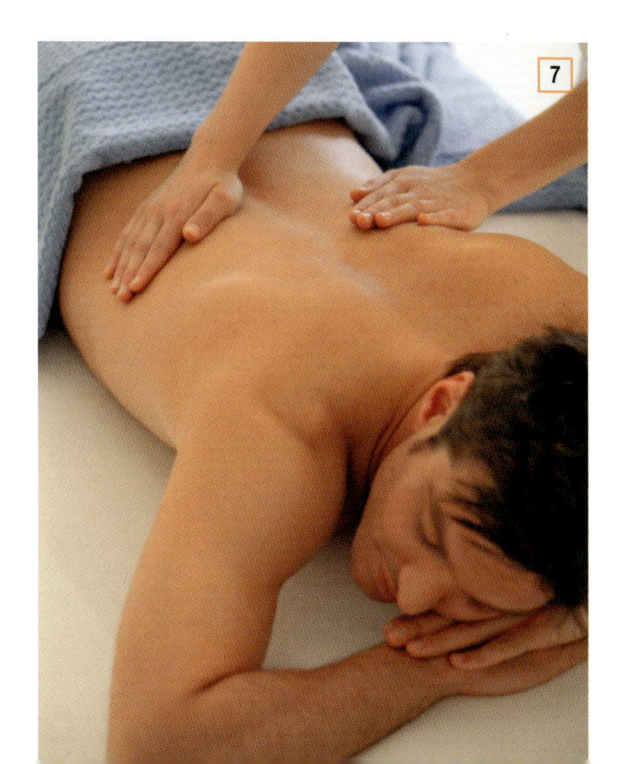

195

Rückenmassage
Kundalini-Massage

Wechselhändige Zweihandknetung (Knetgriff):
Dieser spezielle Griff löst grobe Spannungen aus der seitlichen Muskulatur.

Auf der rechten Seite unten, seitlich vom Gesäß, beginnen:
▶ Die Hände arbeiten gegeneinander – es entsteht eine Hautrolle nach oben. Die Daumen sind offen: Den Rücken wie Hefeteig kneten.

Der Körperkontakt sollte nicht unterbrochen werden:
▶ Auf der anderen Seite wiederholen.
▶ Grobe Spannungen aus den Seiten nehmen.
▶ 1–3 × ausstreichen.

»Fangen«:

Diese Technik öffnet den Rücken und regt den Kreislauf an.

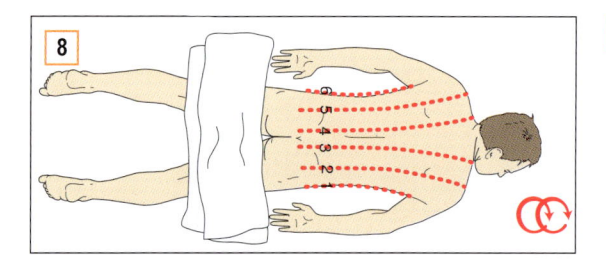

8 Rücken gedanklich in 6 senkrechte Linien einteilen. Mit den Griffen immer am Gesäß ansetzen. Hände kreisen immer synchron (d. h. sie »laufen sich nach«).

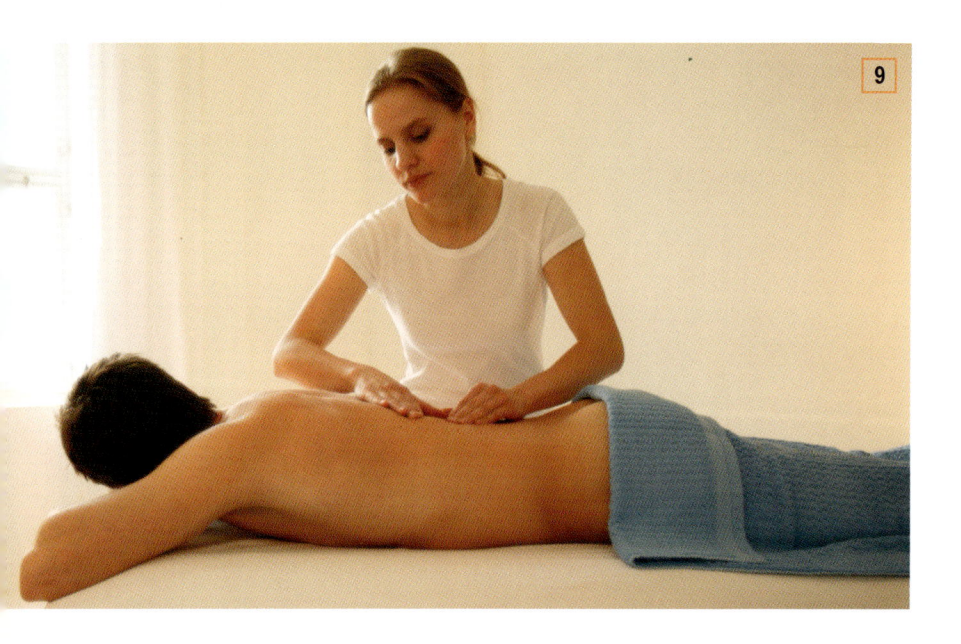

1. Linie:

▶ **9** Kräftige und große Kreise (Fangen), der Daumen dient als Führung. Hauptsächlich arbeiten die flachen Hände 3 x nach oben, der Druck nimmt zu.

2. Linie:

▶ 3 × kleine Kreise mit den Fingergliedern nach oben.

3. Linie:

▶ 3 × kleine Kreise mit den Fingerkuppen nach oben.

⇨ Es wird von einer zur anderen Seite gearbeitet.

4. Linie:

▶ Wie 3. Linie.

5. Linie:

▶ Wie 2. Linie.

6. Linie:

▶ Wie 1. Linie.

⇨ Beachten Sie:
- Nicht direkt auf der Wirbelsäule massieren.
- Die Streichbewegungen immer über die Schulter(blätter) auslaufen lassen.
- Durch den Druck gelangt man in die tieferen Gewebeschichten und nimmt Spannungen aus dem Rücken heraus.
- Es sollte immer eine Hand am Körper bleiben: Eine Hand bleibt oben an der Schulter, die andere wieder am Gesäß anlegen und damit nach oben arbeiten.
- Immer von unten (Gesäß) nach oben (Nacken) massieren.

▶ Ausstreichen. Beim Ausstreichen kann man beim zweiten Mal oben am Nacken nach innen gehende Kreise massieren.

Becken:

In diesem Bereich werden durch die Behandlung die tiefliegenden Muskeln gelockert und die Spannung gelöst. In der Beckenmuskulatur werden häufig Emotionen gespeichert, z. B. Angst. Es ist wichtig, dass der Therapeut Kontakt mit dem Körper seines Patienten aufnimmt, indem er zuerst beide Hände auf das Gesäß legt.

Rückenmassage
Kundalini-Massage

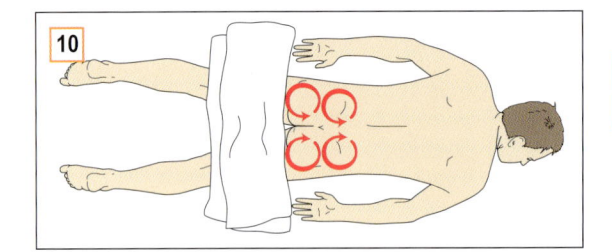

1. Griff:

10–12 Daumenballen kreisen von innen nach außen – ganze Handfläche auflegen –, oben bis zur Beckenschaufel, nicht darüber hinaus (Achtung: Nieren). Mit gleichmäßig festem Druck arbeiten (kann sehr schmerzhaft sein).

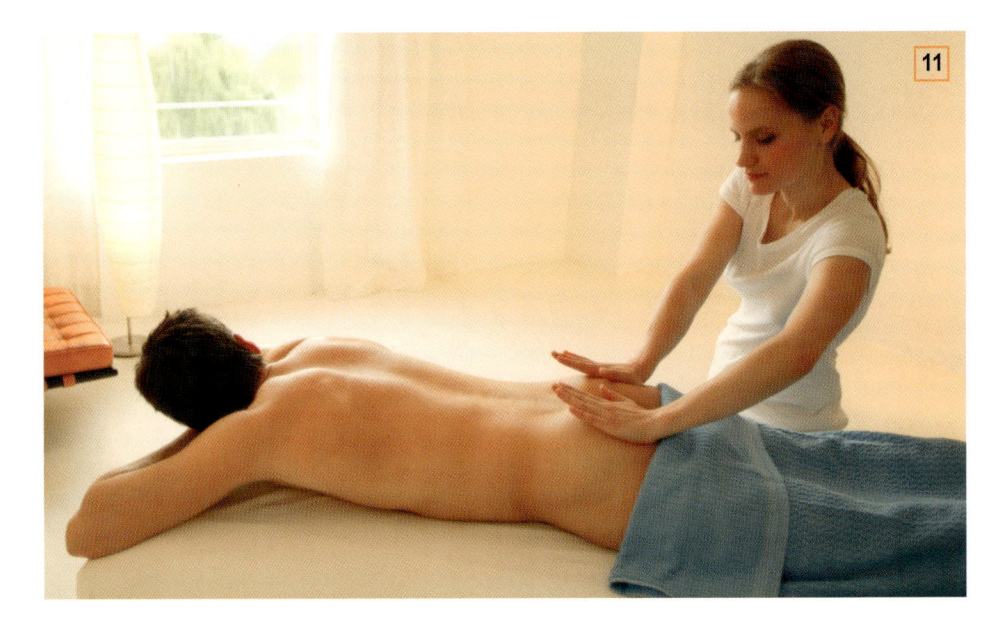

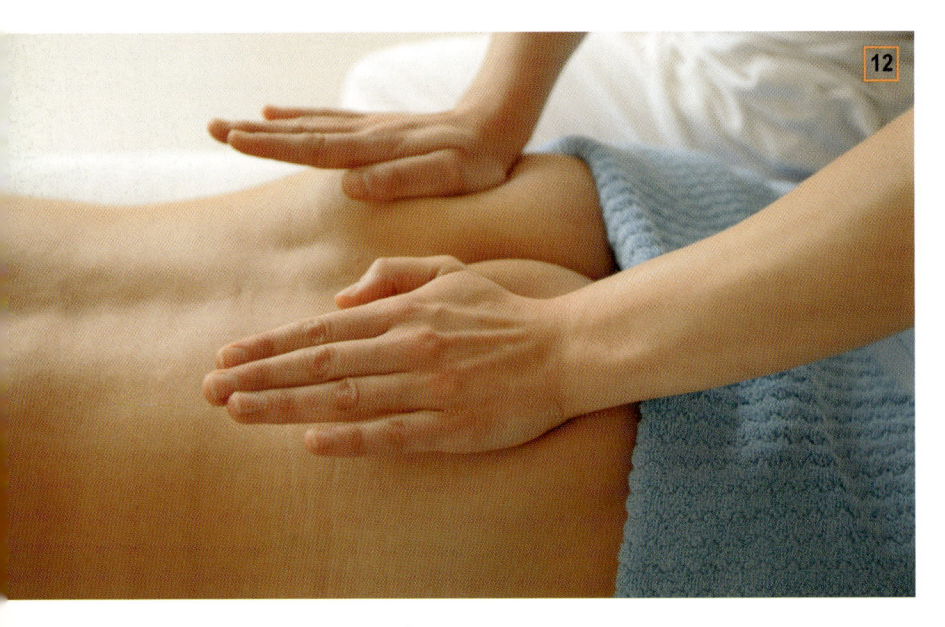

▶ 1 × ausstreichen.

Rückenmassage
Kundalini-Massage

2. Griff:

13 Am Steißbein beginnen: Fäuste aufstellen, Daumen sind in den Handflächen, und von innen nach außen kreisen.
▶ 1 × ausstreichen.

3. Griff:

14 Am Steißbein beginnen: Nur mit den Daumenkuppen von innen nach außen kreisen.
▶ 1 × ausstreichen.

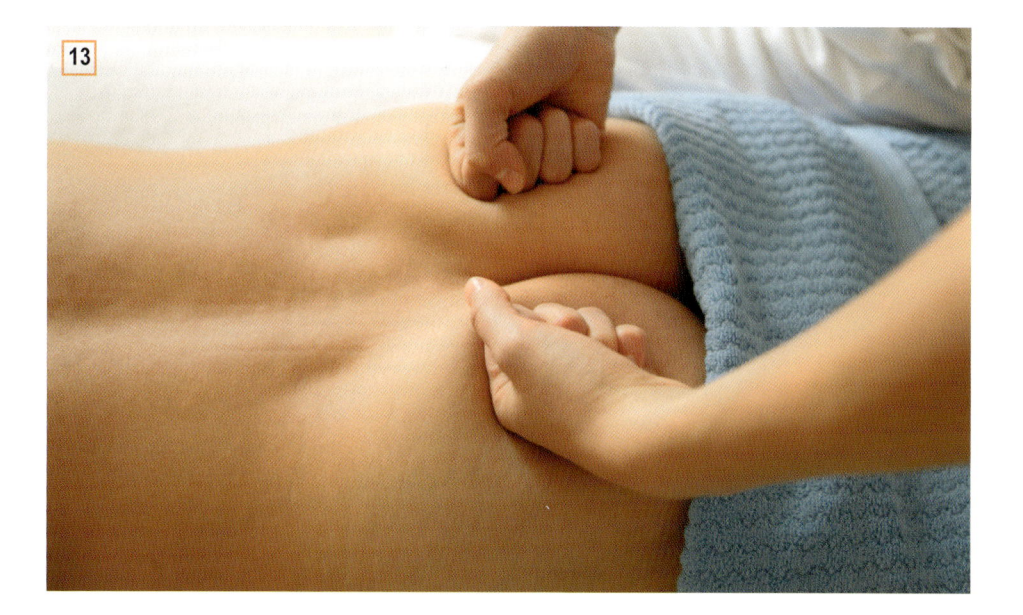

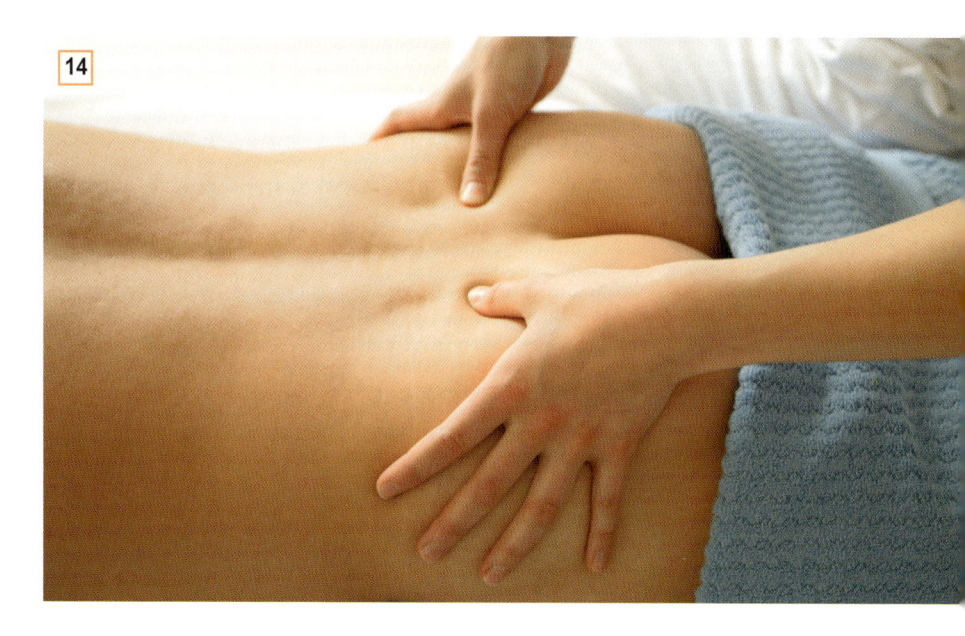

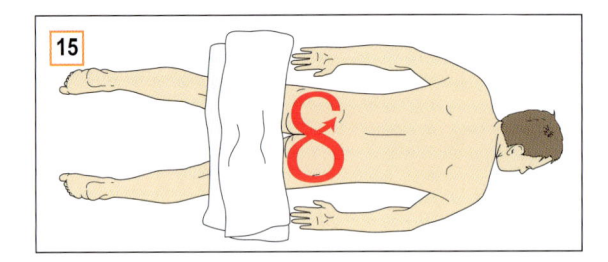

15 8 × eine liegende Acht über dem Gesäß und dem Becken ausführen. Beide Hände liegen parallel zur Wirbelsäule auf dem Kreuzbein. Man beginnt gleichzeitig nach links-oben, streicht zurück zur Mitte, nun nach rechts-oben und wieder zurück zur Mitte.
▶ 1–3 × ausstreichen.

»Ausziehen« der Taille (nur die Taille!):
Dieser Griff nimmt die Spannungen aus diesem Körperbereich.

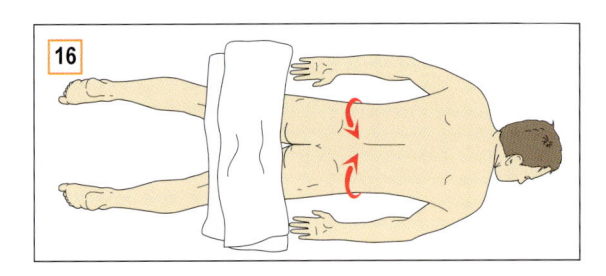

Auf der rechten Seite beginnen:

16 Mit den Händen abwechselnd von der Bauchseite über die Seite zur Wirbelsäule streichen, dabei mit den Fingerspitzen unter den Leib fassen, die Bewegung ist fließend. Beim Seitenwechsel eine Hand am Körper belassen.
▶ 8 × wiederholen und dann die linke Seite wie die rechte massieren, ebenfalls 8 ×.
▶ 1–3 × ausstreichen.

Zwischenrippenmuskulatur ausstreichen:
Damit werden Schlackenstoffe, Verklebungen und Ablagerungen gelöst (z. B. bei Asthmatikern).

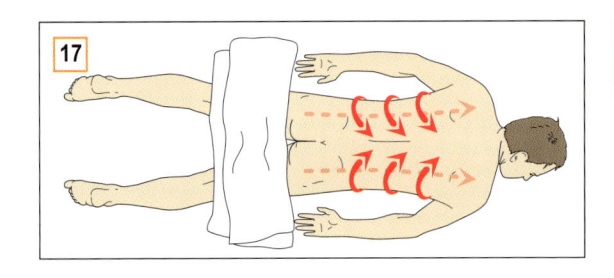

Auf der rechten Seite beginnen:

17–19 Finger spreizen und wie einen Rechen aufstellen: An den Brustkorbrippen nach oben von außen nach innen zur Wirbelsäule. Linke Hand beginnt, dann mit der rechten Hand und wieder mit der linken Hand; mit der rechten Hand ausstreichen: d. h. 1, 2, 3, (4), die freie Hand streicht vom Gesäß nach oben aus.
▶ Linke Seite wie rechte Seite.
▶ 3–4 Wiederholungen auf jeder Seite.
▶ 1–3 × ausstreichen.

Rückenmassage
Kundalini-Massage

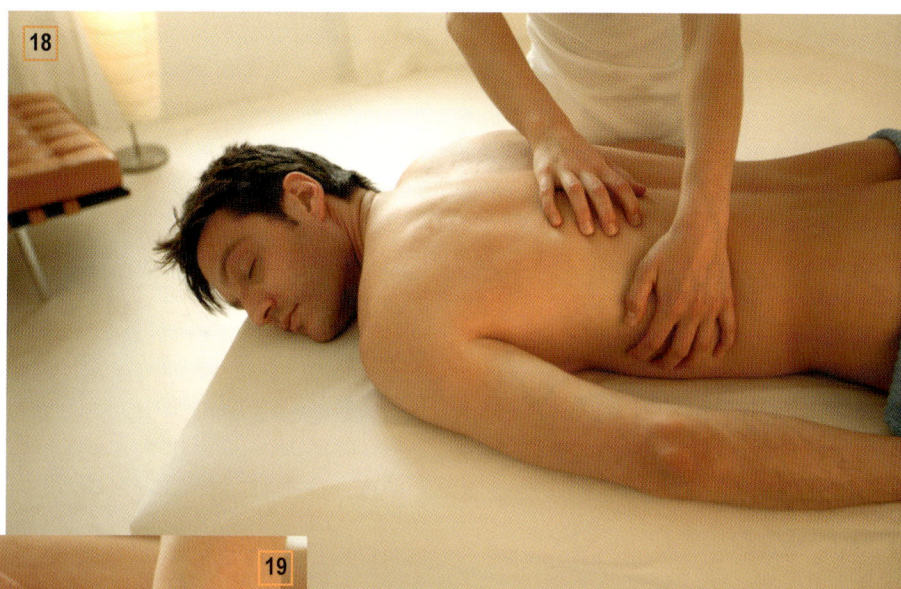

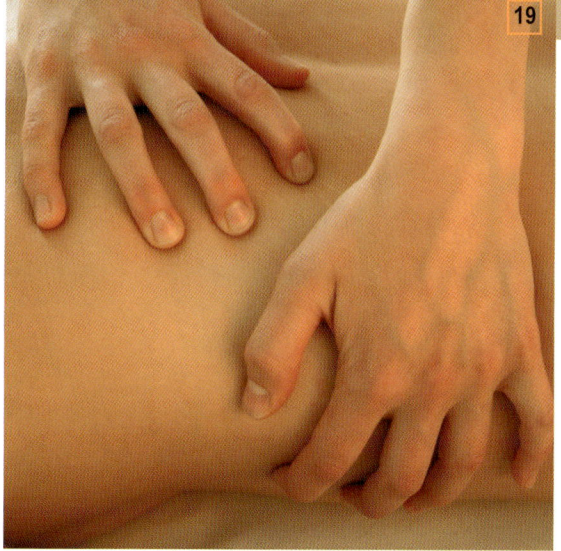

Liegende Acht über den ganzen Rücken:

20 Beide Hände parallel auf dem oberen Beckenrand anlegen: Von unten nach links beginnen und mit vier Achten nach oben massieren.
- 2 × wiederholen und jeweils über dem Kopf enden.
- 1–3 × ausstreichen.

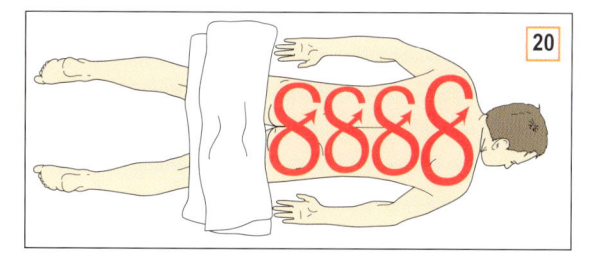

⇨ Körper mit dem Handtuch bis unter die Schulterblätter zudecken.

Schulterblatt:

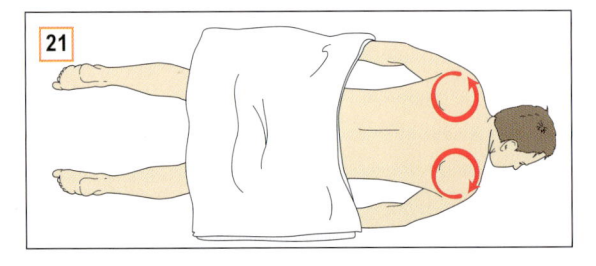

Neues Öl auf die Schultern auftragen und mit beiden Händen arbeiten:

21 8 Kreise nach außen mit beiden Händen.

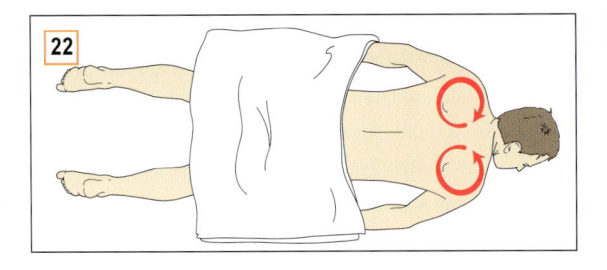

22 8 Kreise nach innen mit beiden Händen.

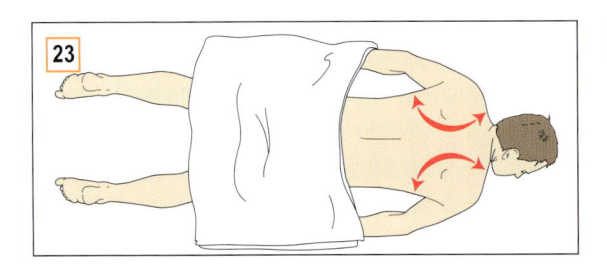

23 8 Halbmonde (Druck mehr in den Fingerspitzen) um die Schulterblätter.

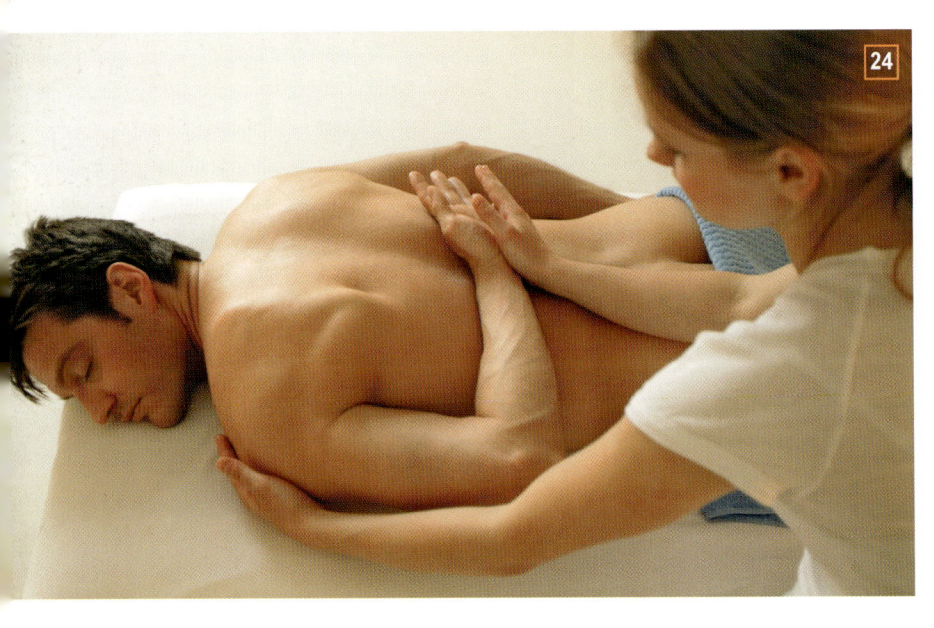

24 Der Patient legt seinen linken Arm auf den Rücken, der Therapeut legt seine linke Hand unter die linke Schulter des Patienten.

Rückenmassage
Kundalini-Massage

1. Griff: Schulterblatt modellieren

25 Mit dem Daumen auf- und abfahren.
- Kreise mit dem Daumen, dann mit dem Daumen und den Fingern.
- Mit der Handkante auf- und abmassieren.
- Kreise mit der flachen Hand um die Schulter nach außen.

2. Griff: Vibration (löst Spannungen bis in den Knochen hinein)
- Daumen und Zeigefinger spreizen, Hand möglichst flach andrücken und mit der ganzen Kraft des eigenen Armes aus der eigenen Schulter heraus die Vibration ausführen.
- Kreise mit der flachen Hand um die Schulter nach außen.

3. Griff: Linke Hand liegt immer noch unter der Schulter und der Arm des zu Behandelnden liegt auf dem linken Unterarm des Therapeuten

26 Die Schulter wie ein Sandwich fassen, kreisen mit der ganzen Schulter (vom Körper wegziehen, herunter und wieder zurück).
Beim Schulterkreisen mit dem eigenen Körper mitbewegen.
- 3–8 Wiederholungen.
- 8 × ausstreichen.

Schulter wechseln, d. h. auf die rechte Seite des Patienten gehen, einölen und gleiche Abfolge wie auf der linken Seite.

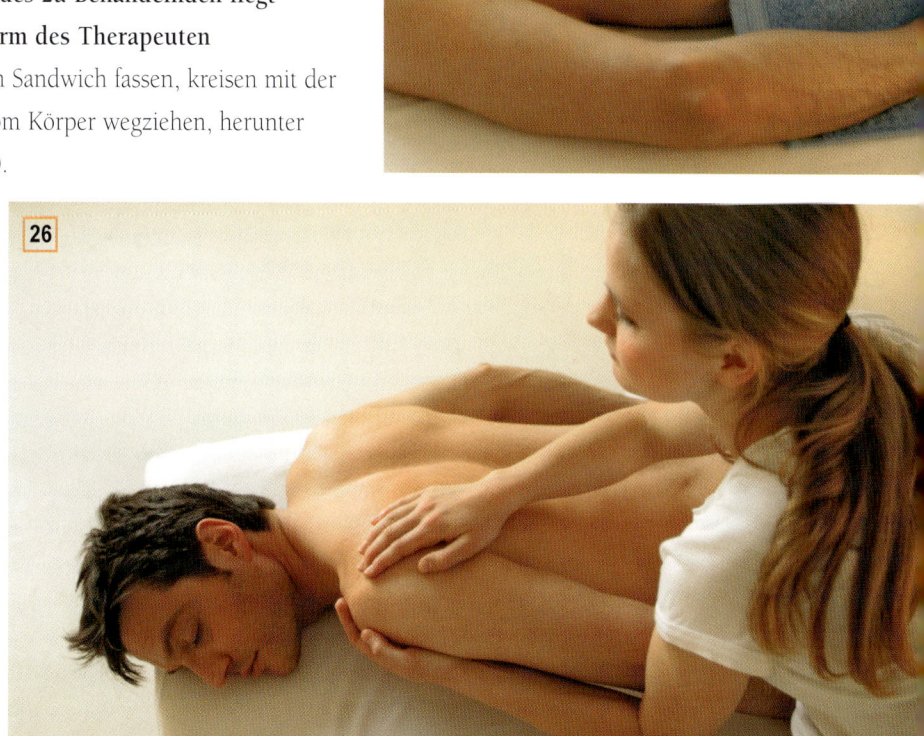

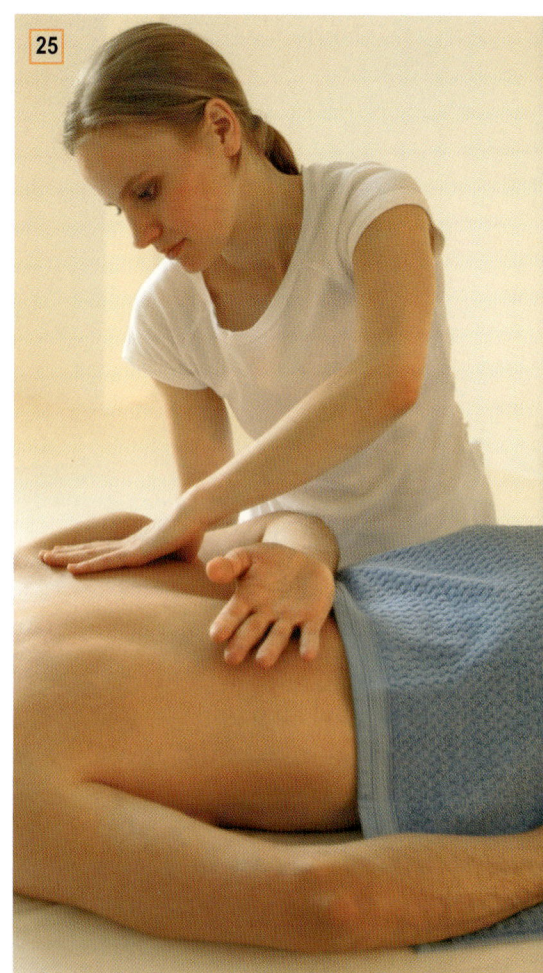

Liegende Acht auf den Schultern:

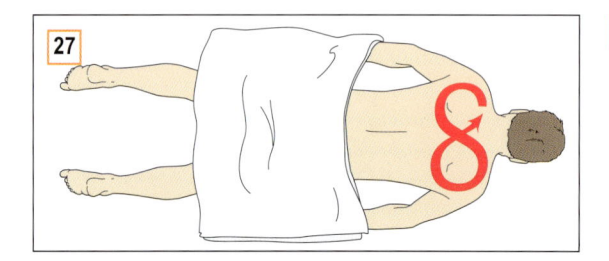

27 Beide Hände liegen parallel zur Wirbelsäule zwischen den Schulterblättern. Zuerst nach links-oben – linke Schulter –, zurück zur Mitte, anschließend nach rechts-oben – rechte Schulter – und zurück zur Mitte.

▶ 8 × wiederholen.

⇨ Bei der Entspannungsmassage folgt nun die Massage der Halswirbelsäule und des Kopfes (siehe Seite 207), bei der Energiemassage der hier folgende Kundalini-Teil:

Kundalini-Teil:

Dieser Teil darf bei den Wiederholungen niemals verändert werden! Möglich sind 1, 2 oder 3 Wiederholungen; dies sollte der Therapeut bereits am Anfang bestimmen. Bei dieser Massage kann man dem Kunden im wahren Sinne des Wortes »auf die Nerven gehen«.

1. Schritt: Rücken abdecken.

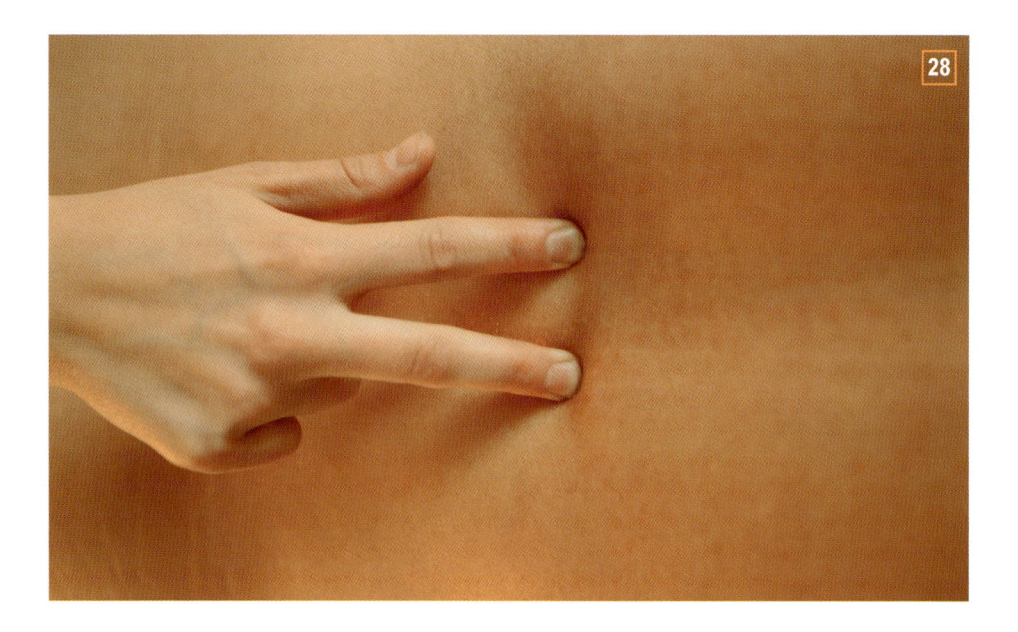

Rückenmassage
Kundalini-Massage

2. Schritt:
▸ Warmes Öl vom Steißbein aus auf der Wirbelsäule in einem Strich nach oben verteilen.

3. Schritt: Vibrierende Bewegung auf der Wirbelsäule nach oben bis zur Schädelkante:
|28| Mit Zeige- und Mittelfinger ein V bilden und von unten nach oben »vibrieren«.

4. Schritt: Fäuste senkrecht aufstellen:
|29| Vom Becken aus in kleinen kreisenden Bewegungen nach außen bis zum 7. Halswirbel nach oben.
▸ 1–2 Wiederholungen, so wie am Anfang festgelegt.

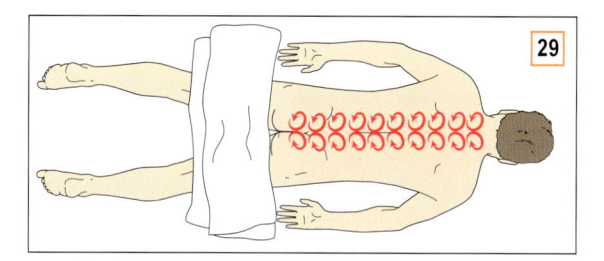

⇨ **Immer eine Hand am Körper**
belassen, wenn man neu ansetzt; dann mit sanftem Druck über die Schulter ausstreichen.

▸ 1–2 × ausstreichen.

5. Schritt: Mit den Daumen arbeiten:
▸ Am Steißbein beginnen und mit aufgestellten Daumen über das Kreuzbein rechts und links entlang der Wirbelsäule bis zum 7. Halswirbel in kleinen Kreisen massieren. Dabei sind die Finger flach (Schwimmbewegungen). Über die Schultern hinaus enden.
▸ 1–2 Wiederholungen.
▸ 1–2 × ausstreichen.

6. Schritt: Wirbelschaukel:
|30| An der Gesäßfalte beginnen; dort sind 4 Wirbel mit wenig Spiel: Daumen auf der Wirbelsäule
|31| senkrecht aufstellen und Dornfortsatz spüren, ein kleines Stück nach außen gleiten und beide Daumen auf- und abbewegen. An den Lendenwirbeln sehr vorsichtig drücken (fühlen!) – das ist für den Patienten oft schmerzhaft! Dornfortsatz suchen, mit den Daumen zwischen die Wirbel gleiten, etwas nach außen gleiten, beide Daumen auf- und abbewegen (»schaukeln«) und wieder zurück – nächsten Wirbel suchen und so fort bis zum 7. Halswirbel. Beide Daumen sollten immer den gleichen Druck haben!
Die Bewegung hat einen direkten Einfluss auf die Bandscheibe.
▸ 1–2 Wiederholungen, so wie am Anfang festgelegt.
▸ 1–2 × ausstreichen.

Rückenmassage
Kundalini-Massage

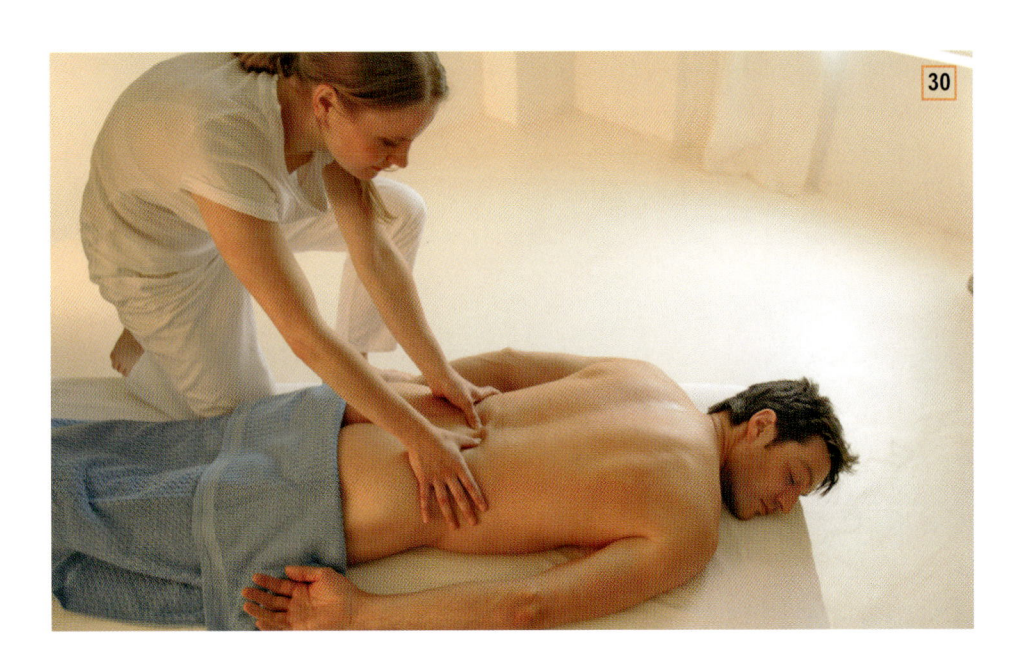

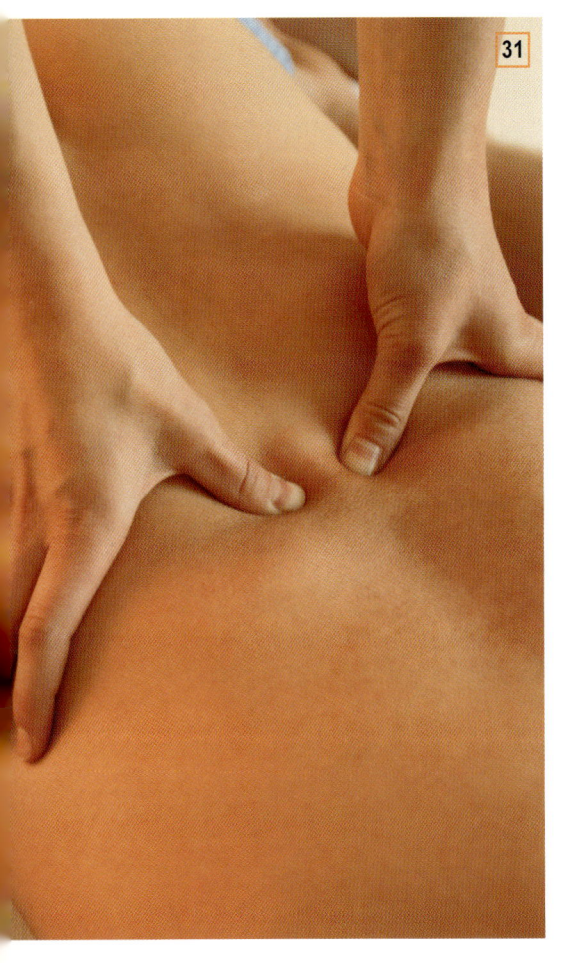

7. Schritt: Akupressur an der Wirbelsäule, Beginn wieder an der Gesäßfalte:
- Daumen aufsetzen, zählen oder atmen.
- Ab der Lendenwirbelsäule liegen beide Daumen auf der Wirbelsäule. Dornfortsatz spüren, die Daumen zwischen die Wirbel gleiten lassen, nach außen rutschen und kräftigen Druck auf die Querfortsätze ausüben. Wieder zurück in die Ausgangsposition.
- Im Kreuzbeinbereich gibt es 3 oder 4 Punkte: hier 2 x atmen, starker Druck.
- Zwischen den Schulterblättern und etwas darunter (Herzpunkt) sind die Wirbel sehr empfindlich – z. B. bei Menschen, die viel am Computer arbeiten, Herzpatienten etc. –, dort etwas länger atmen und 2–3 × ganz leicht drücken.

⇨ **Nur bis zum 7. Halswirbel massieren, nicht weiter!**

- 1–2 × ausstreichen.

Rückenmassage
Kundalini-Massage

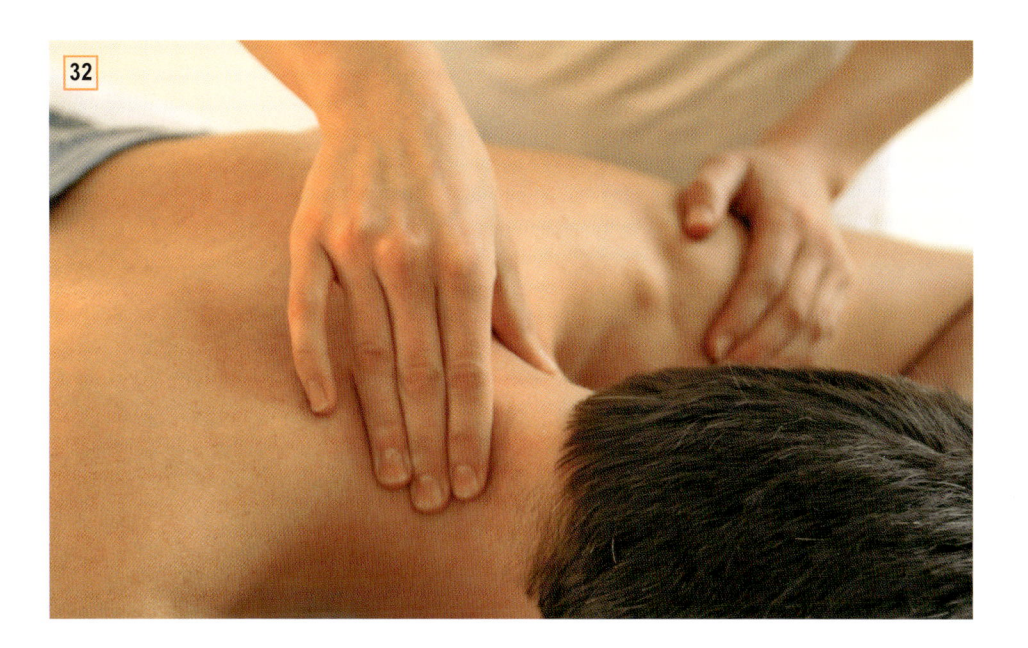

Halsbereich und Kopf (Entspannungsmassage):

Der Patient ist bis zu den Schultern zugedeckt. Seine Hände liegen unter der Stirn. Fragen, ob die Haare ölig werden dürfen. Neues Öl auf die Halswirbelsäule auftragen.

1. Schritt:

32 »Nackenkraulen«, als würde man eine Katze kraulen.

2. Schritt:

▸ Mit einer Hand am 7. Halswirbel beginnen:
7. Halswirbel mit Daumen-, Zeige- und Mittelfinger umkreisen, dann wie bei einer Spirale hoch bis zur Schädelkante streichen und über dem Kopf enden. 2–3 × wiederholen.

3. Schritt:

▸ Mit beiden Händen am 7. Halswirbel beide Daumen ansetzen. Beim ersten Mal nach oben streichen bis zur Schädelkante, an der Schädelkante sanfte, langsame Kreise nach außen in Schwimmrichtung und wieder zurück zur Halswirbelsäule, dabei die Kreisrichtung beibehalten. 2–3 × wiederholen.

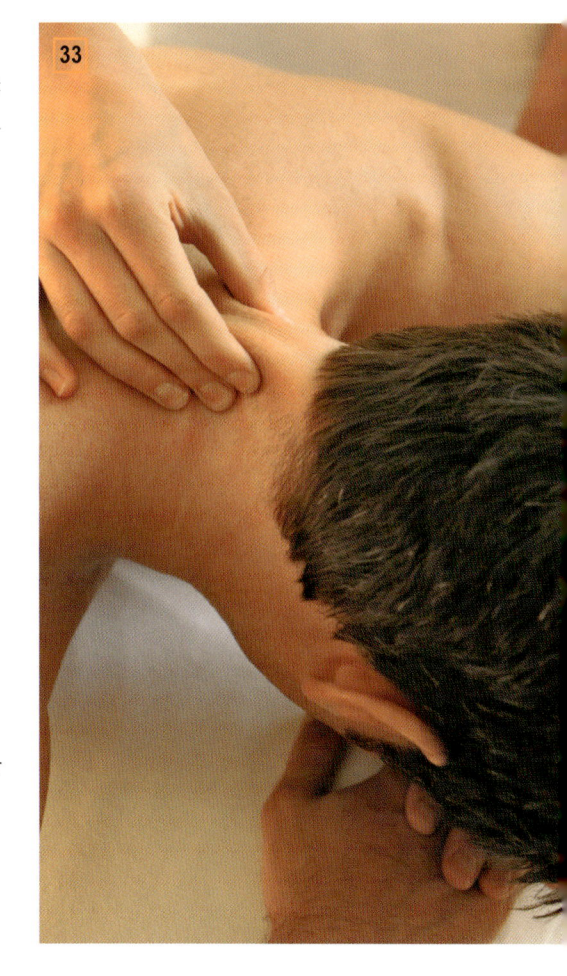

Rückenmassage
Kundalini-Massage

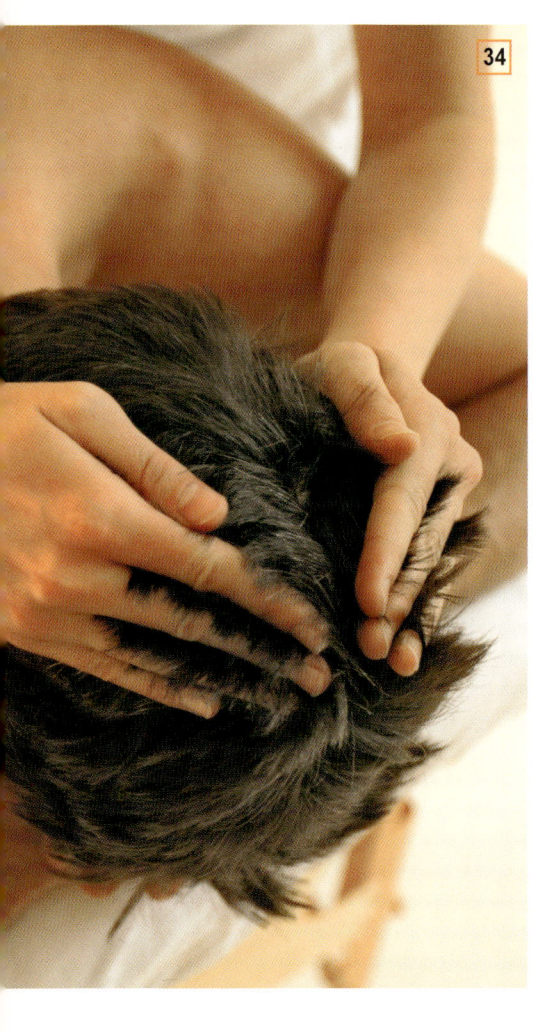

4. Schritt:

33 Kraulgriff und »beuteln«: Nacken kraulen und dann sanft packen und hin- und herschütteln.

5. Schritt: »Zangengriff«
- Hand spreizen und Daumen und Mittelfinger am Ohrläppchen ansetzen. Daumen und Mittelfinger mit einer Vibration schließen, über die Haare enden. 2 × wiederholen.
- Daumen und Mittelfinger an der Ohrmitte ansetzen, mit vibrierenden Bewegungen zur Mitte kommen und über die Haare enden. 2 × wiederholen.
- Daumen und Mittelfinger an der Ohrspitze ansetzen, mit vibrierenden Bewegungen zur Mitte kommen und über die Haare enden. 2 × wiederholen.

6. Schritt: »Haare ausziehen«

34 Mit beiden Händen über die Schultern nach oben zum Kopf streichen, mit den Fingern auf der Kopfhaut in die Haare fassen und nach vorne ziehen. Beim In-die-Haare-Fassen einatmen, beim Ziehen ausatmen.

⇨ Dem Patienten sagen, dass man die Haare »auszieht«. Mit diesem Ziehen wird die gesamte Spannung über den Kopf aus dem Körper genommen.

7. Schritt: Energie zurückholen
- Ca. 10 Zentimeter vor dem Kopf mit beiden Händen die Energie über den Kopf zurückholen, die Hände rechts und links des Nackens auflegen und im Uhrzeigersinn kreisen.
- Körper aufdecken.

Kreise auf dem Kreuzbein:
- Eventuell etwas warmes Öl nehmen und auf dem Kreuzbein mit Druck 16 Kreise ausführen.
- 3 × über die Wirbelsäule und den Kopf ausstreichen.

Rückenmassage
Kundalini-Massage

Ischiaspunkte drücken:

Erster Punkt ca. 5 cm unterhalb der Grübchen oder in Höhe der Gesäßfalte. Zweiter Punkt ca. 5 cm unterhalb des ersten und 1–2 cm nach außen. Dritter Punkt ca. 5 cm unterhalb des zweiten und 1–2 cm nach außen.

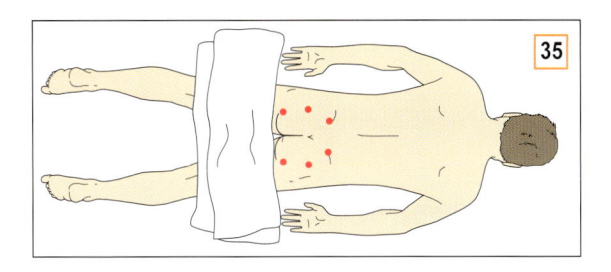

35 Jeden Punkt auf beiden Seiten mit den Daumen gleichzeitig mit sanftem bis starkem Druck halten. Jeden Punkt gleich lang drücken – bis zu 16 × atmen oder zählen!

⇨ Auf die Druckempfindlichkeit des Patienten achten.

▶ 3 × ausstreichen.

Energie fließen lassen:

36 Hand auf das Steißbein legen. Linke Hand auf den Herzbereich zwischen den Schulterblättern legen und im Rhythmus mit dem Patienten ca. 1 Minute lang atmen.

▶ 3 × über die Wirbelsäule ausstreichen, 3 × zusätzlich rechts und links der Wirbelsäule zu den Schultern und 3 × über die Wirbelsäule über den Kopf enden.

▶ Nach dieser Behandlung den Patienten zudecken und mindestens 20 Minuten lang ruhen lassen.

⇨ Bei einer Wirbelkorrektur sollte der Abstand von der ersten zur zweiten Rückenmassage mindestens 10 Tage betragen.

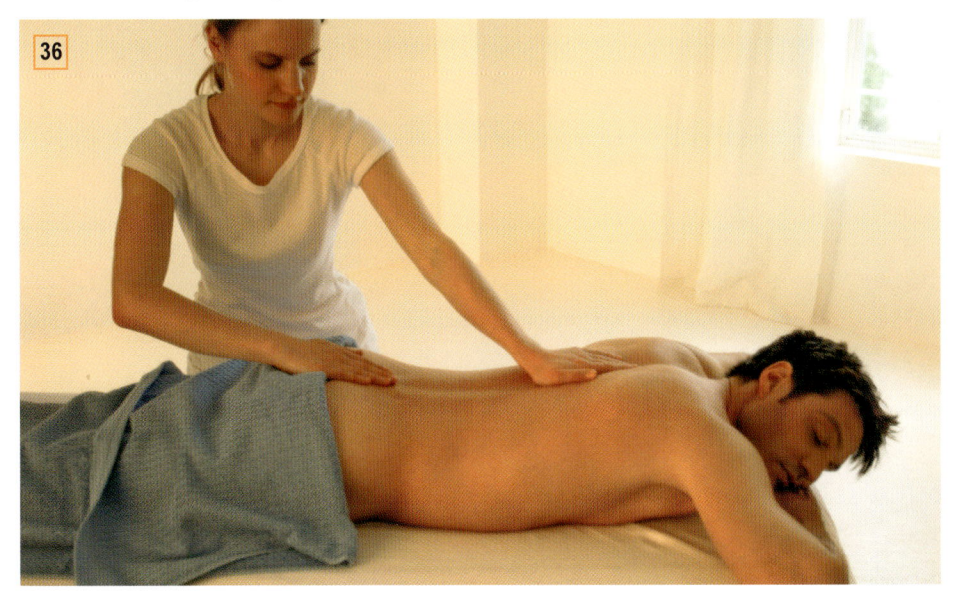

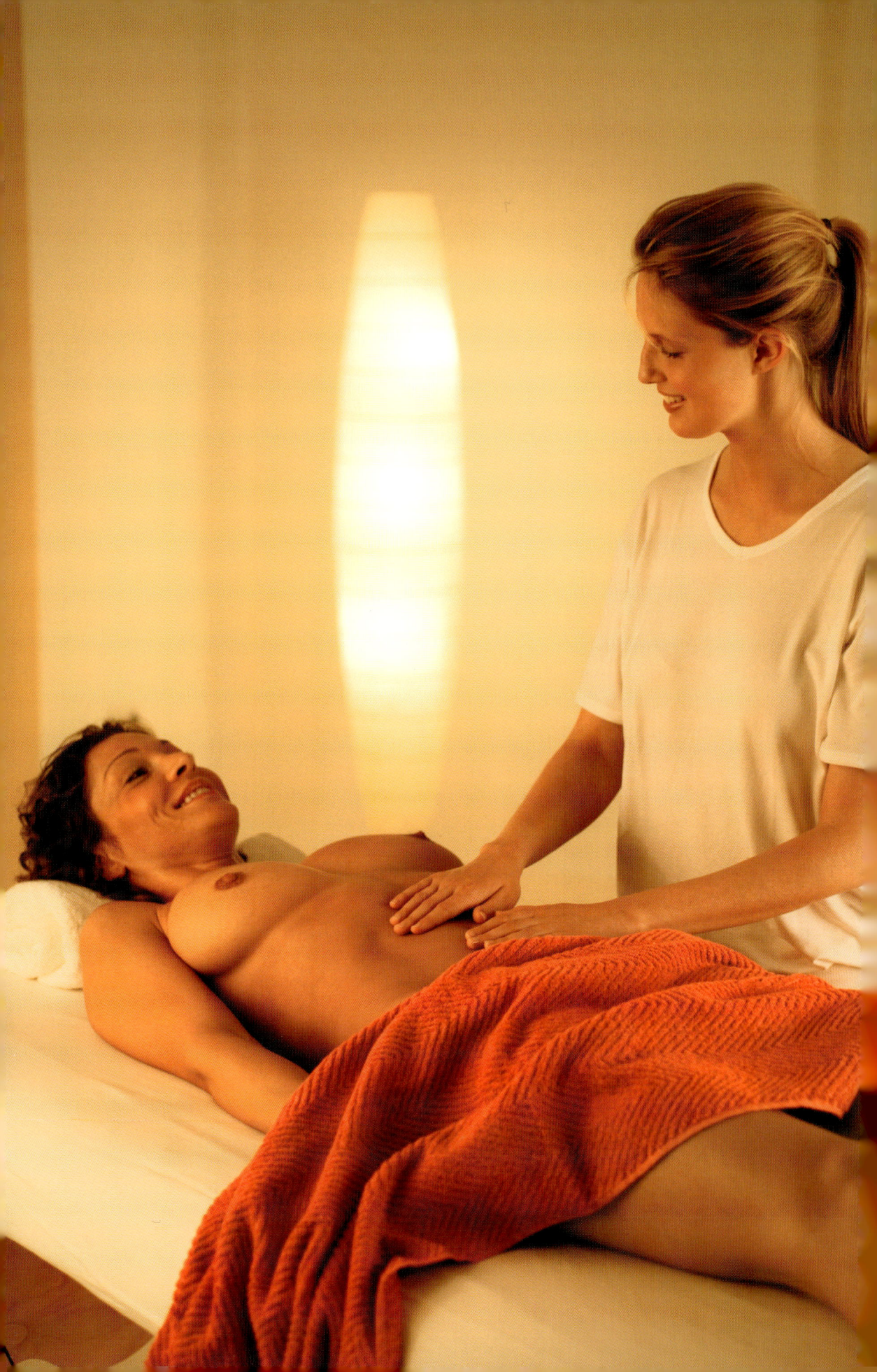

Kapitel 10

Bauchmassage
Koshta Abhyanga

Aus der Kunst sind uns die prächtigen, romantischen Bildnisse der oft nur spärlich bekleideten Rubens-Frauen mit ihren üppig-rundlichen Formen präsent, aber auch die äußerst erotischen Modigliani-Frauenakte in ihren stark überlängten Formen, lyrisch und melancholisch zugleich. Wir kennen die außergewöhnlich langen, dünnen Giacometti-Skulpturen, feinnervig wie seine späte Malerei, und als großen Gegensatz die Nanas der exzentrischen Französin Niki de Saint Phalle – farbenprächtig, burlesk, prall und dennoch sinnlich und irgendwie leichtfüßig tanzend.

Nachdem wir uns mittlerweile eingehend mit Ayurveda und den verschiedenen Konstitutionstypen befasst haben, erkennen wir hier möglicherweise den Zwiespalt bei dem, was wir als Schönheitsideal betrachten, und Vata, Pitta und Kapha. Sehen wir uns die Skulpturen und Malereien an, wie sie im Laufe der verschiedenen Jahrhunderte entstanden sind, dann wird deutlich, dass wir es in der Tat mit unterschiedlichen Schönheitsidealen zu tun haben. Doch wer bestimmt, was schön ist? Wir sind, was wir sind: ein Vata-, ein Pitta- oder ein Kapha-Typ. Demnach sind wir alle in unserem Wesen und vor allem in unserem Aussehen einzigartig und schön. Vielleicht sollten wir uns dessen bewusst sein, wenn wir kritisch in den Spiegel blicken und uns mit den heutigen Hochglanzbildern der Magazine vergleichen.

Der Bauch: mehr als nur optisches Zentrum

Im Folgenden geht es nicht um Rubens oder Modigliani, nicht um Waschbrettbauch (der übrigens nur wenig Raum für Gefühle zulässt) oder andere Formen; vielmehr geht es um unseren Bauch als das Zentrum unseres Körpers, um die Verdauungsorgane, die Sexualorgane – und um den Sitz unserer Empfindungen und Intuition. Während der Kopf den Intellekt kontrolliert, werden unsere Gefühle von unserem Bauch wahrgenommen und gesteuert. Ja, man könnte so weit gehen und sagen,

Bauchmassage
Koshta Abhyanga

dass wir auch mit dem Bauch und durch ihn kommunizieren. Denn hier entscheiden wir, sozusagen »aus dem Bauch heraus«, ob wir jemanden mögen oder nicht, lange bevor wir uns dessen bewusst sind. »Mit dem Bauch« getroffene Entscheidungen müssen nicht immer richtig sein (hierzu hat sich kürzlich die Wissenschaft mit einem entsprechend überraschenden Ergebnis geäußert), aber diese Entscheidungen bestimmen doch häufig unser Leben. Auch unsere seelische Verfassung macht sich oftmals über unsere Körpermitte bemerkbar. Wenn kleine Kinder sich nicht wohl fühlen, klagen sie über Bauchschmerzen. Als Erwachsener leiden wir unter Verdauungsproblemen. Und wer von uns hat nicht schon Prüfungsängste verspürt, die sich in Bauchgrimmen äußern – obwohl der Intellekt sagt, man habe sich doch gut und ausreichend vorbereitet. Bei Ärger reagiert unsere Galle, bei zeitlicher Überlastung meldet sich der Magen, und großer Termindruck beeinflusst unseren Dickdarm, indem wir mit Verstopfung oder Durchfall reagieren, abhängig von unserer Konstitution.

Sprechen wir von unserem Bauch, dann meinen wir unseren »anatomischen« Bauch. Aber er ist viel mehr – er ist das Energiezentrum in unserer Körpermitte. Aus den Lehren östlicher Kampfsportarten ist uns bekannt, wie wichtig es ist, »seine Mitte« zu stärken. Das geschieht oft nur mit der Kraft der Konzentration. Wer ein starkes Zentrum hat, den kann nichts aus der Ruhe bringen, weder physisch noch psychisch. Das hat nur bedingt mit körperlicher Kraft zu tun. Aus all dem ersehen wir, wie wichtig es ist, »in seiner Mitte zu ruhen« und das Geschehen in unserem Zentrum besser zu verstehen.

Unser Bauch ist für unsere Verdauung zuständig. Nach der ayurvedischen Lehre hat hier unser Verdauungsfeuer, Agni, seinen Hauptsitz. Viele wichtige Organe (Leber, Galle, Magen, Bauchspeicheldrüse, Milz, Dünn- und Dickdarm, Nieren, Blase, Gebärmutter, Eierstöcke, Prostata) befinden sich im Bauchraum und können mit einer Bauchmassage stimuliert oder beruhigt werden. Dies gilt gleichermaßen für Frauen wie für Männer.

Wirkung der Bauchmassage

Es gibt vielfältige Gründe, den Bauch zu massieren. Die Mutter massiert liebevoll das Bäuchlein ihres Babys, wenn es zu erkennen gibt, dass es sich nicht wohl fühlt. Oft sind es allein die aufmunternden Worte, die liebevolle Zuwendung und die zusätzlichen Streicheleinheiten, die das kleine Wesen beruhigen. Als Erwachsener haben wir ähnliche Bedürfnisse und handeln ganz intuitiv: Wir wärmen ihn oder massieren unseren Bauch im Uhrzeigersinn. Aus der ayurvedischen Lehre wissen wir, dass es beruhigend wirkt, wenn wir ein Energiezentrum, das heißt einen Marmapunkt (hier Nabhi) beziehungsweise das 3. Chakra (Manipura), welches für das Feuer-Element steht, im Uhrzeigersinn massieren. Nicht nur die wärmende Hand tut das Ihre, sondern auch diese Streichungen sind es, die das Nervensystem beruhigen.

Doch kommen wir zurück zur Massage. Wann ist sie angebracht und wann müssen wir davon Abstand nehmen?

Indikationen

- Zur Verbesserung des allgemeinen Gesundheitszustands
- Als Unterstützung bei laufenden Heilungsprozessen und zur Vorbeugung von Krankheiten
- Wirkt ausgleichend auf die Psyche, Stresssymptome wie Unruhe und Nervosität werden gelindert
- Zur Verbesserung der Durchblutung des Unterleibes
- Zur Anregung des Lymphflusses
- Zur Entspannung der Muskulatur
- Zur Lösung von Spannungen und Verhärtungen im Bauchbereich
- Zur Anregung von Nieren und Blase, um Giftstoffe schneller auszuscheiden
- Zur Harmonisierung der Verdauung (auch hartnäckige Verstopfung wird positiv beeinflusst)
- Zur positiven Beeinflussung des gesamten Organismus und des Immunsystems über die Reflexzonen des Bauches

Kontraindikationen

- Fieberhafte Erkrankungen und Entzündungen im Körper
- Akuter Infekt, Grippe etc.
- Herzleiden
- Krebs
- Akute Erkrankungen der Verdauungsorgane wie Magenschleimhautentzündung, Magengeschwür, akuter Durchfall, Darmkoliken etc.
- Nach Operationen im Bauchbereich
- Während der Schwangerschaft
- **Vorsicht** während der Menstruation

Folgendes sollten Sie beachten

Wie bei jeder anderen Massage ist auch vor dieser Behandlung eine intensive Befragung des Kunden oder Patienten erforderlich. Außerdem sollte in jedem Fall der Bauch ausgiebig betrachtet werden:

- Ein gesunder Bauch ist oberhalb des Nabels weich und entspannt, unterhalb dagegen fest und voll. Der Zustand der Haut sollte warm und rosafarben sein.
- Bei Verfärbungen der Haut (Rötungen) sowie Verhärtungen und bei Druckempfindlichkeit durch sanfte Berührung sollte im Zweifelsfall immer ein Arzt oder Heilpraktiker zu Rate gezogen werden.

Wenn Sie sich an die oben genannten Regeln und Vorsichtsmaßnahmen vor Durchführung der Behandlung halten – Beachtung der Indikationen, Kontraindikationen und natürlich eine genaue Anamnese und Betrachtung des Kunden –, ist mit keinerlei Nebenwirkungen zu rechnen.

Bauchmassage
Koshta Abhyanga

Behandlungsempfehlungen und Vorbereitung
- Der Kunde sollte 2–3 Stunden vor der Behandlung keine Mahlzeit mehr zu sich nehmen, damit Magen und Darm leer sind.
- Die Behandlungsdauer sollte anfangs nicht länger als ca. 10–20 Minuten betragen.
- Keine ruckartigen Bewegungen des Therapeuten.
- Mit sanftem Druck beginnen, langsam und vorsichtig steigern, dabei stets die Schmerzgrenze des Kunden beachten.
- Keinen Druck auf den Nabel und den Solarplexus (3. Chakra = Manipura).

Auswahl des richtigen Öles
- Vata-harmonisierend = wärmend und nährend
- Pitta-harmonisierend = kühlend und besänftigend
- Kapha-harmonisierend = anregend und entstauend

Material
- Massageliege oder Decke (die Bauchmassage ist auch auf dem Fußboden möglich)
- Unterlagen für die Beine (gerolltes Handtuch, Kissen oder Rolle)
- Heizplatte für das Erwärmen des Öls, Babyflaschenwärmer o. Ä.
- Wasserbad und Behälter für das Öl
- Ca. 40 ml Öl
- 2 Handtücher zum Abdecken des Oberkörpers und der Beine oder Wolldecke

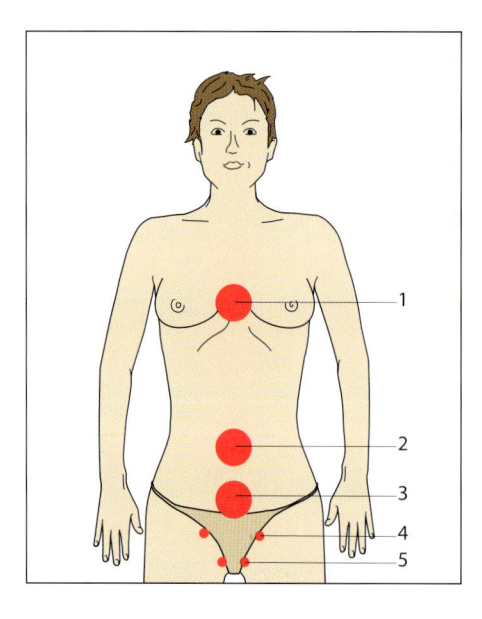

Marmapunkte am Bauch

Auch für dieses Thema haben wir wieder eine Grafik mit den entsprechenden (wenigen) Marmapunkten vorbereitet, wobei für eine Behandlung sicherlich nur Nabhi und Vasti interessant sind, eventuell auch Hridaya. Lediglich der Vollständigkeit halber finden Sie in der Illustration auch die weiteren Marmapunkte.

Die drei Marmapunkte 1, 2 und 3 sind sehr groß – sie haben einen Durchmesser von jeweils 4 Anguli –, so dass es ein Leichtes ist, sie bei der Bauchmassage zu behandeln.

Bauchmassage
Koshta Abhyanga

Marma	Lage	Behandlung und Wirkung
1 Hridaya	In der Mitte des Brustkorbs auf dem 4. Chakra (Anahata)	Sanfte, kreisende Massage ▶ Entspannt bei Stress und beruhigt bei Nervosität ▶ Verbessert die Atmung ▶ Steigert das Bewusstsein
2 Nabhi	Nabel und Umgebung (3. Chakra = Manipura)	Sanfte Massage ▶ Mildert Übersäuerung des Magensaftes ▶ Steuerung des Verdauungsvorgangs im Magen-Darm-Trakt ▶ Stärkt das 3. Chakra
3 Vasti	Blase: zwischen Schambeinfuge und Nabel	Sanfte Massage ▶ Kontrolliert Vata und Kapha
4 Lohitaksha	Leistenregion	Sanfte Massage ▶ Verbessert die Blutversorgung der Beine
5 Vitapa	Zwischen Leistenbeuge und Ovar (Damm) bzw. Hoden	Sanfte Massage ▶ Stärkt die Bauchmuskulatur ▶ Löst Verspannungen

Die Bauchmassage Schritt für Schritt

Einstimmung auf die Behandlung

Der Therapeut steht, sitzt oder kniet an der linken Seite des Kunden und nimmt Kontakt zu seinem Kunden auf:

1. Beide Hände sanft oberhalb und unterhalb des Bauchnabels auflegen, die Hände liegen parallel.
2. Anschließend sanftes Streichen über den Bauch. Dabei den eigenen Atem in Einklang mit dem des Kunden bringen.

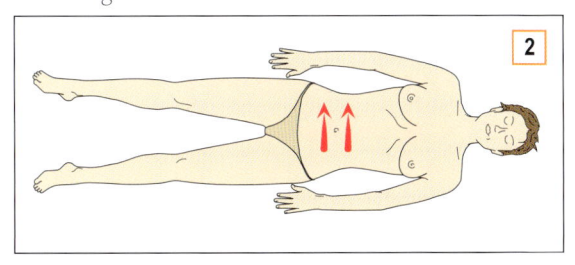

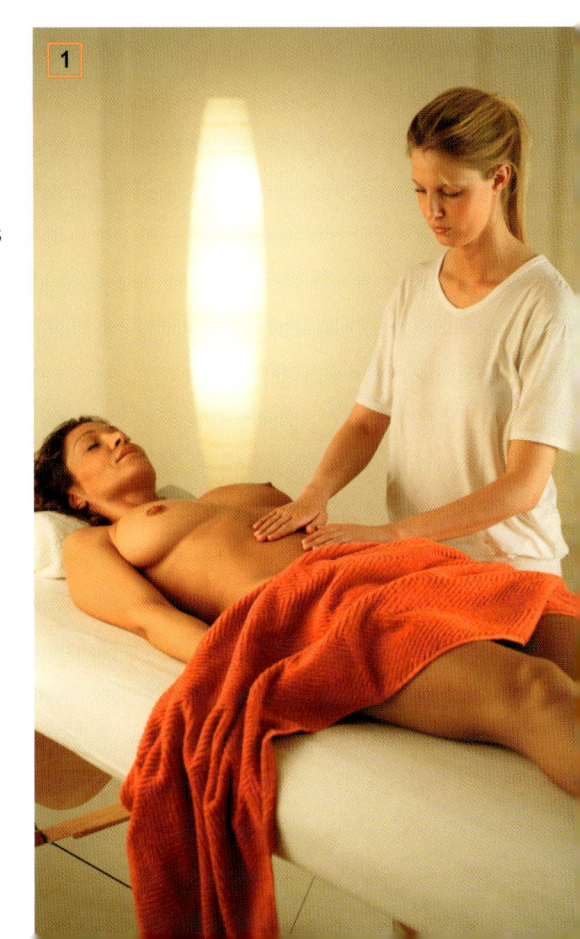

Bauchmassage
Koshta Abhyanga

⇨ Vor jedem Griffwechsel sollte der Bauch mit beiden Händen sanft ausgestrichen werden.

Taille »ausziehen«:

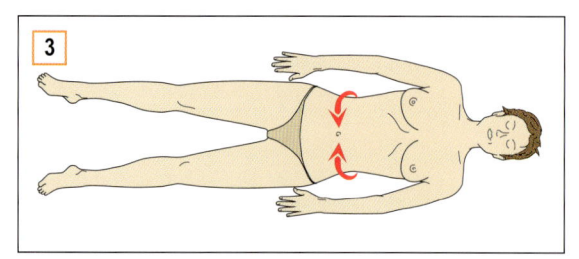

3 Auf der rechten Seite des Kunden beginnen: Unter den Rücken greifen und wechselweise mit beiden Händen 8 × kräftig nach vorne streichen.

▶ Anschließend auf der linken Seite wiederholen.

Unterhalb des Brustbeins »vibrieren«:

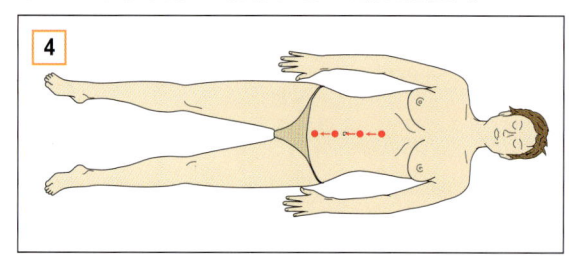

4 Die Fingerspitzen von Zeige-, Mittel- und Ringfinger beider Hände flach auf den Oberbauch auflegen und leichte Vibrationen ausführen. Beide Hände wandern langsam abwärts bis zum Schambein. Nach jedem Vibrieren werden die Hände ein Stück weiter unten neu aufgesetzt.

Einölen des Bauches:

▶ Mit den Handinnenflächen beider Hände vom Nabel ausgehend über den langen Bauchmuskel zu den Seiten und über den Hüftbereich streichen. Die Fingerspitzen zeigen dabei immer Richtung Brust. 5–8 × wiederholen.

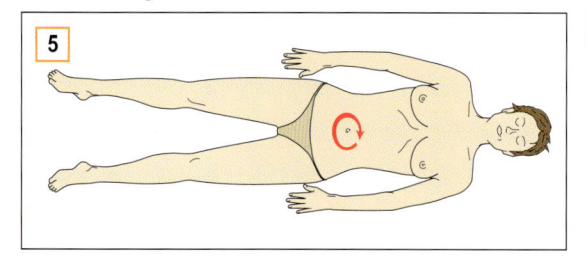

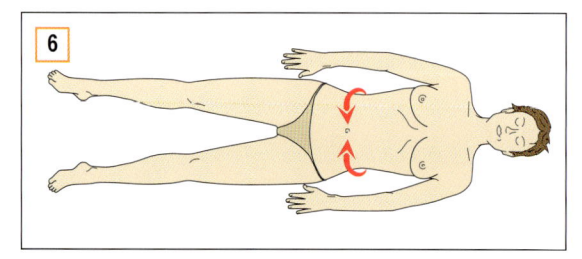

5 Beide Hände liegen auf dem Nabel: die rechte Handinnenfläche liegt unten, die linke auf dem rechten Handrücken. Nun vom Nabel ausgehend im Uhrzeigersinn große Kreise über den gesamten Bauch ausführen (dient dem Aufwärmen des Bauches).

6 Anschließend die Seiten 8 × wechselweise mit beiden Händen ausstreichen, beginnend auf der rechten Seite. Auf der linken Seite wiederholen.

216

Bauchmassage
Koshta Abhyanga

7 Mit der flachen Hand 8–16 sanfte Kreise im Verlauf des Dickdarms: Die aktive Hand beginnt oberhalb der rechten Leiste mit sanftem Druck. Mit jedem weiteren Kreis wird der Druck der Hand erhöht. (Achtung: Auf das Ausatmen des Partners achten!). Die passive Hand liegt auf dem linken Oberschenkel des Kunden.

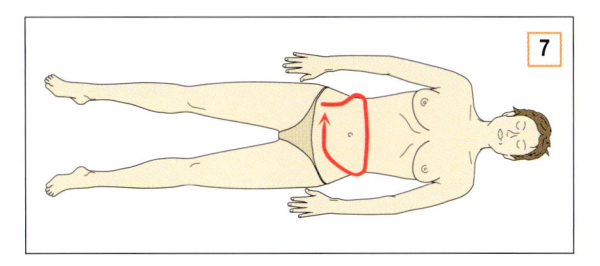

8 Sanfte, spiralförmige Kreise mit dem Daumenballen um den Nabel: Beginnend am linken Unterbauch des Kunden, mit dem Daumenballen sanften Druck ausüben. Beim Einatmen des Kunden den Daumenballen aufsetzen – mit dem Ausatmen den spiralförmigen Kreis mit sanftem Druck ausführen. Beim nächsten Einatmen lösen und von vorne beginnen. Jeder Kreis wird 3 × wiederholt. Gearbeitet wird im Uhrzeigersinn um den Nabel von außen nach innen, dabei mit einem großen Kreis außen beginnen und nach innen kleiner werden.

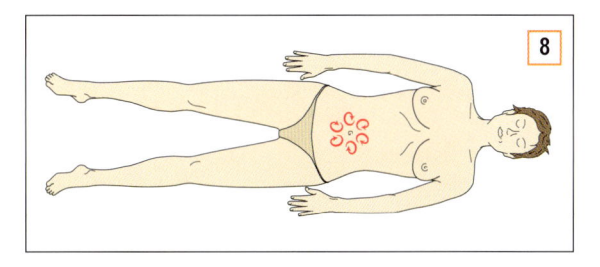

9 Spiralförmig mit Druck des Daumens im Uhrzeigersinn arbeiten: Die Daumenkuppe rechts neben den Bauchnabel aufsetzen, mit der nächsten Ausatmung des Kunden behutsam mit dem Daumen senkrecht nach innen drücken und den Druck ca. 15 Sekunden halten. Beim Einatmen des Kunden den Druck nur leicht verringern, aber nie ganz lösen. Jede Stelle wird nur 1 × gedrückt.

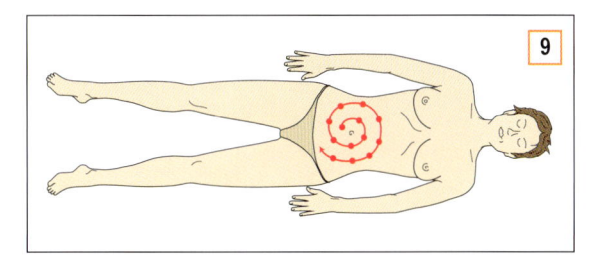

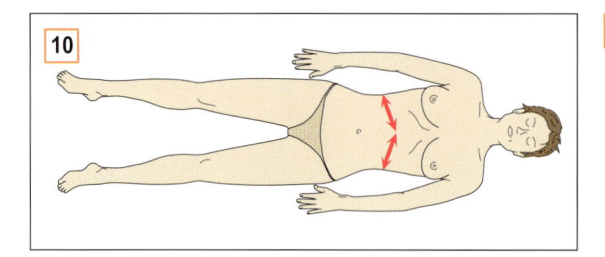

__Bauchmassage__
Koshta Abhyanga

10 Mit beiden Händen kräftig in beide Richtungen über die Rippenbogen streichen: Beide Hände rechts und links auf den Rippenbogen auflegen und mit sanftem Druck in Richtung Rücken streichen. Dann die Hände öffnen und in der Zwischenrippenmuskulatur zum Ausgangspunkt zurückstreichen.

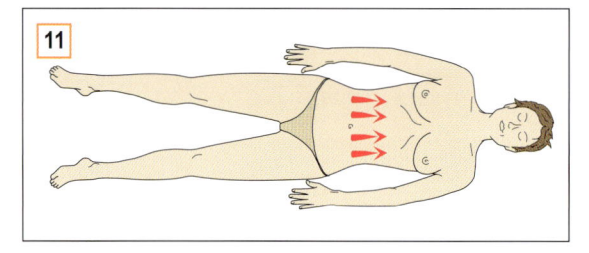

11 Mit geöffneten Händen die Rippenbogen leicht nach oben ziehen: Die Fingerspitzen von Zeige-, Mittel-, Ring- und kleinem Finger unter den Rippenbogen aufsetzen, sanften Druck ausüben und die Rippenbogen sehr sanft nach oben ziehen. Von innen nach außen arbeiten. 3 × wiederholen.

Kreuzbein lockern:

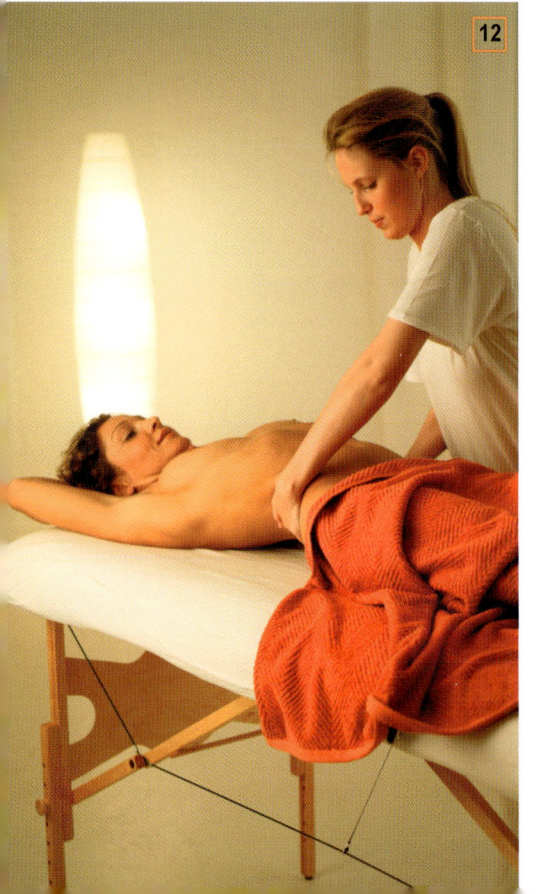

12 Beide Hände fassen unter den Körper des Kunden.
13 Dabei den Kunden gegen die Hände in das Kreuzbein hineinatmen lassen. Anschließend mit beiden Händen nach außen ziehen, die Taille umfassen und den Rücken leicht von der Unterlage hochziehen. 3 × wiederholen.

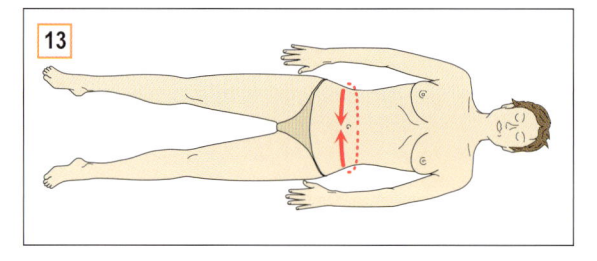

Bauchmassage
Koshta Abhyanga

Lockern der Bauchmuskulatur:

14 Die langen Bauchmuskeln mit den
15 Handballen während des Ausatmens von außen nach innen schieben – erst rechts, dann links.

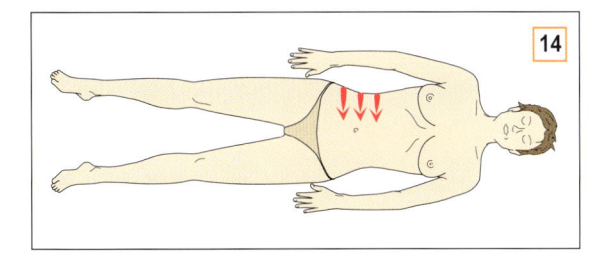

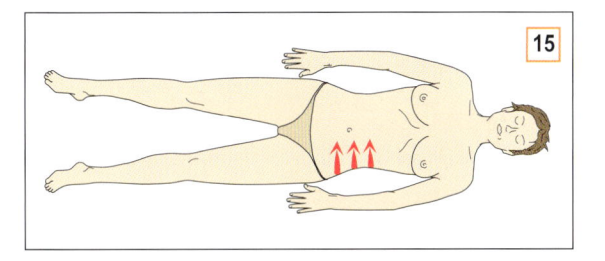

Spannungen in Becken und Oberschenkeln durch Dehnung lösen:

16 Der Kunde winkelt das Bein an und der Therapeut drückt das Bein sanft in Richtung Brustkorb. Dabei unbedingt auf das Ausatmen des Kunden achten. Mit der anderen Seite wiederholen.

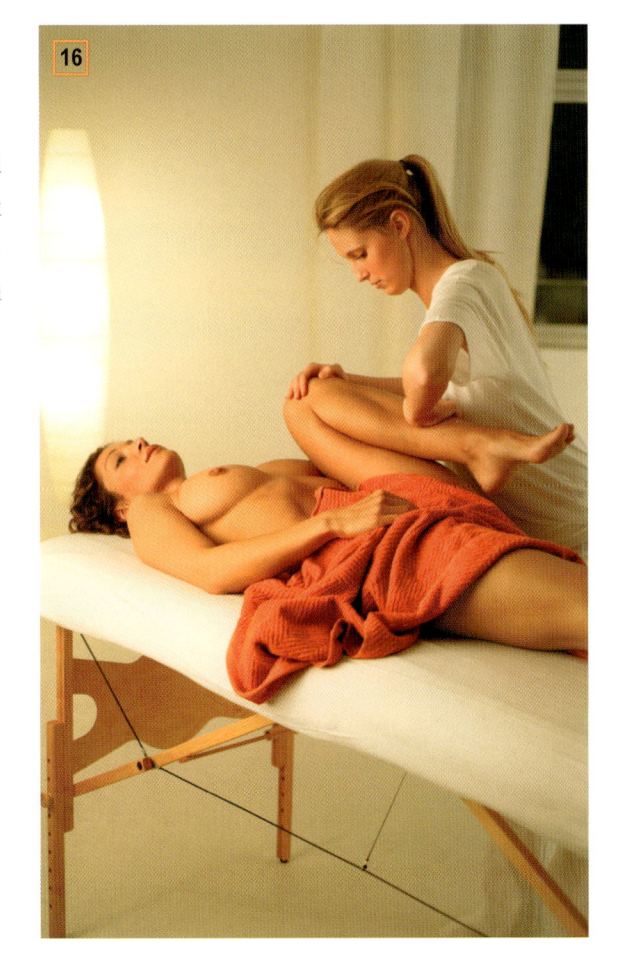

Bauchmassage
Koshta Abhyanga

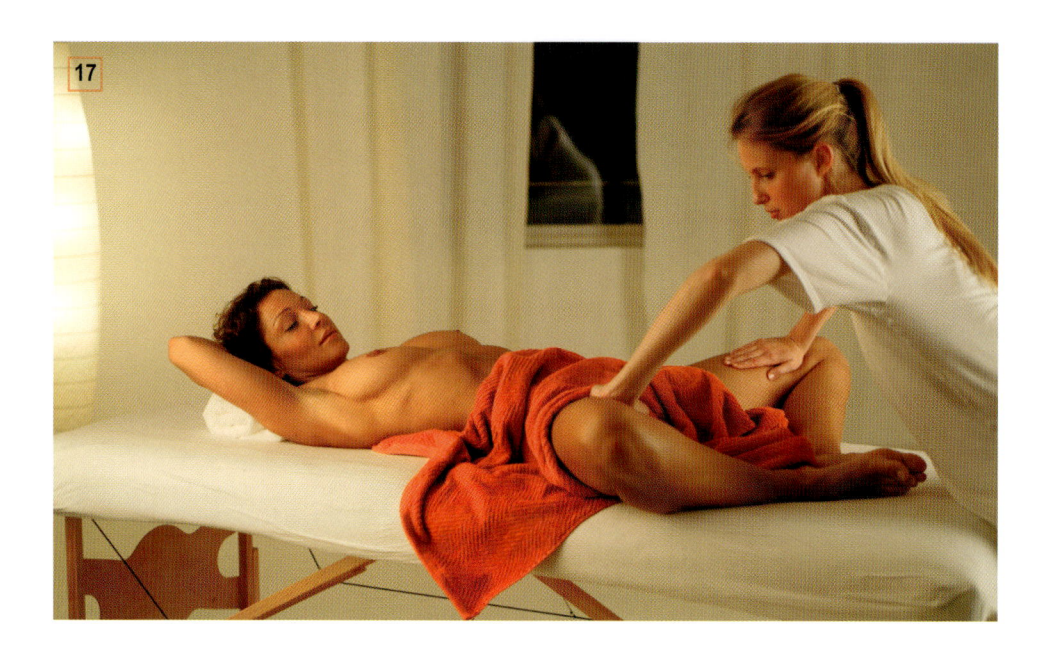

17 Die Fußsohlen des Kunden aneinanderlegen lassen (ihm dabei helfend unterstützen), die Handflächen des Therapeuten liegen auf den Innenseiten der Oberschenkel. Nun mit sanftem Druck die Oberschenkel nach außen und zur Unterlage bewegen.
Die Dehngrenze des Kunden beachten. Die Dehnung 10–15 Sekunden halten.
Maximal 3 x wiederholen.
▶ Dann die Beine wieder ausstrecken lassen.

Energie fließen lassen:
18 Wie zu Beginn der Behandlung beide Hände mit den Fingerspitzen Richtung Rippenbogen rechts und links vom Nabel parallel auflegen.

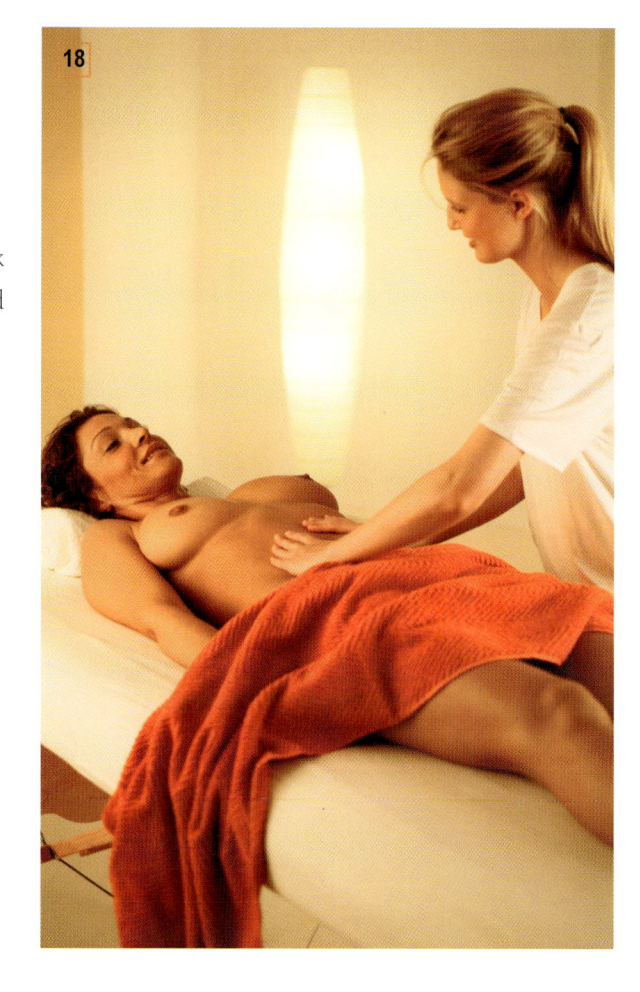

Bauchmassage
Koshta Abhyanga

19 Die Massage wird beendet, indem der Therapeut gemeinsam mit dem Kunden atmet. Dabei liegen beide Hände wieder waagrecht parallel oberhalb und unterhalb des Bauchnabels.

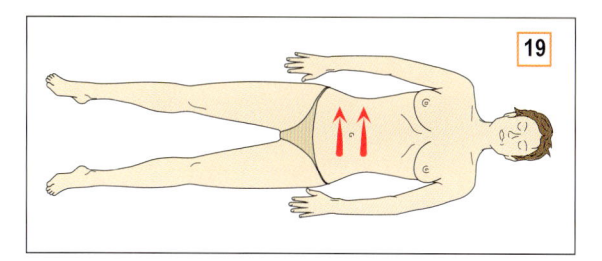

▸ Nach einer kurzen Ruhezeit kann durch drei warme Kompressen der Bauch gewärmt und zusätzlich entspannt werden.

Diese Bauchmassage dient auch als Vorbereitung für einen therapeutischen Einlauf (großer Vasti).

Als Alternative zu den Kompressen kann man dem Kunden einen Leberwickel auflegen: Man legt ein feuchtes, heißes Kompressentuch auf dessen rechten Oberbauch (die Leber liegt unter dem rechten Rippenbogen), gibt eine Wärmflasche darauf, deckt den Kunden mit einem trockenen Handtuch und einer Wolldecke zu und lässt ihn ca. 20 Minuten ruhen.

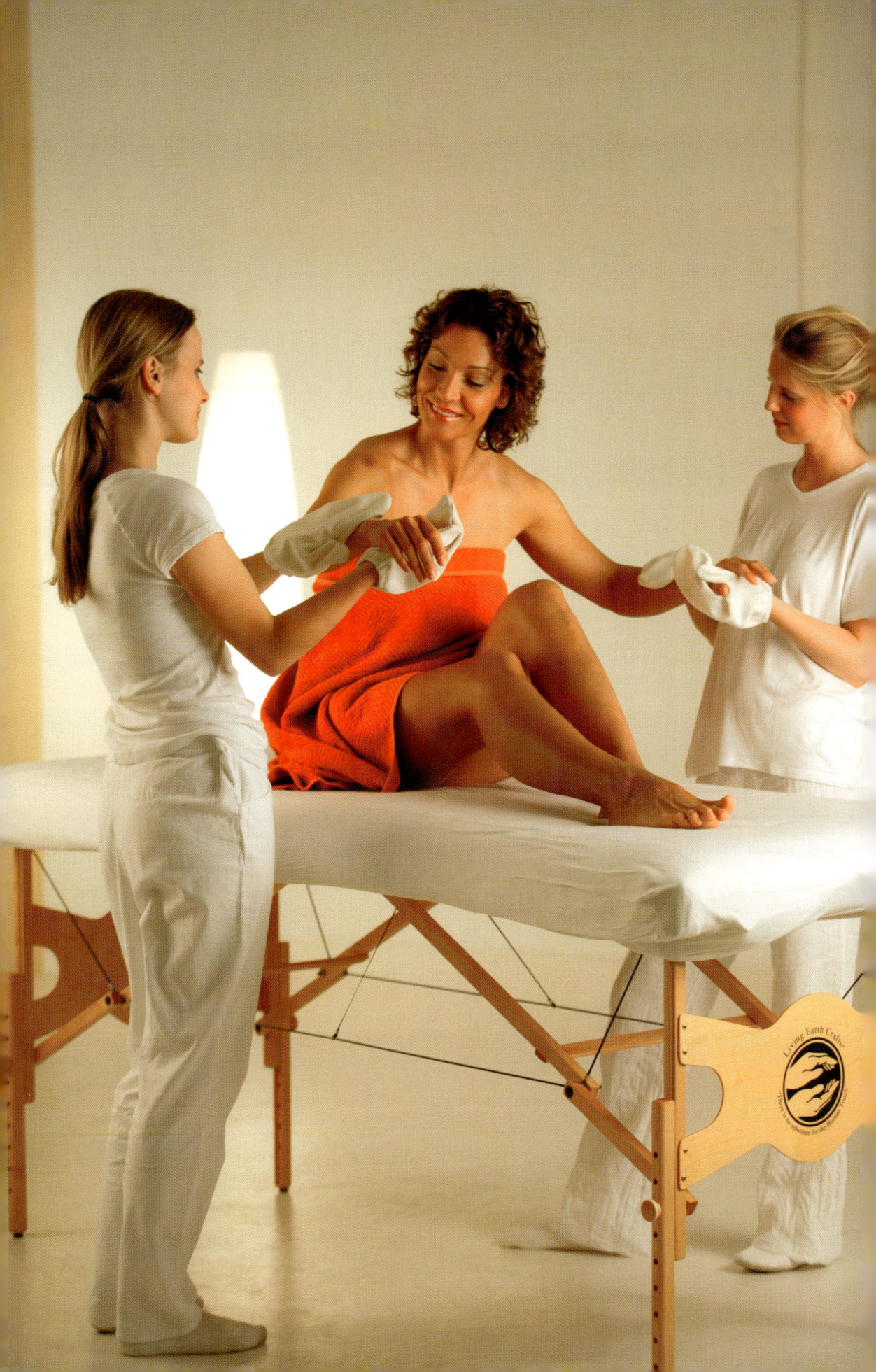

Kapitel 11

Massage mit Seidenhandschuhen, Pulver und Zitronensäckchen

Garshan-Massage
Udvartana • Jambira Pinda Sweda

Diese bei vielen sehr beliebten Behandlungsarten haben wir ebenfalls wieder in einem Kapitel zusammengefasst, weil sie von Ablauf und Wirkung her recht ähnlich sind. Die im Folgenden beschriebenen Techniken dienen weniger der Entspannung im üblichen Sinne, sondern sind sehr anregend und haben eine reduzierende (Langhana) Wirkung. Durch die starke Reibung mit dem Seidenhandschuh (Garshan-Massage) oder mit trockenem Pulver (Udvartana) entsteht Wärme, weshalb diese beiden Behandlungen zu den erhitzenden (Swedana) zählen. Die Therapie mit den Zitronensäckchen ist noch erhitzender, da der Bolusinhalt stark erwärmt wird beziehungsweise die Boli immer wieder in sehr warmem Öl erhitzt werden. Bei bestimmten Voraussetzungen sind diese Techniken eher anzuraten als die sehr nährenden und entspannenden, ja träge machenden Ölmassagen, zumindest sollten sie zwischen Ölbehandlungen eingeplant werden.

Da alle drei Behandlungen, wie gesagt, stark erwärmend wirken, ist es empfehlenswert, sie synchron auszuführen, also mit zwei Therapeuten. Bei der Behandlung durch einen Therapeuten allein kann es leicht zu einem Missempfinden kommen, weil dabei jeweils nur eine Körperhälfte behandelt werden kann und dann erst die andere. Das führt dazu, dass sich eine Seite warm anfühlt und die andere kalt. Vor allem trifft das für Jambira Pinda Sweda zu, da während der Behandlung aus den Säckchen etwas Flüssigkeit austritt, die auf der Haut erkaltet und deshalb beim Patienten mehr oder weniger rasch ein Gefühl der Kälte aufkommen lässt. Arbeitet nur ein Therapeut, muss er sehr zügig arbeiten, damit dieses Gefühl gar nicht erst auftritt. Sind es jedoch zwei Therapeuten, lässt sich dieses Empfinden vermeiden.

Massage mit dem Seidenhandschuh

Eine sehr effektive Behandlung ist die Massage mit einem aus Bourrette gefertigten Handschuh, die Garshan-Massage. Die Handschuhe sind überwiegend handverarbeitet und aus ungebleichter Bourrette hergestellt, einem Gewebe aus Abfallseide. Sie lassen sich bei 40 °C mit einem Feinwaschmittel reinigen. In der Praxis dürfen sie jedoch aus hygienischen Gründen immer nur für einen Patienten verwendet werden.

Die traditionelle ayurvedische Garshan-Massage wird für etwa 3–4 Minuten täglich als Eigenbehandlung ausgeführt. Sie fördert die Hautdurchblutung und baut Kapha-Schlacken aus dem Gewebe ab. Bei regelmäßiger Behandlung wird das Bindegewebe stimuliert, was zur Folge hat, dass man Zellulite vorbeugt beziehungsweise diese reduzieren kann. Im Gegensatz zur herkömmlichen Massage mit Bürsten oder Ähnlichem wird die Haut durch die Seidenhandschuhe nicht unnötig aufgeraut, was sie sehr empfindlich machen würde.

Die Haut wird durch die Garshan-Massage »poliert« und die elektrostatische Auflading neutralisiert. Durch das sanfte Beseitigen der Hautschüppchen ist die Haut nach der Behandlung sehr aufnahmefähig für pflegende Öle oder Cremes. Besonders zu empfehlen ist sie für Personen mit trockener Haut. Menschen mit zu Rötungen neigender Haut massieren nur mit leichtem Druck und tragen anschließend ein kühlendes Kokosöl auf.

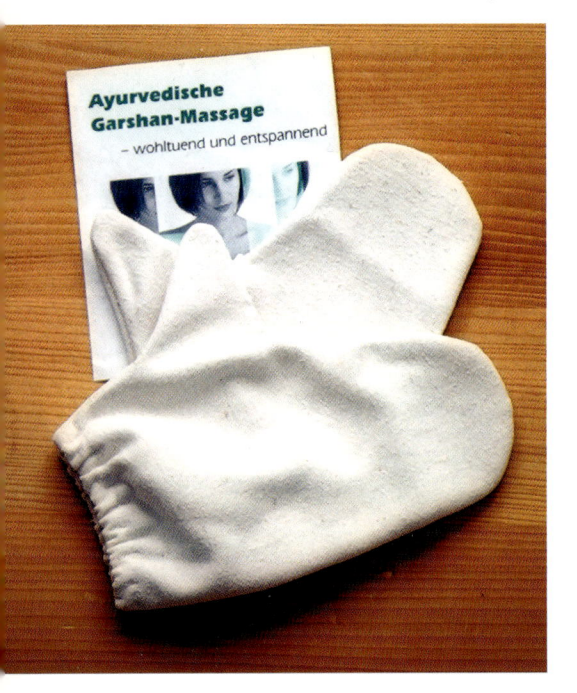

Diese Massage mit dem Seidenhandschuh kann aber auch von einem oder zwei Therapeuten ausgeführt werden. Sie wird als sehr wohltuend und entspannend empfunden. Auch hier lassen sich wieder zwei Techniken anwenden: entspannende Streichbewegungen, also vom Herzen nach außen zu den Extremitäten, oder anregende Streichbewegungen mit etwas Druck, also von den Extremitäten nach innen zum Herzen hin. Achten Sie also stets auf die Indikation und welchen Effekt Sie mit der Garshan-Massage erreichen wollen! Im Folgenden beschreiben wir die anregende Massage.

Massage mit Seidenhandschuhen, Pulver und Zitronensäckchen
Garshan-Massage • Udvartana • Jambira Pinda Sweda

Indikationen
- Kapha-Konstitution, Juckreiz, Schweregefühl, Übergewicht und Fettleibigkeit
- Starkes Schwitzen und Körpergeruch (Pitta-Überschuss)
- Lokale Fettpolster, Zellulite

Kontraindikationen
- Starke Pitta-Störungen
- Entzündliche Hauterkrankungen

Material
- Nur in der Therapie: Massageliege
- 1 Paar Garshan-Handschuhe (bei 2 Therapeuten: 2 Paar)
- In der Therapie: Etwas Öl für das Öffnen der Chakren und Marmas

Behandlungsdauer
- Bei der täglichen Selbstmassage: 3–4 Minuten
- In der Therapie: ca. 45 Minuten

Wirkung
- Sehr reduzierend (Langhana = reduzierende Therapie)
- Ausleitend
- Stoffwechselanregend und belebend, insbesondere dann, wenn die kräftigen Streichungen gegen den Haarwuchs und zum Herzen hin ausgeführt werden; ausgleichend wirkt die Garshan-Massage hingegen, wenn die Streichungen vom Herzen weg ausgeführt werden, z. B. bei einer Vata-Konstitution
- Bei hohem Kapha-Anteil sehr wasserreduzierend, bei häufiger Anwendung auch gewichtsreduzierend
- Empfohlene Behandlungszeit: Vormittag oder später Nachmittag
- Behandlungsdauer: ca. 60 Minuten, synchron ca. 45 Minuten

Vorbereitende Behandlung
Sie sollten sicherstellen, dass der Kunde oder Patient 1–2 Tage vor der Behandlung für eine funktionierende Verdauung sorgt. Zum Beispiel könnte er Ingwertee zu sich nehmen oder Trikatu, ein Mittel, das sich aus drei scharfen Gewürzen zusammensetzt und eine leicht abführende Wirkung hat: langer Pfeffer (*Piper longum*), schwarzer Pfeffer (*Piper nigrum*) und Ingwer (*Zingiber officinale*). Auch ausreichend Bewegung, Sport und spezifische Yoga-Übungen sind zur Vorbereitung geeignet.

Nachbehandlung
Dampfbad und Ruhen.

Die Garshan-Massage Schritt für Schritt

Bei der Selbstbehandlung ist die Garshan-Massage im Allgemeinen eine ausstreichende Technik, weshalb sie als so wohltuend und trotz der belebenden Wirkung als entspannend empfunden wird. Das heißt, man massiert immer vom Herzen weg. Man beginnt an der Stirn, massiert die Kopfseiten, den Nacken, den Hals und die Schultern. Das Gesicht wird ausgelassen. Über die Arme streicht man in senkrechten Zügen auf und ab, wobei der Druck nach unten (vom Herzen weg) stärker sein kann als nach oben (zum Herzen hin). Bei der Massage des Brustkorbs werden Brust und Herzgegend ausgelassen. Über Bauch, Rücken und Hüften streicht man in langgezogenen Strichen, ebenso an den Beinen. Alle Gelenke werden in kreisenden Bewegungen massiert. Dieser Ablauf kann mehrere Male wiederholt werden.

Übrigens kann bei Zeitmangel die Garshan-Eigenmassage durchaus anstelle des Einölens angewendet werden. Gerade am frühen Morgen wirkt sie sehr belebend und anregend auf den Organismus und wird deshalb von manchen einer Abhyanga vorgezogen.

Wir haben in den folgenden Schrittfolgen die anregende Massage von zwei Therapeuten ausführen lassen; die Streichungen von Therapeut 1 sind in Rot markiert, die des Therapeuten 2 in Blau. Zum Besseren Überblick hier wieder die Positionsfolgen:

1 Sitzen — 2 Rückenlage — 3 Bauchlage — 4 Rückenlage — 5 Sitzen

▶ **Position 1:**
   Sitzen, Beine sind ausgestreckt

Beide Therapeuten arbeiten synchron.

▶ Etwas Öl in die Hand jedes Therapeuten gießen und
  – auf den Scheitel geben (Kronen-Chakra),
  – auf das Sternum (Herz-Chakra),
  – auf den Nabel (Solarplexus-Chakra),
  – in die Handflächen und
  – auf die Fußsohlen.

Das Öl mit Küchentüchern abtrocknen.

⇨ Da bei dieser Massage eine reduzierende und anregende Wirkung gewünscht wird, beginnt sie bei den Händen und nicht, wie sonst, am Gesäß. Der Druck verläuft von den Extremitäten zum Herzen.
⇨ Zur Besänftigung von Vata verläuft der Druck jedoch vom Herzen zu den Extremitäten.

Massage mit Seidenhandschuhen, Pulver und Zitronensäckchen

Garshan-Massage • Udvartana • Jambira Pinda Sweda

1 5–8 Streichungen von den Fingerspitzen über Schultern, Rücken zum Gesäß und wieder zurück. Letzte Streichung über die Arme und die Fingerspitzen hinaus enden.

▶ 5–8 Streichungen von den Fingerspitzen über Schultern zum Brustbein und wieder zurück. Letzte Streichung über die Arme und die Fingerspitzen hinaus enden.

▶ 5–8 Kreise im Uhrzeigersinn auf den Hüften.

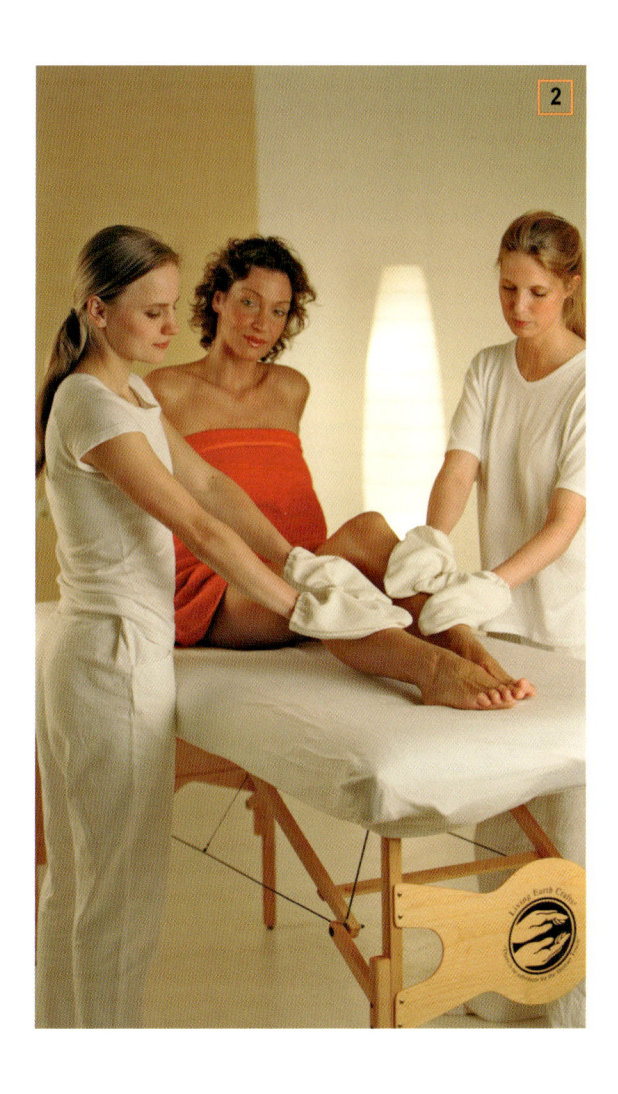

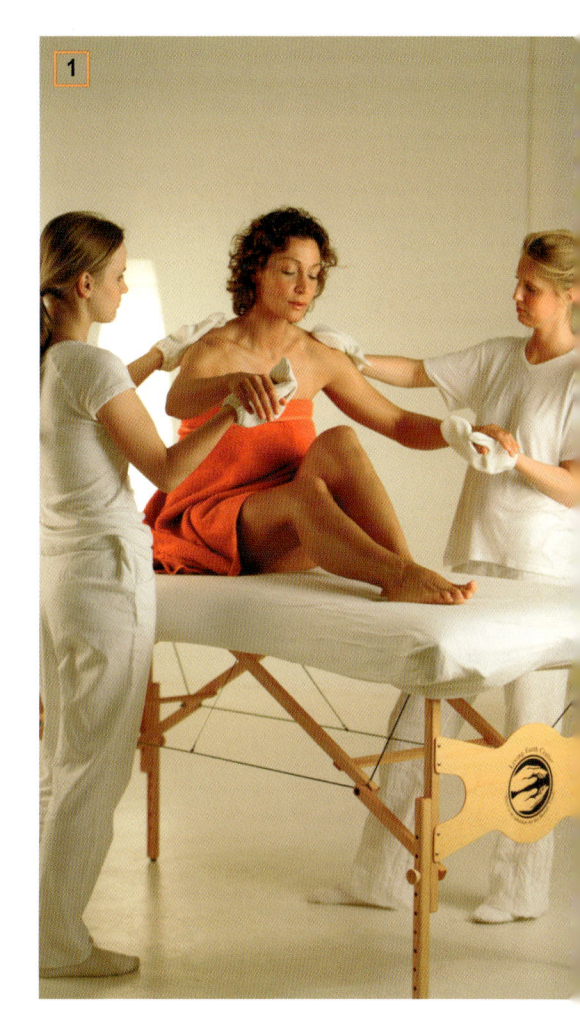

2 5–8 Streichungen von den Zehenspitzen zu den Oberschenkeln und zurück. Letzte Streichung über die Zehen hinaus enden.

Massage mit Seidenhandschuhen, Pulver und Zitronensäckchen

Garshan-Massage • Udvartana • Jambira Pinda Sweda

▶ **Position 2:**
Erste Rückenlage

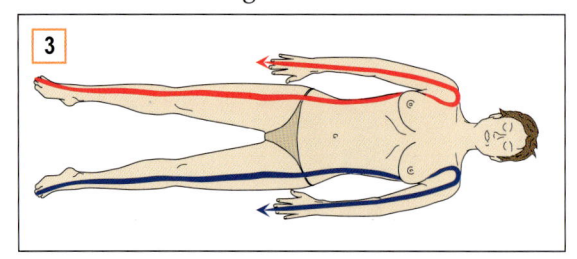

3 3 Ganzkörperverbindungen: An den Zehen beginnen, über die Füße, Beine, Hüften, Seiten, Schultern, Arme, Hände, Fingerspitzen.

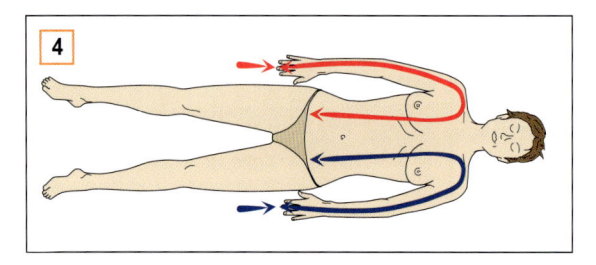

4 5–8 Streichungen von den Fingerspitzen über die Schultern, Seiten zum Bauch und wieder zurück.

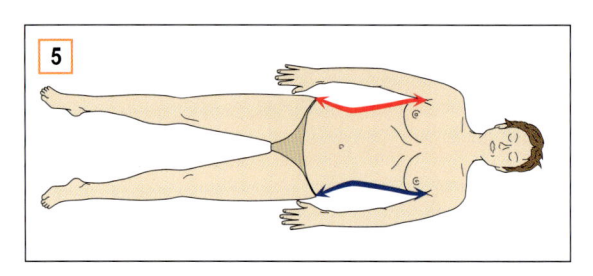

5 5–8 Streichungen seitlich hoch zur Achsel und zurück.

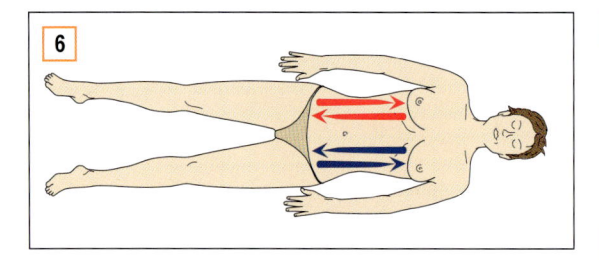

6 5–8 Streichungen in Auf- und Abwärtsbewegungen vom Schambein zu den Rippenbogen und zurück.

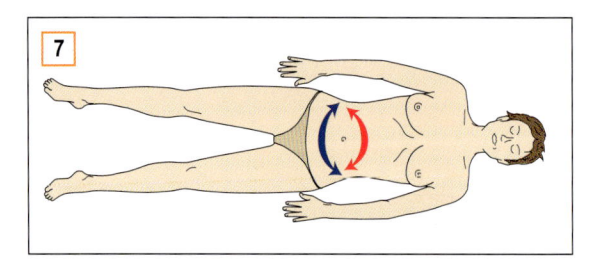

7 5–8 Streichungen in waagrechter Bewegung über den Bauch. Der Therapeut auf der rechten Seite arbeitet von rechts nach links und zurück, der Therapeut auf der linken Seite von links nach rechts und zurück.

⇨ **Anatomie des Dickdarms beachten!**

Massage mit Seidenhandschuhen, Pulver und Zitronensäckchen

Garshan-Massage • Udvartana • Jambira Pinda Sweda

8
9 1 Verbindung vom Bauch über die Seiten, Schultern, Arme, Hände, Fingerspitzen – Fingerspitzen, Hände, Arme, Schulterkugeln.

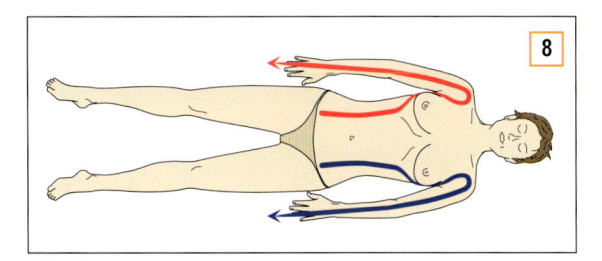

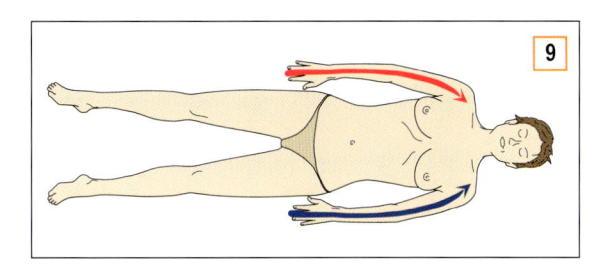

10 5–8 Kreise um die Schulterkugeln.
▶ 5–8 Streichungen auf den Oberarmen.
▶ 5–8 Kreise um die Ellbogen.
▶ 5–8 Streichungen auf den Unterarmen und den Händen.
▶ 5–8 Streichungen auf beiden Armen; über die Fingerspitzen hinaus enden.

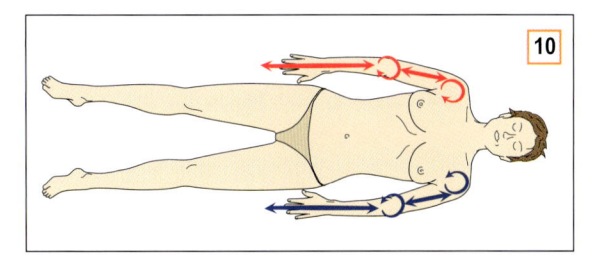

11
12 5–8 Streichungen von den Fingerspitzen über die Hände, Arme, Schultern, Seiten, Bauch – Bauch, Brustbein, Schultern, Arme, Hände und über die Fingerspitzen hinaus enden.

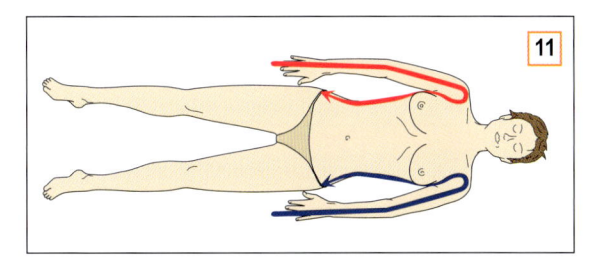

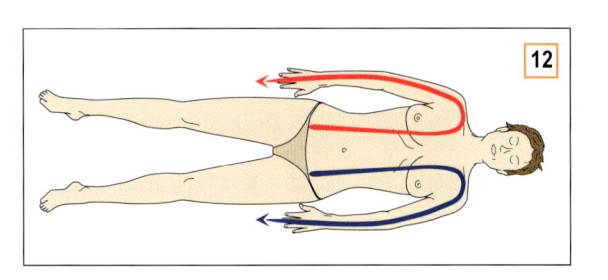

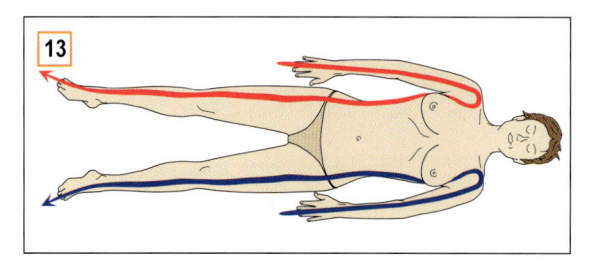

Massage mit Seidenhandschuhen, Pulver und Zitronensäckchen
Garshan-Massage • Udvartana • Jambira Pinda Sweda

13 1 Ganzkörperverbindung: Fingerspitzen, Hände, Arme, Schultern, Seiten, Hüften, Beine, Füße, Zehenspitzen.

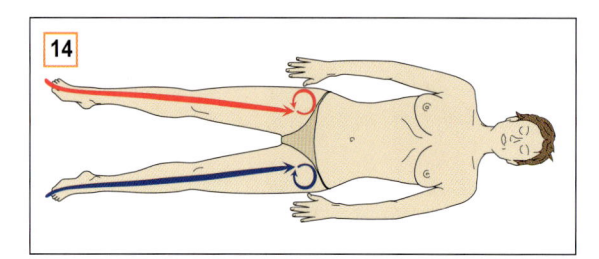

14 1 Verbindung: Füße, Beine, Hüften.
▶ 5–8 Kreise auf beiden Hüften.

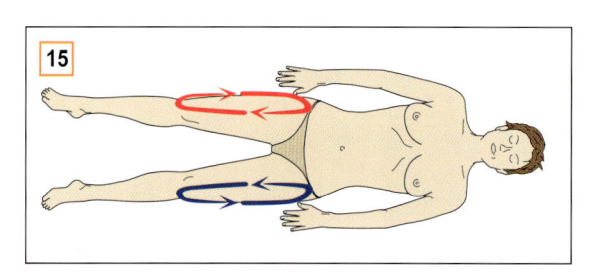

15 5–8 Streichungen bzw. Ovale (die Oberschenkel gedanklich halbieren): Knie, Außenseite Oberschenkel, Hüften und über die Mitte der Vorderseite der Oberschenkel zurück zu den Knien.

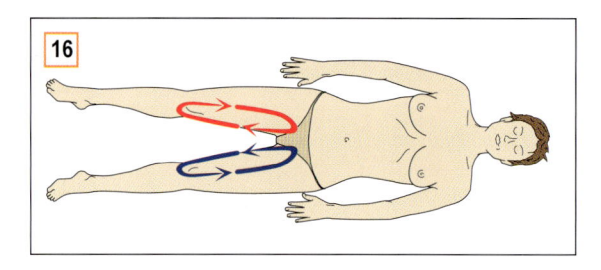

16 5–8 Streichungen bzw. Ovale: Knie, Vorderseite Oberschenkel, Leisten und über die Innenseite der Oberschenkel zurück zu den Knien.

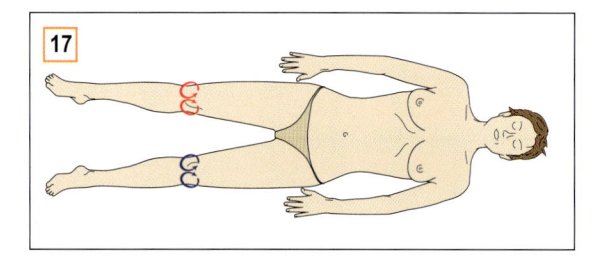

17 5–8 Kreise um beide Knie.

Massage mit Seidenhandschuhen, Pulver und Zitronensäckchen
Garshan-Massage • Udvartana • Jambira Pinda Sweda

18 5–8 Streichungen bzw. Ovale (die Unterschenkel gedanklich halbieren): Fußgelenke, Außenseite Unterschenkel, Knie und über die Mitte der Vorderseite der Unterschenkel zurück zu den Fußgelenken.

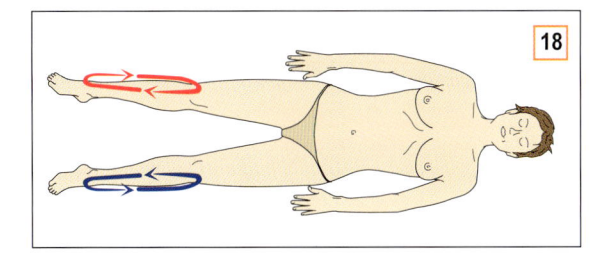

19 5–8 Streichungen bzw. Ovale: Fußgelenke, Vorderseite Unterschenkel, Knie und über die Innenseite der Unterschenkel zurück zu den Fußgelenken.

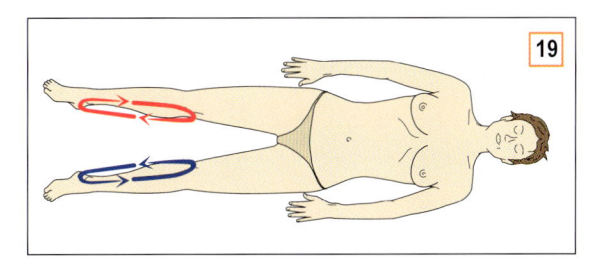

20 5–8 Streichungen von den Fußgelenken über die gesamte Innenseite der Beine hoch zu den Leisten und über die Außenseite beider Beine zurück zu den Fußgelenken.

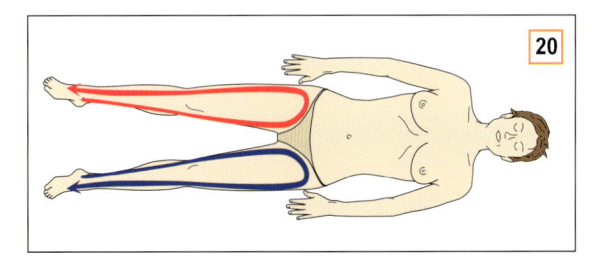

21 5–8 Streichungen von den Fußgelenken über die gesamte Außenseite der Beine hoch zu den Hüften und über die Innenseite beider Beine zurück zu den Fußgelenken.

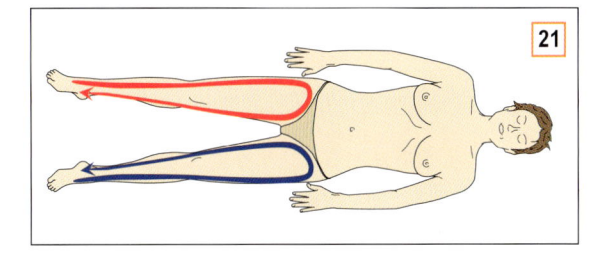

22 5–8 Kreise um beide Fußgelenke.

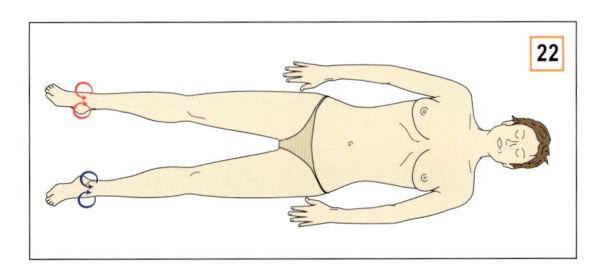

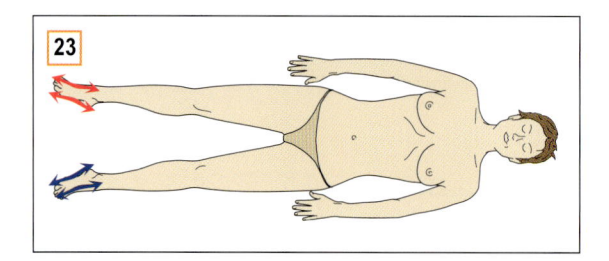

Massage mit Seidenhandschuhen, Pulver und Zitronensäckchen

Garshan-Massage • Udvartana • Jambira Pinda Sweda

23 **24** 5–8 Streichungen beider Füße: Fußsohlen und Fußrücken werden gleichzeitig in Auf- und Abwärtsbewegung mit beiden Händen (»Sandwich«) behandelt; über die Zehenspitzen hinaus enden.

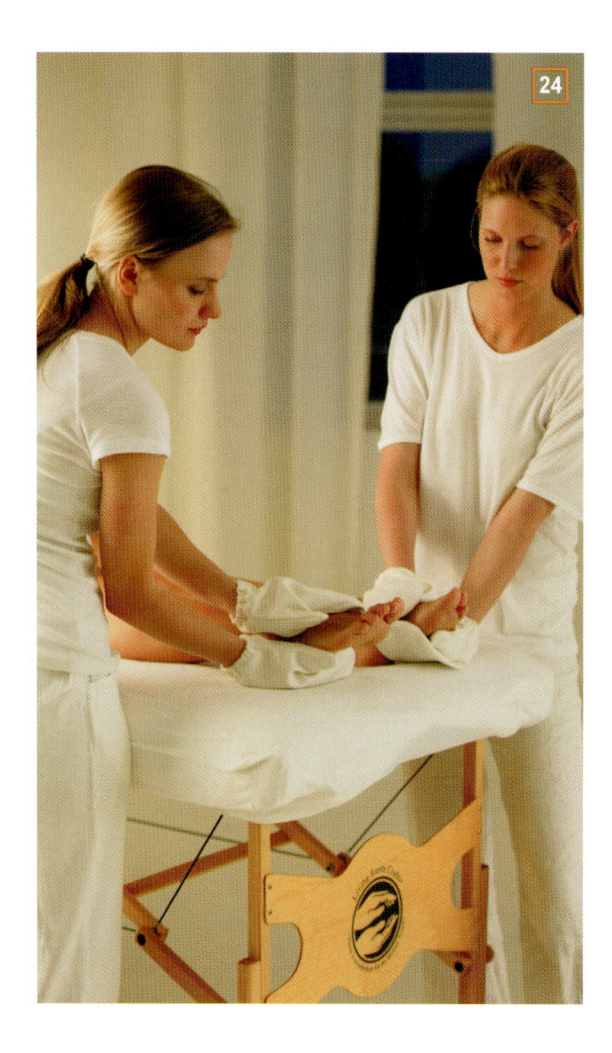

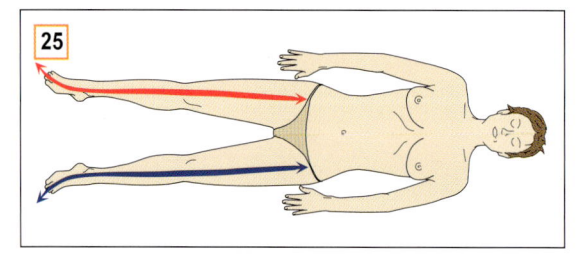

25 5–8 Streichungen beider Beine von den Zehenspitzen, Füßen, Knien, Hüften – Knie, Füße und über die Zehenspitzen hinaus enden.

Massage mit Seidenhandschuhen, Pulver und Zitronensäckchen

Garshan-Massage • Udvartana • Jambira Pinda Sweda

26 5–8 Ganzkörperverbindungen: Zehenspitzen, Füße, Beine, Hüften, Seiten, Schultern, Arme, Hände und über die Fingerspitzen hinaus enden. Dabei immer wieder an den Zehenspitzen beginnen.

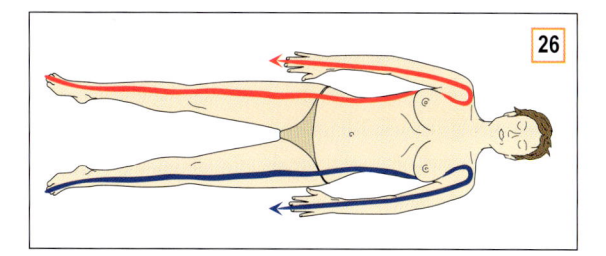

▶ **Position 3: Bauchlage**

27 3 Ganzkörperverbindungen: An den Zehen beginnen, Füße, Beine, Hüften, Seiten, Schultern, Arme, Hände und über die Fingerspitzen hinaus enden.

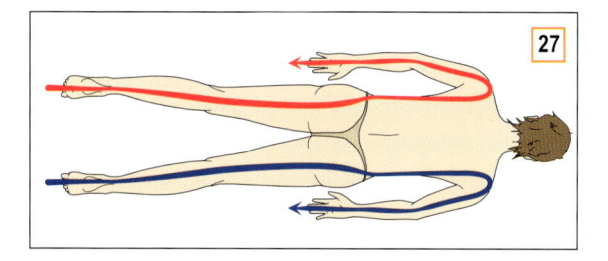

28 5–8 Streichungen von den Fingerspitzen über Schultern, Rücken, Gesäß und wieder zurück zu den Fingerspitzen.

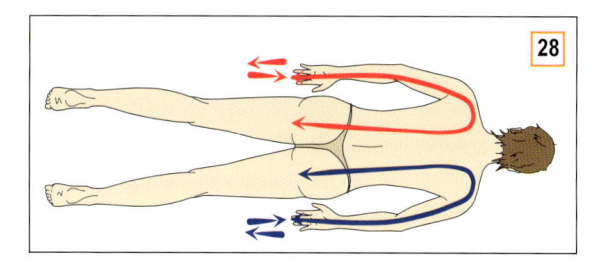

29 5–8 Streichungen seitlich hoch zu den Schultern und zurück.

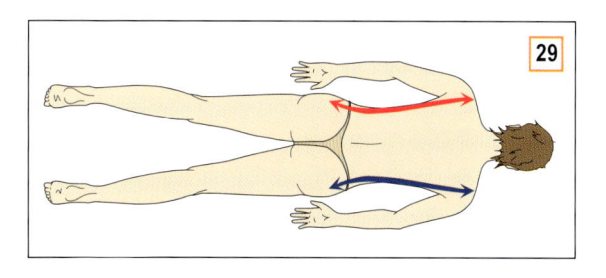

30 5–8 Streichungen in Auf- und Abwärtsbewegungen vom Kreuzbein rechts und links der Wirbelsäule zu den Schultern und zurück.

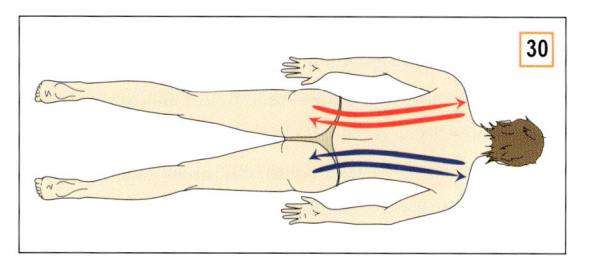

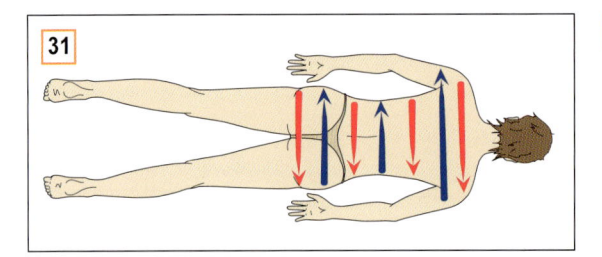

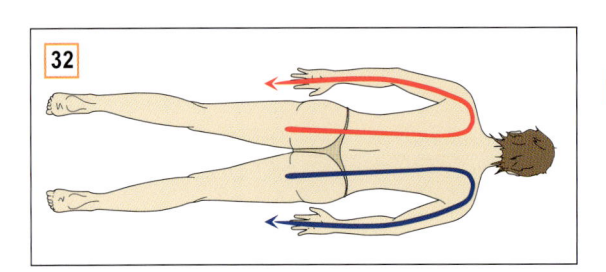

Massage mit Seidenhandschuhen, Pulver und Zitronensäckchen

Garshan-Massage • Udvartana • Jambira Pinda Sweda

|31| 5–8 Streichungen in waagrechter Bewegung über den gesamten Rücken: vom Kreuzbein zu den Schultern und zurück.

⇨ **Beide Therapeuten arbeiten gleichzeitig versetzt mit beiden Händen wechselnd (Zickzack).**

|32| 1 Verbindung vom Gesäß über Rücken, Schultern, Arme, Hände, Fingerspitzen.

|33| Fingerspitzen, Hände, Arme, Schulterkugeln.

|34| 5–8 Kreise um die Schulterkugeln.
▶ 5–8 Streichungen auf den Oberarmen.
▶ 5–8 Kreise um die Ellbogen.
▶ 5–8 Streichungen auf den Unterarmen.

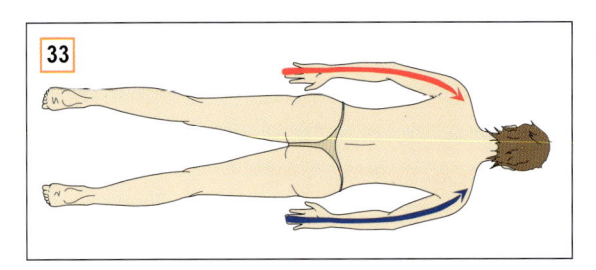

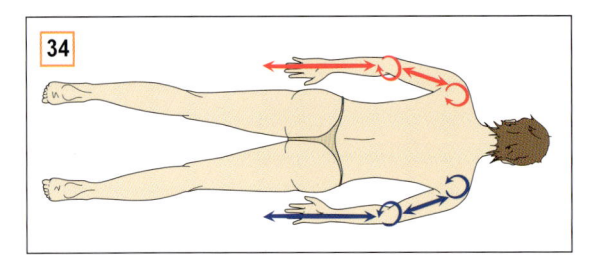

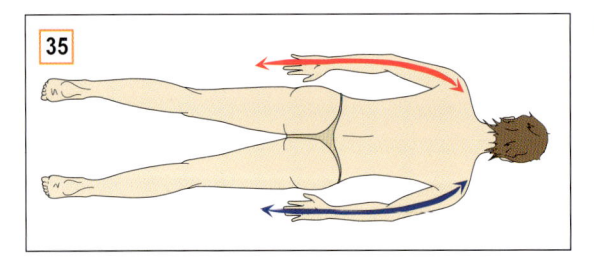

|35| 5–8 Streichungen beider Arme; über die Fingerspitzen hinaus enden.

Massage mit Seidenhandschuhen, Pulver und Zitronensäckchen

Garshan-Massage • Udvartana • Jambira Pinda Sweda

36 5-8 Streichungen von den Finger-
37 spitzen über die Hände, Arme, Schultern, Seiten, Gesäß – Rücken, Schultern, Arme, Hände und über die Fingerspitzen hinaus enden.

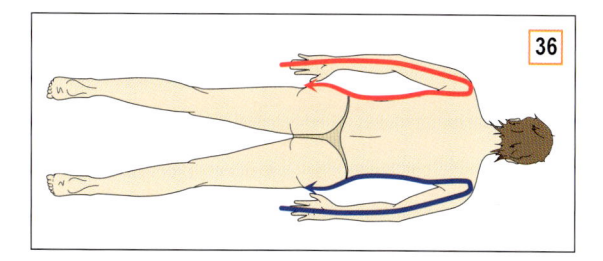

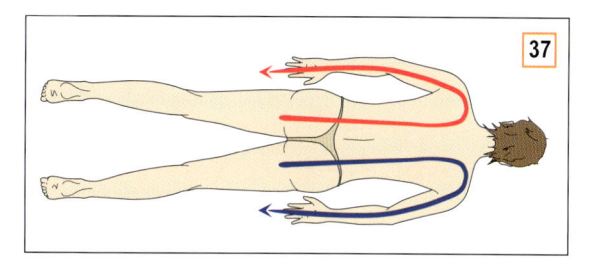

38 1 Ganzkörperverbindung: Fingerspitzen, Hände, Arme, Schultern, Rücken, Hüften, Beine, Füße, Zehenspitzen.

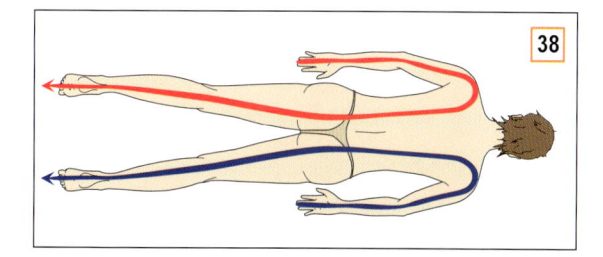

39 Zehenspitzen, Füße, Beine, Hüften.
▶ 5–8 Kreise auf beiden Hüften Richtung Bauch.

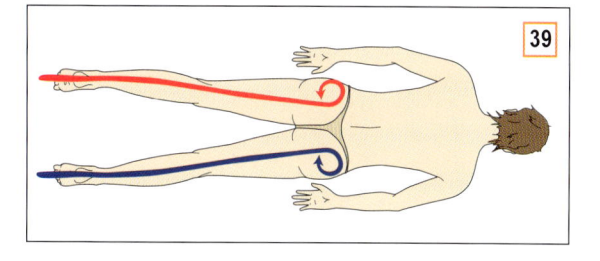

40 5–8 Kreise auf beiden Gesäßmuskeln Richtung Pofalte.

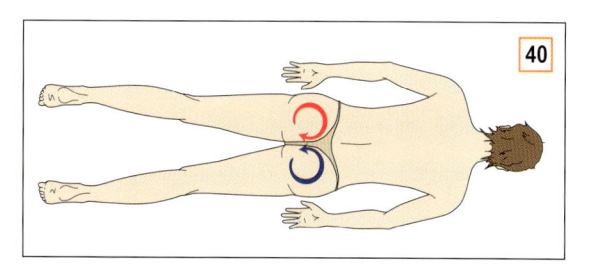

235

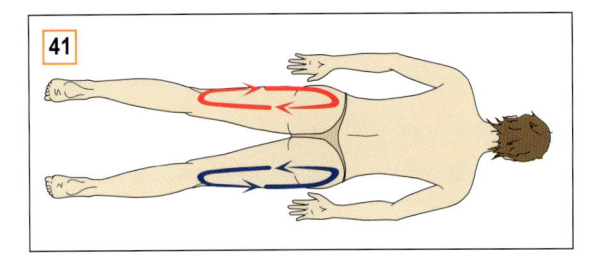

___ Massage mit Seidenhandschuhen, Pulver und Zitronensäckchen ___
Garshan-Massage • Udvartana • Jambira Pinda Sweda

|41| 5–8 Streichungen bzw. Ovale (die Oberschenkel gedanklich halbieren): Kniekehlen, Außenseite Oberschenkel, Hüften und über die Mitte der Rückseite der Oberschenkel zurück zu den Kniekehlen.

|42| 5–8 Streichungen bzw. Ovale: Kniekehlen, Rückseite Oberschenkel, Gesäß und über die Innenseite der Oberschenkel zurück zu den Kniekehlen.

|43| 5–8 Kreise oder Streichungen um beide Kniegelenke.

|44| 5–8 Streichungen bzw. Ovale (die Unterschenkel gedanklich halbieren): Fußgelenke, Außenseite Unterschenkel, Kniekehlen und über die Mitte der Rückseite der Unterschenkel zurück zu den Fußgelenken.

|45| 5–8 Streichungen bzw. Ovale: Fußgelenke, Rückseite Unterschenkel, Kniekehlen und über die Innenseite der Unterschenkel zurück zu den Fußgelenken.

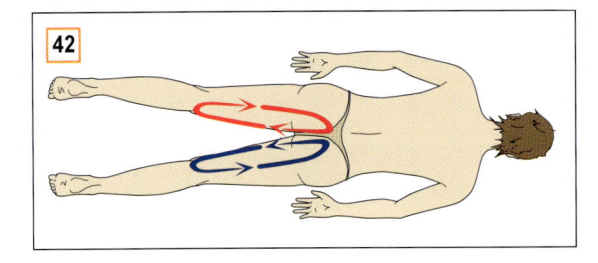

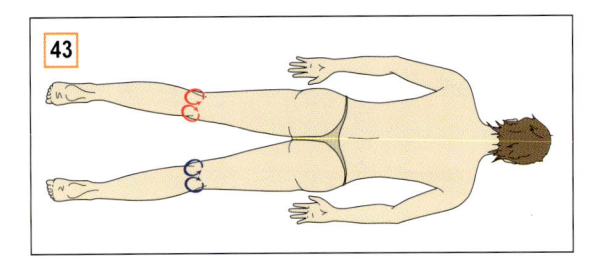

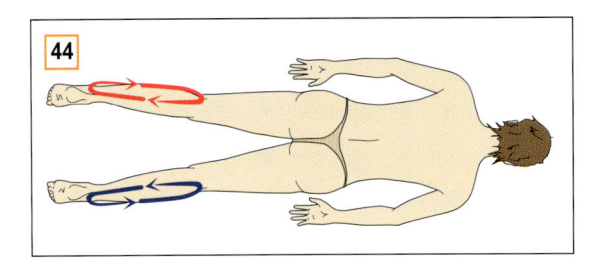

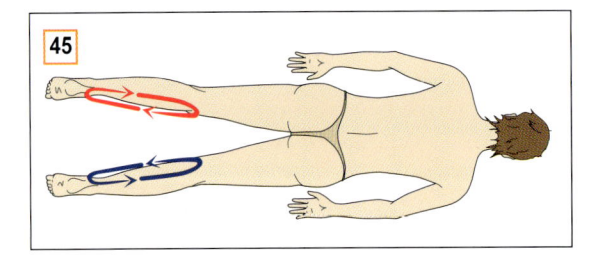

Massage mit Seidenhandschuhen, Pulver und Zitronensäckchen

Garshan-Massage • Udvartana • Jambira Pinda Sweda

46 5–8 Streichungen von den Fußgelenken über die gesamte Innenseite der Beine hoch zu den Leisten und über die Außenseite beider Beine zurück zu den Fußgelenken.

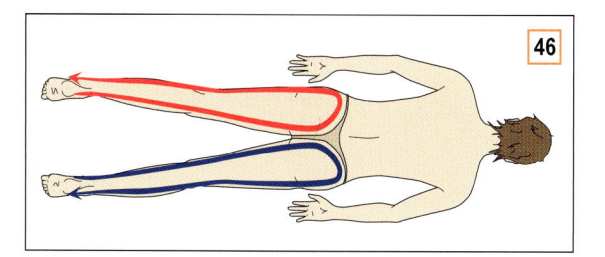

47 5–8 Streichungen von beiden Fußgelenken über die gesamte Außenseite der Beine hoch zu den Hüften und über die Innenseite beider Beine zurück zu den Fußgelenken.

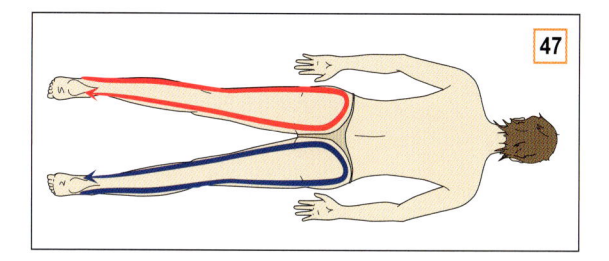

48 5–8 Kreise um beide Fußgelenke.
▶ 5–8 Streichungen beider Füße: Fußsohlen und Fußrücken werden gleichzeitig in Auf- und Abwärtsbewegung von beiden Therapeuten mit beiden Händen (»Sandwich«) behandelt; über die Zehenspitzen hinaus enden.

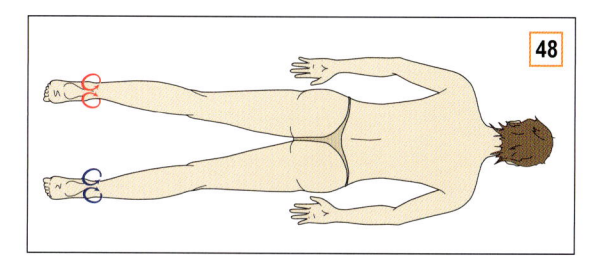

49 5–8 Streichungen beider Beine: Zehenspitzen, Füße, Knie, Hüften – Knie, Füße und über die Zehenspitzen hinaus enden.

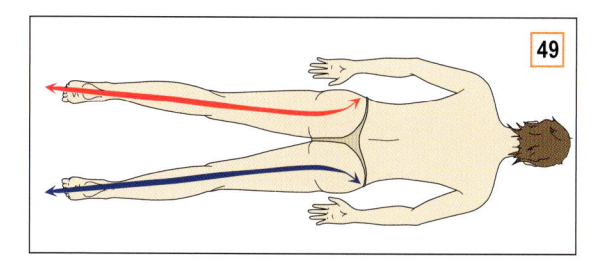

50 5–8 Ganzkörperverbindungen: Zehenspitzen, Füße, Beine, Hüften, Rücken, Schultern, Arme, Hände und über die Fingerspitzen hinaus enden. Immer wieder an den Zehenspitzen beginnen.

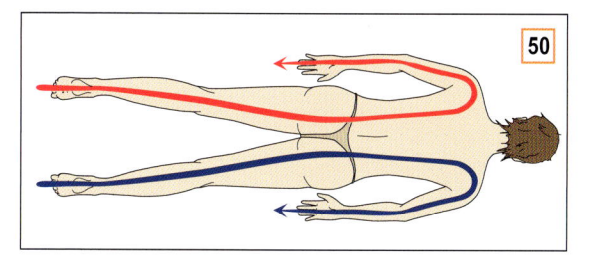

Massage mit Seidenhandschuhen, Pulver und Zitronensäckchen

Garshan-Massage • Udvartana • Jambira Pinda Sweda

▶ **Position 4:**
Zweite Rückenlage

Ablauf wie Position 2 (siehe Seite 228–233).

▶ **Position 5:**
Sitzen

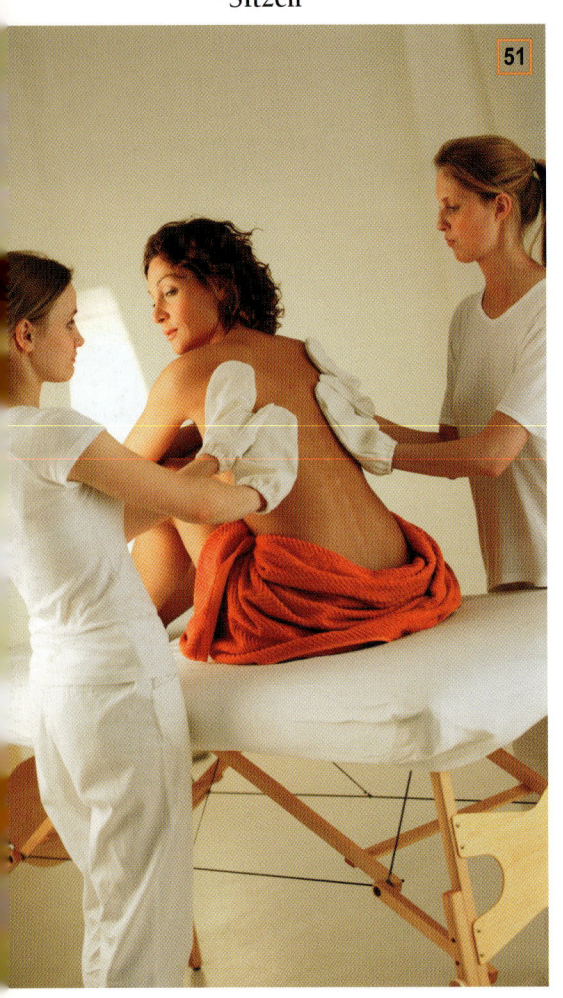

|51| 3–5 Streichungen: Zusätzlich wird in dieser Position der Rücken von den Hüften seitlich hoch zu den Schultern und an der Wirbelsäule zurück zum Kreuzbein ausgestrichen.

Weiter wie Position 1 (siehe Seite 226–227).

▶ 5–8 Abschlussstreichungen: Therapeut 1 und 2 beginnen mit beiden Händen an der Hüfte: Beide Hände streichen hoch zu den Schultern, die jeweils untere Hand streicht zurück zur Hüfte und über das Bein, die obere Hand streicht über den Arm, dann treffen sich beide Hände in Höhe des Unterschenkels und streichen gemeinsam über den Fuß und die Zehenspitzen aus.

Garshan-Massage • Udvartana • Jambira Pinda Sweda

Massage mit warmem Pulver

Udvartana ist eine »Abreibung« mit feinem Pulver, zum Beispiel Lehm- oder Tonpulver, oder mit Kräuterpasten. Ursprünglich diente sie dazu, nach einer Ölmassage das überschüssige Öl vom Körper zu entfernen. Man verwendete dazu auch gemahlene Kichererbsen oder Mungbohnen, Mehlarten also, die ideal sind, Feuchtigkeit und Fett aufzusaugen (S. Ranade).

Daraus entwickelte sich eine Behandlungsform, die sich großer Beliebtheit erfreut – übrigens nicht nur bei den Kunden oder Patienten, sondern auch bei den Therapeuten, da diese Massage mit viel Schwung abläuft. Sie kommt dort zum Einsatz, wo Ölmassagen als Dauerbehandlung nicht zu empfehlen sind.

Die einfachste Form ist, für diese Therapie Kichererbsen- oder Gerstenmehl zu verwenden. Gerstenmehl im Ernährungsbereich ist ja bekannt für seine reduzierende Eigenschaft. Man kann dieses Mehl mit 10 % gemahlenem Salbei und Basilikum anreichern (H. H. Rhyner). Im Handel sind jedoch auch spezielle Ayurveda-Hautpulver erhältlich, die eine reinigende Wirkung haben, gern als Gesichtsmasken und Peeling verwendet werden und sich für diese sehr belebende Massage bestens eignen. Diese Pulver setzen sich aus den unterschiedlichsten Inhaltsstoffen zusammen, zum Beispiel aus der Urdbohne (*Phaseolus mungo*) und anderen Bohnen, Vetiverwurzel (*Vetiveria zizanoides*), Gelbwurzel (*Curcuma aromatica*), Seifenbaum (*Sapindus trifoliatus*), Nimbaum (*Azadirachta indica*), Rosenblätter, Hibiskusblüten u. a. Andere Produkte bestehen aus mineralhaltiger Erde und bestimmten Pflanzenanteilen.

Wichtig sind die adstringierenden und reinigenden Komponenten, so dass sich die Schlackenstoffe, die sich zum Beispiel während der Winterzeit im Körper angesammelt haben, durch die Massage lösen können. Das Pulver kann mit etwas Wasser oder, wenn ein nährender Effekt erwünscht ist (zum Beispiel bei einer Vata-Konstitution), mit Öl zu einer Paste verarbeitet und auf den Körper aufgetragen werden. Diese Paste lässt man kurze Zeit antrocknen, und dann wird mit kräftigen Streichungen massiert.

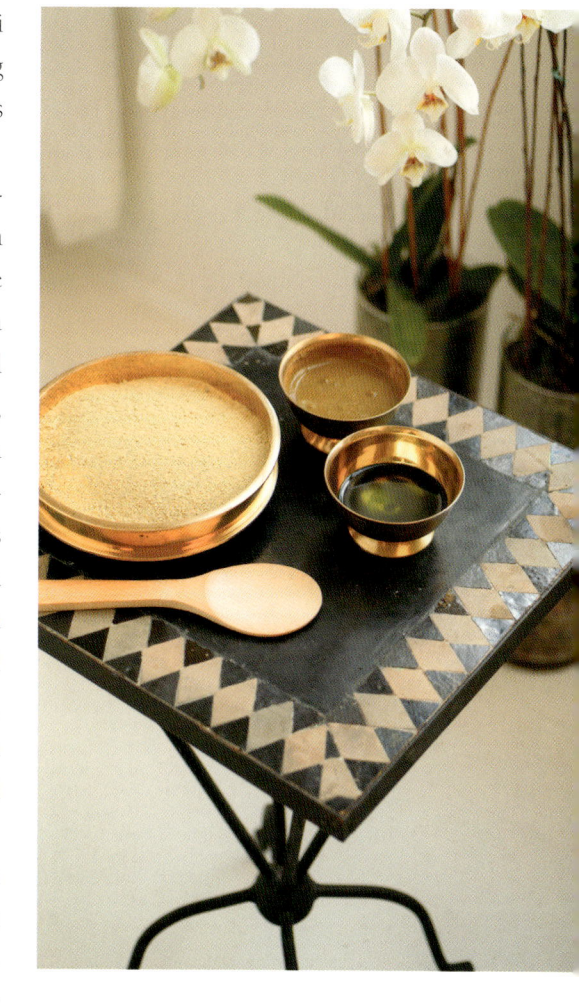

Da sich durch diese Massage auf Grund der Reibung eine starke Wärme entwickelt, wirkt Udvartana auch Vata-beeinflussend. Das heißt, dass auch bei einer Vata-Konstitution die Streichungen grundsätzlich zum Herzen hin und gegen die Haarwuchsrichtung ausgeführt werden können.

Im Folgenden wollen wir die sehr effektive Trockenmassage vorstellen. Das Pulver wird hierfür in einer Pfanne erwärmt und auf den zu massierenden Körper gestreut. Das geschieht immer portionsweise. Das heißt, Sie streuen eine Handvoll warmes Pulver auf jenen Körperbereich, den Sie gleich massieren wollen: Bauch, Oberkörper und Arme, Hüften und Gesäß, Rücken und Arme oder Hüften und Beine.

⇨ **Das Erwärmen des Pulvers muss unbedingt beaufsichtigt werden, denn es brennt leicht an. Deshalb stets umrühren und darauf achten, dass das Pulver nicht am Pfannenboden ansetzt.**
⇨ **Achten Sie darauf, dass der Patient beim Verteilen des trockenen Pulvers die Augen schließt, damit es nicht versehentlich in dessen Augen gelangt.**

Die Massage mit diesem Pulver macht ein schmirgelndes Geräusch, und in der Tat werden dabei kleine Hautschüppchen gelöst, so dass sich die Haut nach der Behandlung glatt und weich anfühlt. Der so Behandelte fühlt sich leicht und voller Energie. Der Effekt dieser Massage: Sie ist außerordentlich anregend für den Stoffwechsel, die Haut ist danach von einer prickelnden Frische und wird gut durchblutet, was sich während der Massage in einer leichten Rötung zeigt. Der Behandelte empfindet die Pulvermassage als sehr belebend. Sie kann auch partiell angewendet werden, zum Beispiel bei unerwünschten Fettpölsterchen an Bauch, Hüften und Oberschenkeln oder bei Zellulite. Udvartana ist nicht nur Bestandteil einer umfassenden Panchakarma-Kur, sondern wird auch im Wellness-Bereich angewendet.

Da diese Behandlung den Lymphfluss und die Ausscheidungsorgane anregt, werden Flüssigkeitseinlagerungen aus dem Gewebe schneller abtransportiert und ausgeschieden. Ein Beispiel aus der Praxis: Bei einer Zellulite-Behandlung haben wir den Bauch- und den Oberschenkelumfang einer Patientin vor und nach der Behandlung an derselben Stelle gemessen. Der Unterschied nach nur einer Behandlung zu vorher betrug 4 Zentimeter am Bauch und an den Oberschenkeln je 2 Zentimeter. Leider füllt sich das Gewebe jedoch sehr rasch wieder mit Flüssigkeit, wenn die Behandlung nicht nach einem kurzen Zeitraum wiederholt wird. Es empfiehlt sich also, sich regelmäßig behandeln zu lassen oder sich selbst mit diesem Pulver zu massieren. Der Effekt ist wirklich sichtbar!

Ein weiteres Beispiel: Bei einem Ausbildungskurs haben wir einmal erlebt, wie ein gemütlicher und recht übergewichtiger Kapha-Typ, der sich für diese »Demonstration« freiwillig gemeldet hatte, nach einem halben Tag strahlend berichtete, wie »anregend« diese Behandlung auf seine Verdauungsorgane gewirkt hatte. Er konnte sich eine Virecana-Maßnahme (therapeutisches Abführen) ersparen!

Obgleich mit einer trockenen Substanz gearbeitet wird, trocknet das bei dieser Massage verwendete Pulver die Haut nicht aus. Ist eine eher nährende Wirkung erwünscht (z. B. bei einer Vata-Konstitution), dann empfiehlt sich die Anreicherung des Pulvers, wie bereits erwähnt, mit einem entsprechenden Öl.

Garshan-Massage • Udvartana • Jambira Pinda Sweda

Die Massage wird kraftvoll, zügig und mit flachen Händen in der Anuloma-Pratiloma-Technik ausgeführt, das heißt, die Streichungen gehen zum Herzen hin und wieder zurück, und es wird während der Behandlung immer wieder mit neuem, warmem Pulver gearbeitet. Sie werden erstaunt sein, wie das Pulver durch die Körperfeuchtigkeit des Behandelten seine Konsistenz verändert. Ideal ist es, zu zweit zu arbeiten, aber auch als Solomassage ist sie zu empfehlen.

⇨ Ein Tipp aus der Praxis: Will man einen besonderen Effekt erreichen, kann diese Massage mit dem Garshan-Handschuh ausgeführt werden. Diese sehr intensive Behandlung eignet sich natürlich nur für robuste Hauttypen.

Indikationen und Kontraindikationen
Wie bei der Massage mit dem Seidenhandschuh (Garshan-Massage).

Material
- Massagetisch
- Heizplatte
- Wasserbad für die Öle
- Ca. 50 ml Öl für den Körper
- Ca. 40 ml indiziertes Kopföl
- Pfanne und Holzkochlöffel
- Ca. 250–300 g Pulver (Mehl von Gerste, Kichererbsen oder Mungbohnen oder ein im Ayurveda-Handel erhältliches entsprechendes Körperpulver)
- Küchentücher
- Rasnadi Churna
- Für die Dusche: milde Shampoos
- Für die Reinigung des Massagetisches: Schieber zum Zusammenschieben des Pulvers, Alkohol, Wischlappen etc.

Was Sie beim Ablauf von Udvartana beachten sollten

Wie beim Abhyanga werden das Kronen-, Herz-, Solarplexus-Chakra sowie die Hand- und Fußmarmas mit Öl behandelt (Haaröl, Pitta-, Vata- und andere ausgleichende Öle, nie Kapha-Öl). Dann wird wie bei Abhyanga in sieben Stellungen gearbeitet, nur wird fest und anregend massiert und zwar in der Anuloma-Pratiloma-Technik. Es wird mit flacher Hand massiert! Sie können aber auch nur in fünf Positionen massieren (eine Rückenlage sowie die Seitenlagen werden ausgelassen, dafür wird eine Bauchlage eingeschaltet). Im Übrigen ist der Ablauf der gleiche wie unter der Garshan-Massage beschrieben.

Massage mit Seidenhandschuhen, Pulver und Zitronensäckchen

Garshan-Massage • Udvartana • Jambira Pinda Sweda

Massage mit heißen Zitronensäckchen

Wohl noch beliebter ist die Behandlung mit den Zitronensäckchen, insbesondere bei den Damen! Sie bedarf einiger Vorbereitung, aber die Mühe lohnt sich. Sowohl bei Kuren als auch bei unseren Schulungen konnten wir immer wieder feststellen, wie sich diejenigen, die diese Behandlung erhalten hatten, gegenseitig beschnupperten, weil die Haut nach der Jambira-Pinda-Sweda-Behandlung so wunderbar nach frischer Zitrone und nach Kokosnuss duftet!

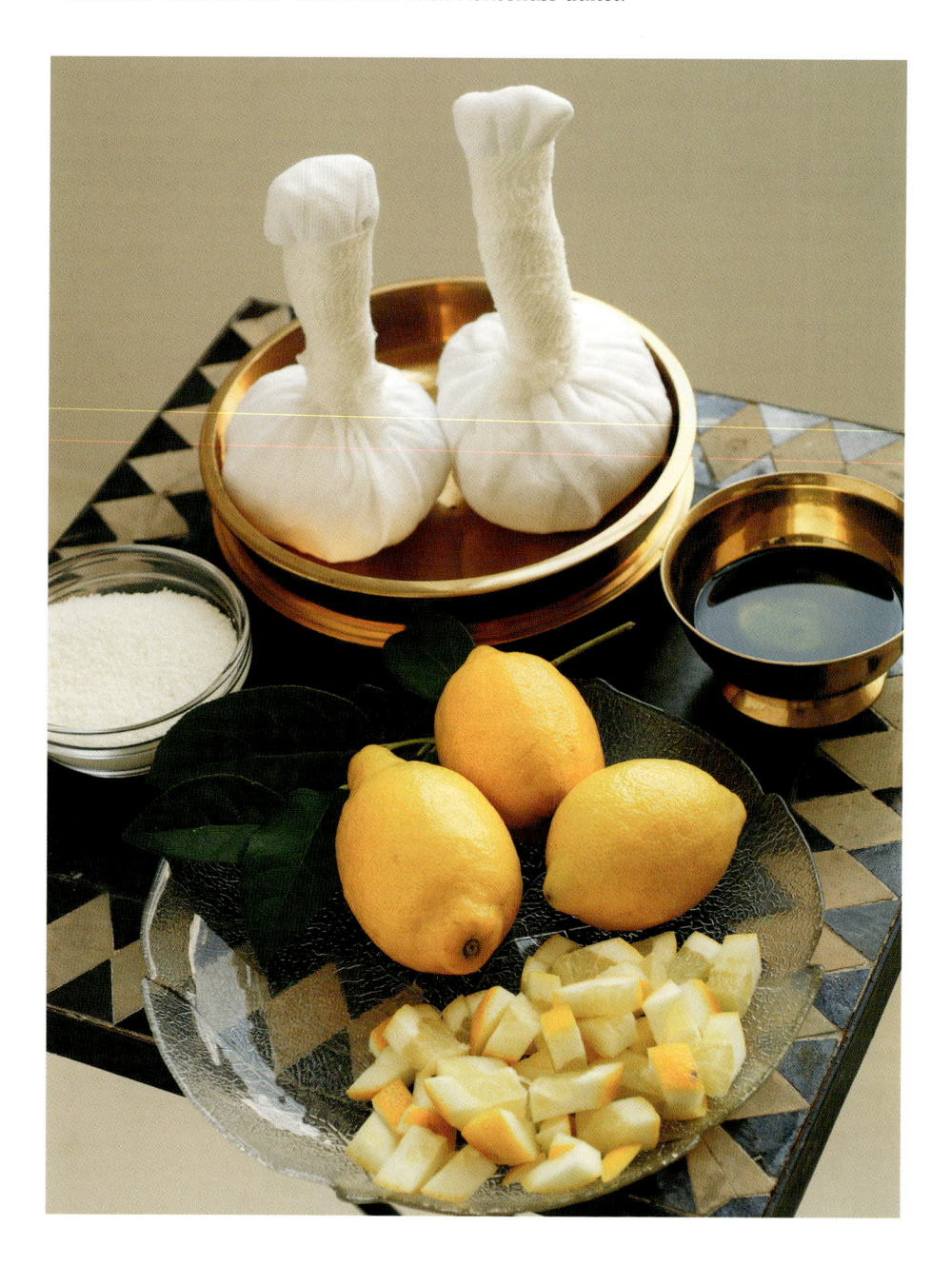

Massage mit Seidenhandschuhen, Pulver und Zitronensäckchen
Garshan-Massage • Udvartana • Jambira Pinda Sweda

Diese Mischung aus Zitrone, Kokosraspel und Öl macht die Haut sehr weich und sanft, strafft aber das Gewebe gleichzeitig durch seine adstringierende (zusammenziehende) Wirkung. Da die Substanzen heiß sind und tief in die Dhatus (Gewebe) eindringen, festigt sich die Haut, was gerade bei sehr lockerem Gewebe oder bei Zellulite von großem Vorteil ist – eine vor allem von Frauen sehr geschätzte Behandlung.

Die Therapie eignet sich insbesondere bei Kapha- und Vata- oder Vata-Kapha-Konstitutionen und -Störungen. Durch diese sehr anregende Massage werden Flüssigkeit und Schlacken aus dem Gewebe über die Lymphbahnen abtransportiert, der Stoffwechsel wird angeregt, wodurch Fett abgebaut werden kann.

Indikationen

- Kapha-Konstitution bzw. -Störung
- Übergewicht
- Lokale Fettansammlung (Bauch, Hüften, Oberschenkel!)
- Vata-Kapha-Konstitution
- Vata- und Kapha-Erkrankungen
- Rheumatische Erkrankungen
- Allgemein zur Hautstraffung (Bauch, Oberschenkel), Zellulite
- In der Geriatrie
- Zur Regeneration (Rasayana)
- Im Wellness-Bereich

Kontraindikationen

- Übermäßiges Kapha (bei zu viel Kapha im Verdauungsbereich kann es bei dem Patienten zu großem Unbehagen bis zu Erbrechen kommen)
- Pitta-Dosha
- Hauterkrankungen
- Grippale Infekte, Fieber, Husten
- Akutes Asthma
- Menstruation

Material

- Massageliege
- Heizplatte
- Wasserbad für das Erwärmen des Kopf- und Körperöls plus Gefäße für die Massageöle
- 6-Liter-Kochtopf für die Zubereitung der Boli-Inhalte
- Holzkochlöffel
- 200 ml Kapha-Öl
- Ca. 8–10 unbehandelte Zitronen
- 200 g Kokosraspel
- 4 Gazetücher (40 x 40 cm)
- Schnur oder Mullbinde, um die Boli zuzubinden
- Rasnadi Churna
- Milde Shampoos zum Reinigen von Haaren und Körper

⇨ Für die Säckchen (Boli) aus Gaze eignen sich sehr gut die im Handel erhältlichen Mullwindeln. Sie messen 90 x 90 Zentimeter und lassen sich in vier gleich große Teile schneiden, so dass man vier Boli erhält – ausreichend für eine Behandlung durch zwei Therapeuten.

Vorbereitende Arbeiten

Für das Jambira Pinda Sweda müssen die Therapeuten einige Vorarbeit leisten. Zuerst werden die Zitronen in kleine Stücke geschnitten. Sind sie unbehandelt, kann die Schale mit verwendet werden. Nun gibt man die Zitronenstückchen in einen Kochtopf und fügt die Kokosraspel hinzu sowie das Kapha-Öl. Das Ganze wird nun erhitzt, wobei die Kokosraspel überschüssige Feuchtigkeit aufnehmen. Diese Masse verteilt man gleichmäßig auf die vorbereiteten Gazetücher, formt eine Kugel in der Größe einer großen Orange und bindet jedes Säckchen in der Weise oben zu, dass ein Stiel entsteht. An diesem Stiel können die Therapeuten die Boli anfassen und mit ihnen massieren. Den Kochtopf füllt man nochmals mit etwas Massageöl auf, so dass der Boden bedeckt ist, und gibt die fertig gebundenen Boli in das sehr warme Öl; denn darin sollen immer zwei Boli erwärmt werden, während mit den beiden anderen massiert wird.

⇨ Achtung: Die Boli brennen leicht an!

Beide Therapeuten nehmen jeweils einen Bolus heraus, prüfen am eigenen inneren Unterarm, ob die Hitze des Säckchens erträglich ist, und arbeiten dann zügig am Patienten. Es wird folgendermaßen gearbeitet:

- in langen Streichungen (Sternum, Brustbein, Schultern, Arme, Hände; Hüften, Beine, Füße),
- kreisend (Gelenke),
- aber auch tupfend (vor allem zu Beginn der Streichungen, wenn die Boli aus dem Topf kommen und noch sehr heiß sind), so dass die durch den Stoff austretende Masse tief in das Gewebe eintreten kann.

Da es sich bei Jambira Pinda Sweda sowohl um eine reduzierende Therapie handelt (Langhana) als auch um eine Schwitzbehandlung (Swedana), empfehlen wir, diese Massage zu zweit auszuführen. Dauer der Behandlung: ca. 35–45 Minuten. Am besten wird diese Behandlung am Vormittag ausgeführt oder am späten Nachmittag (insbesondere bei einer Vata-Konstitution).

⇨ Achtung: Nimmt man die Boli aus dem sehr warmen Öl, muss deren Wärme am eigenen Innenarm unbedingt geprüft werden, ob sie nicht zu heiß sind. Es kann sonst zu Verbrennungen kommen. Die ersten Berührungen mit dem Patienten sind wegen deren hohem Wärmegrad eher von kurzer Dauer, also tupfend, zum Beispiel am Oberschenkel, da diese meist »gut gepolstert« sind, oder man führt schnelle Streichungen aus; so lässt sich die Wärme vom Kunden gut ertragen.

Vorbereitende Behandlung
Vor Jambira Pinda Sweda wird eine Teil-Synchron-Abhyanga mit einem der Konstitution entsprechenden Öl gegeben: in sitzender Position, Rückenlage, Bauchlage, abschließend wird in Rückenlage ausgestrichen. Nun kann die Behandlung mit den Zitronensäckchen beginnen.

Nachbehandlung
Während einer Kur wird nach dieser Behandlung ein Darmeinlauf (Vasti) vorgenommen, um den Körper zu nähren. In der Ayurveda-Praxis können nährende Kräuter verabreicht werden, zum Beispiel Dasamoolarishta.

Der Ablauf der Massage ist derselbe wie bei der Garshan-Massage (Seite 227–238).

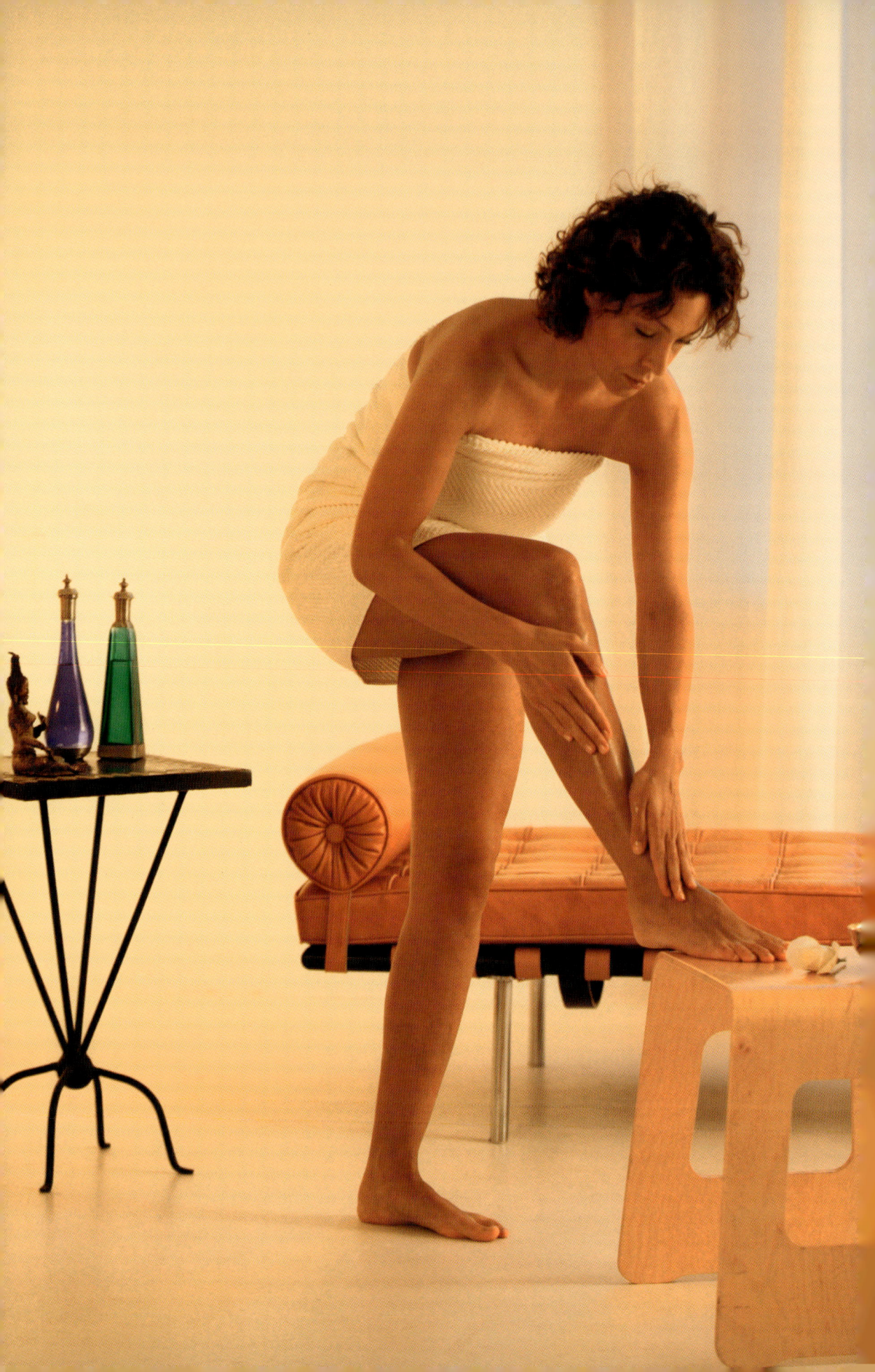

Kapitel 12

Eigenmassage

Ein Genuss für sie und ihn

Im Verlauf der Lektüre dieses Buches haben Sie immer wieder gelesen, wie wohltuend eine Massage sein kann und wie wichtig es ist, nicht nur der Haut, sondern dem Organismus insgesamt etwas Gutes angedeihen zu lassen. Natürlich ist die Massage von einem Therapeuten oder einer Therapeutin ein Hochgenuss, weil man sich vertrauensvoll in dessen oder deren Hände begeben, sich fallen lassen kann und die Behandlung uneingeschränkt genießen darf.

Machen Sie es sich jedoch zur Gewohnheit, sich auch selbst einzuölen. Die meisten von Ihnen verwenden täglich nach der Dusche oder einem Bad Cremes oder Lotionen, um ihre Haut zu pflegen. Danach fühlt man sich wohl, die Haut ist geschmeidig und fühlt sich gut an. Aber reicht das aus? Nachdem es sich bei ayurvedischen Körperölen um medizinierte Öle handelt, also um Öle, die mit Heilkräutern, Blüten und Blättern, Rinden und Wurzeln angereichert sind, haben diese eine viel weiter reichende Wirkung als normale Körperöle oder Cremes: Sie pflegen nicht nur die Haut, sondern nähren sie und schützen sie vor Austrocknung und einem vorzeitigen Altern. Darüber haben wir ausführlich in Kapitel 3 berichtet.

Wirkung einer Eigenmassage

Die Eigenmassage oder Partnermassage ist eine wunderschöne Wohlfühlbehandlung sowohl für sie als auch für ihn, die man sich mehrmals in der Woche oder gar täglich gönnen sollte. Sie bringt Körper, Geist und Seele in Einklang und wirkt

- anregend auf den Kreislauf und das Lymphsystem,
- beruhigend auf die Nerven,

- kräftigend auf die Hautstruktur und die Muskulatur,
- stärkend auf die Knochen und Gelenke,
- harmonisierend auf die inneren Organe über die verschiedenen Reflexzonen der Haut,
- anregend auf das Drüsen- und Hormonsystem,
- positiv auf das Allgemeinbefinden, den natürlichen Alterungsprozess, unruhigen oder schlechten Schlaf.

Darüber hinaus wird die Haut, unser größtes Organ, glatt und geschmeidig und bewahrt somit ihre Jugendlichkeit und Frische. Des Weiteren wird sie gegenüber Umweltbelastungen, zu viel Sonne, Kälte und Wind geschützt. Auch die Kopfhaut profitiert von einer solchen Behandlung: Das Öl nährt die Haarwurzeln, verbessert somit die Haarstruktur, fördert den Haarwuchs und schützt vor Schuppenbildung oder Trockenheit.

Indikationen

- Wenn Sie die unter Kontraindikationen genannten Aspekte ausschließen können, dann dürfen Sie sich einölen und massieren, wann immer es Ihnen beliebt

Kontraindikationen

- Übergewicht (in diesem Fall ist eine Selbstbehandlung mit Pulver oder dem Garshan-Handschuh angebracht; siehe hierzu Kapitel 11)
- Träger Stoffwechsel
- Die ersten 3 Tage der Menstruation
- Bei schmerzhaften, offenen Hautentzündungen

Auswahl der Öle

Auch für die Eigenmassage sollten Sie hochwertige ayurvedische Öle verwenden, Öle, die der eigenen Konstitution entsprechen. Welches Massageöl für Sie in Frage kommt, haben Sie bereits in Kapitel 2 (siehe »Individuelle Typbestimmung«, Seite 30 ff.) und Kapitel 3 (siehe »Öle und ihre therapeutische Wirkung«, Seite 38 ff.) erfahren.

Wenn Sie einen Konstitutionstest machen, dann bedenken Sie bitte stets, dass sich zwar Ihre Grundkonstitution nicht verändert, sich aber Situationen und Befindlichkeiten ändern können. Was bedeutet das für die Auswahl des Öles? Ein Beispiel: Sie stellen fest, dass Ihre Grundkonstitution Kapha mit einem gewissen Anteil von Pitta ist. Aber durch eine berufliche Ausnahmesituation – viel Ärger, kaum Schlaf, körperliche Überlastung, unregelmäßige Ernährung, andauernde geistige Anspannung – geraten Sie in eine extreme Vata-Situation: Sie schlafen schlecht, frieren und sind dauernd erschöpft. In diesem Fall brauchen Sie kein Kapha-Öl, was ja Ihrer Konstitution entspräche, sondern ein Öl, das Ihr momentan erhöhtes Vata reduziert, also ein Vata-Öl, das wärmend, besänftigend und nährend wirkt.

Da Sie sich mittlerweile ja intensiv mit Ayurveda beschäftigt haben, werden Sie ein derartiges Ungleichgewicht rasch erkennen und können entsprechend reagieren. Ist das Gleichgewicht wieder hergestellt, kehren Sie zu jenem Öl zurück, das ausgleichend auf Ihre Grundkonstitution wirkt; in diesem Beispiel wäre das ein Kapha-Öl.

⇨ **Orientieren Sie sich bei der Wahl des Massageöls immer an Ihrem momentanen Bedürfnis.**

Das Massageöl sollte stets auf ca. 39 °C (also höher als die eigene Körpertemperatur) erwärmt werden. Die Poren öffnen sich und das Öl dringt besser und rascher in das Gewebe ein. Ein Zusatzeffekt ist, dass Sie etwas weniger Öl benötigen, als wenn es kalt wäre.

Wie oft sollte massiert werden?

- Tägliche Ölmassagen empfehlen sich bei trockener und sensibler Vata-Haut, besonders bei kalter Witterung sowie körperlicher und geistiger Überlastung. Hier wird mit wärmenden und nährenden Ölen (auf Sesambasis) massiert.
- Die empfindliche Pitta-Haut wird zwei- bis dreimal pro Woche mit kühlendem Öl (auf Kokosbasis) behandelt.
- Die von Natur aus geschmeidige Kapha-Haut benötigt nur selten eine Ölbehandlung. Es eignet sich hier eher ein wärmendes Öl (auf Sesambasis). Statt einer Ölmassage bietet sich bei der Kapha-Haut besonders die Garshan-Massage an.

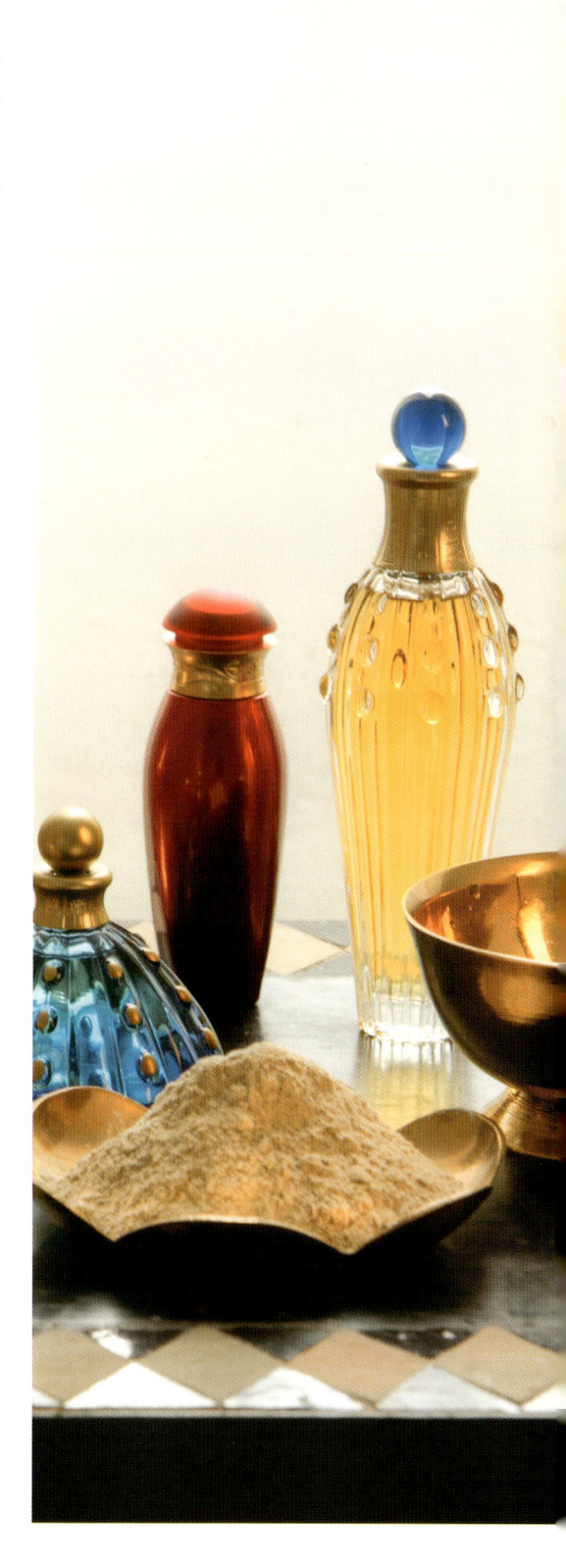

Eigenmassage
Ein Genuss für sie und ihn

Was Sie beachten sollten

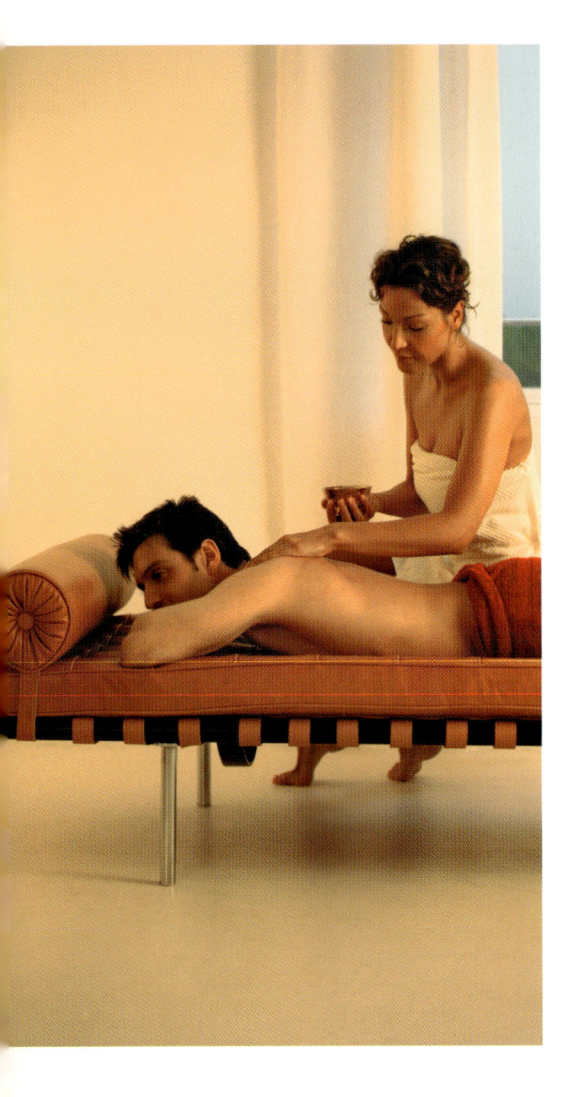

Anders als bei den in den vorangegangenen Kapiteln beschriebenen Therapien, bei denen es spezifische Abläufe möglichst einzuhalten gilt sowie bestimmte Massagetechniken zu beachten sind, kann die Eigenmassage natürlich im Großen und Ganzen Ihren ganz persönlichen Möglichkeiten angepasst werden. Gleich jedoch bleibt das Prinzip:

- Die Massage beginnt am Kopf und endet an den Füßen.
- Lange Streichungen sind an den langen Knochen auszuführen, kreisende Streichungen an den Gelenken.
- Streichungen im Uhrzeigersinn wirken ausgleichend und beruhigend, gegen den Uhrzeigersinn wirken sie anregend.

Dennoch geben wir Ihnen im Folgenden einige Tipps, nach denen Sie sich richten sollten. Fühlen Sie sich jedoch nicht verpflichtet, jeden Schritt akribisch zu befolgen – folgen Sie Ihrer Intuition. Vielleicht haben Sie ja auch nicht täglich Zeit, alle Schritte auszuführen. Betrachten Sie die Eigenmassage nicht als Zwang; machen Sie vielmehr daraus einige Momente, die nur Ihnen gehören und in denen Sie sich verwöhnen.

Noch schöner können Sie diese »Verwöhnzeit« gestalten, indem Sie Ihren Partner oder Ihre Partnerin einölen und dabei sanft massieren. Machen Sie ganz einfach das Beste aus diesen Minuten der gegenseitigen Zuwendung.

Die Massage sollte morgens vor der Dusche oder dem Bad ausgeführt werden. Nehmen Sie sich dafür ausreichend Zeit, etwa 5–10 Minuten, und stellen Sie sich vollkommen auf Ihren Körper ein. Ablenkende Gedanken lassen Sie erst gar nicht aufkommen. Wenn sie dennoch auftauchen, dann akzeptieren Sie sie und wenden sich wieder Ihrem augenblicklichen Tun zu, der Abhyanga. Denn in diesen Minuten der Stille sollten Sie sich ausschließlich auf sich (bei der Partnermassage auf den Partner oder die Partnerin) konzentrieren. Der Raum sollte angenehm temperiert sein und eine heimelige Atmosphäre ausstrahlen. Stellen Sie Folgendes bereit:

- Kopföl: wärmend oder kühlend (entsprechend der Jahreszeit),
- spezielles Gesichtsöl,
- Körperöl: der Haut-Konstitution entsprechend,
- einen Stuhl oder ein Handtuch, eventuell eine Yogamatte (entscheiden Sie selbst, ob Sie die Massage auf dem Stuhl oder auf dem Boden sitzend durchführen wollen).

Damit das Öl vollständig in die Haut einziehen kann, sollten Sie 10–20 Minuten nach der Behandlung verstreichen lassen, bevor Sie eine warme Dusche oder ein warmes Bad nehmen. Halten Sie sich während des gesamten Ablaufs und nach der Massage unbedingt warm. Jegliche Zugluft ist zu vermeiden.

Die Massagetechnik Schritt für Schritt

Wenn Sie es ermöglichen können, dann ölen Sie den ganzen Körper ein, buchstäblich von Kopf bis Fuß. Sollten Sie einmal weniger Zeit für diese ausgiebige Selbstbehandlung haben, dann ölen Sie zumindest Ihre Beine ab dem Knie einschließlich der Füße ein. Über die Reflexzonen der Knie, Unterschenkel und Füße erreichen Sie Ihren gesamten Körper. Auch das Einölen der Stirn und der Ohren sollten Sie bei einer solchen »Kurz-Abhyanga« miteinbeziehen.

Kopf

Spannungen aus der Kopfhaut nehmen:
- 8 × abwechselnd mit beiden Händen von der Stirn diagonal zum Hinterkopf streichen.
- 8 × abwechselnd mit beiden Händen vom Hinterkopf diagonal zur Stirn streichen.
- 8 × wie zu Beginn von der Stirn diagonal zum Hinterkopf streichen.
- Mit beiden Händen in die Haare fassen und diese sanft nach oben ziehen (die groben Spannungen in der Kopfhaut lösen sich).
- Cirka 10 ml Kopföl auf dem Kronen-Chakra verreiben, weiteres Kopföl in Scheiteln auf dem Kopf auftragen.

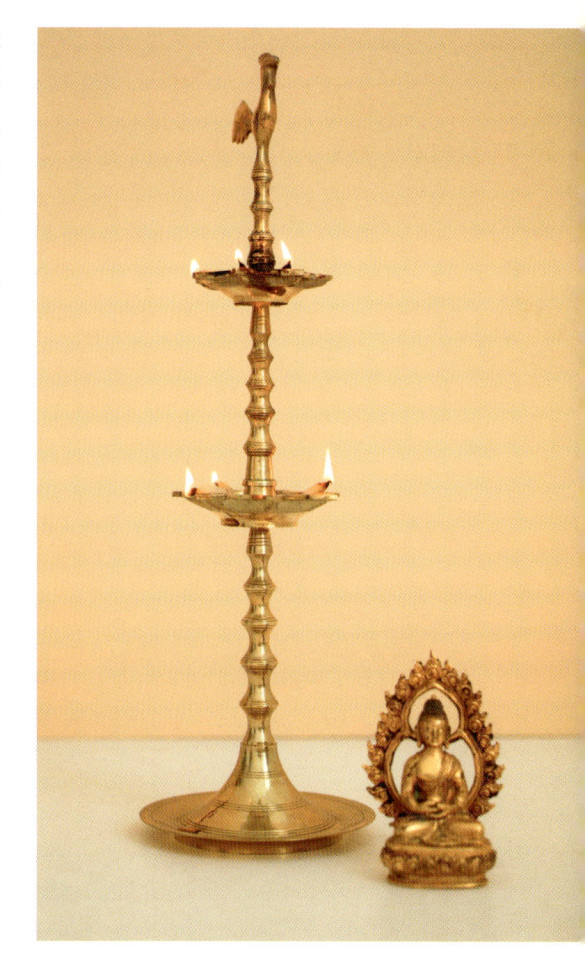

- 8 × Kreise mit beiden Händen in Schwimmrichtung über den gesamten Kopf ausführen.
- 8 × kräftig mit den Fingerkuppen beider Hände im Zickzack über den gesamten Kopf massieren.
- Noch 1 × mit beiden Händen von unten in die Haare fassen und nach oben »ausziehen«.

Ohren

Beide Daumen liegen hinter den Ohrläppchen:
- 3 × massieren Zeige- und Mittelfinger in kreisenden Bewegungen hoch zu den Ohrspitzen und wieder zurück.
- 3 × sanfte Kreise mit den Zeigefingern in den Ohrmuscheln ausführen.
- 8 × sanfte Streichungen mit Zeige- und Mittelfinger hinter und vor den Ohren auf und ab durchführen (= Ohrschere: wirkt auf Vata beruhigend), dann nach oben über den Kopf enden.

Gesicht

Das Gesicht mit speziellem Gesichtsöl einölen: vom Brustbein über das Kinn, die Oberlippe, die Nase und hoch zur Stirn.
- 1 × mit den flachen Händen von der Stirnmitte zu den Schläfen streichen.
- 8 Kreise auf den Schläfen.
- 8 Kreise auf den Wangen.
- 8 × mit den Mittelfingern zwischen Nase und Oberlippe nach außen in der Nasolabialfalte ausstreichen.
- 8 Streichungen abwechselnd mit beiden Händen am Kinn, dabei sind Zeige- und Mittelfinger geöffnet. Die rechte Hand beginnt am linken Ohr, die linke Hand am rechten.
- 8 × abwechselnd mit beiden Handflächen vom Haaransatz zur Nasenspitze streichen.

Beide Mittelfinger rechts und links der Nasenwurzel ansetzen:
- 8 × Auf- und Abstreichungen an den Nasenseiten.
- 8 × von der Nasenwurzel mit Druck über die Augenbrauen kreisen: sanft unter den Augen (Jochbein) entlang und zurück zur Nasenwurzel.
- Abschließend das ganze Gesicht einölen (siehe oben).

Nacken und Hals

- 8 × mit der rechten Hand von der linken Schulter hoch zur Schädelkante und zurück streichen.
- 8 × mit der linken Hand von der rechten Schulter hoch zur Schädelkante und zurück streichen.
- 8 × um die Schulterkugeln kreisen.

Arme

Die Massage beginnt an der Schulter und endet an den Fingerspitzen:

▶ Je 8 Kreise um die Schulter-, Ellbogen- und Handgelenke.

▶ Je 8 Auf- und Abwärtsstreichungen mit der flachen Hand über den Ober- und Unterarm.

⇨ **Reihenfolge: Kreise um die Schulter, Streichungen auf dem Oberarm, Kreise um die Ellbogen, Streichungen auf dem Unterarm, Kreise an den Handgelenken.**

Hände

▶ Mit den Daumen gleichmäßige, kreisende Bewegungen in den Handflächen und auf den Handrücken.

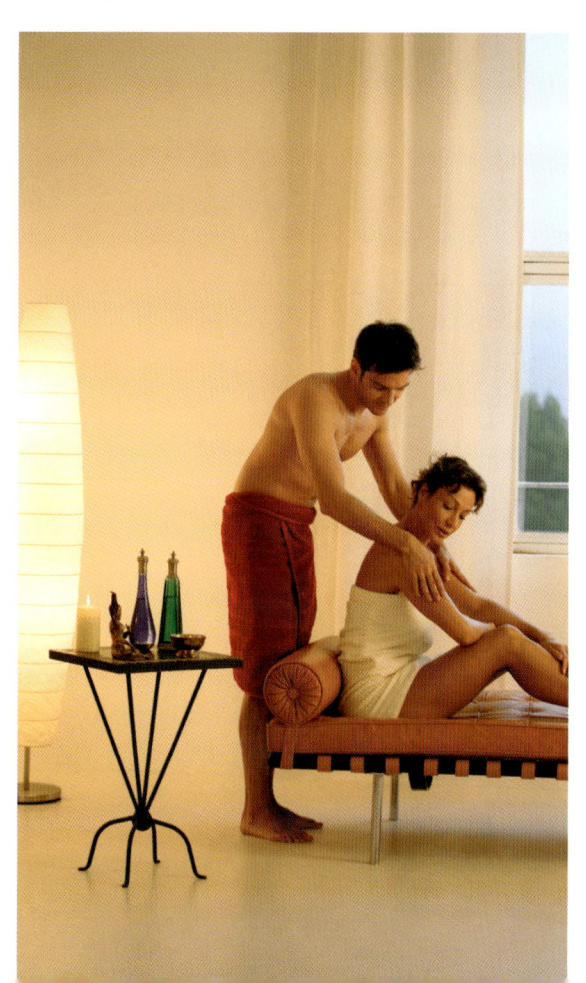

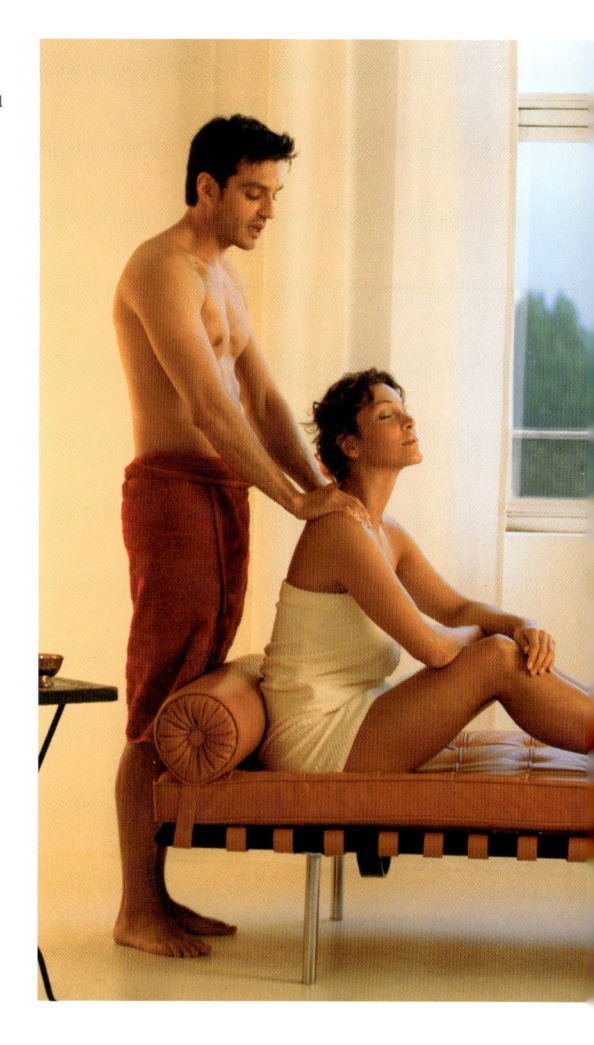

▶ Jeden Finger umfassen und kräftig ausstreichen – vom Grundgelenk bis über den Fingernagel, eventuell alle Fingergelenke kreisend massieren.

Eigenmassage
Ein Genuss für sie und ihn

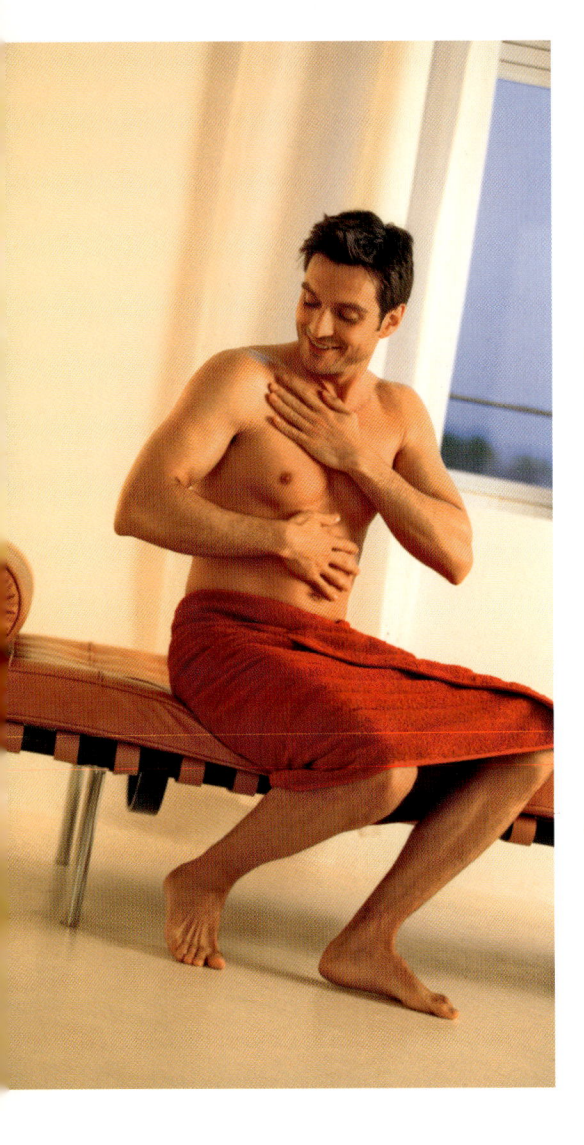

Brustkorb und Bauch

▶ 8 Kreise gleichzeitig mit beiden Handflächen auf dem Brustmuskel in Richtung Brustbein (Frauen massieren um die Brust herum).

▶ 8 Kreise gleichzeitig mit beiden Händen auf dem Brustmuskel vom Brustbein zu den Seiten (Frauen massieren um die Brust herum).

▶ 3 x auf dem Brustbein sanft auf- und abstreichen.

▶ 8 x über die Rippenbogen streichen: an den Seiten beginnen, zum Sternum und wieder zurück.

▶ 8 x mit aufeinanderliegenden Händen mit sanftem Druck den Bauch kreisend massieren: an der rechten Seite beginnen (Verlauf des Dickdarms beachten!).

Rücken und Gesäß

Im Stehen

▶ 8 kräftige Kreise auf dem Gesäß zur Gesäßfalte und 8 Kreise zu den Hüften.

▶ 8 kräftige Auf- und Abwärtsstreichungen auf Rücken und Gesäß mit beiden Händen: am Gesäß beginnen und enden.

⇨ Am Gesäß darf kräftig massiert werden, um das Gewebe zu straffen.

Beine

Im Stehen oder Sitzen

Von den Hüften zu den Füßen massieren:

▶ Je 8 Kreise auf den Hüftgelenken, um die Knie- und die Fußgelenke.

▶ Je 8 Auf- und Abwärtsstreichungen mit der flachen Hand über die Ober- und die Unterschenkel.

⇨ Reihenfolge: Kreise um das Hüftgelenk, Streichungen am Oberschenkel, Kreise um das Knie, Streichungen am Unterschenkel, Kreise um das Fußgelenk.

⇨ Auch die Hüften und Oberschenkel vertragen eine kräftige Massage. Abhängig von der Konstitution und möglichen unerwünschten Polstern können Sie diesen Körperbereich auch kräftig mit dem Garshan-Handschuh massieren.

Füße

Den Abschluss der Eigenmassage bildet die Massage an den Füßen. Dies können Sie wieder im Sitzen ausführen:

- Kreise mit den Daumen um die Fußgelenke.
- Kreise um die Ferse.
- Die Achillessehne mit Daumen, Zeige- und Mittelfinger auf- und abstreichen.
- Den Fußrücken streichen.
- Die Mittelfußknochen ausstreichen.
- Die Fußsohle »kneten«.
- Die Zehenzwischenräume »zupfen«.
- Mit kreisenden Bewegungen die Zehen einzeln massieren.
- Abschließend gleichzeitig Fußsohle und Fußrist mit beiden Händen kräftig umkreisen.

Abschluss

- 3 x den ganzen Körper ausstreichen: über die Arme, den Brustkorb, die Beine und über die Zehen enden.
- Das Öl 10–20 Minuten einwirken lassen und erst danach eine warme Dusche oder ein warmes Bad nehmen.

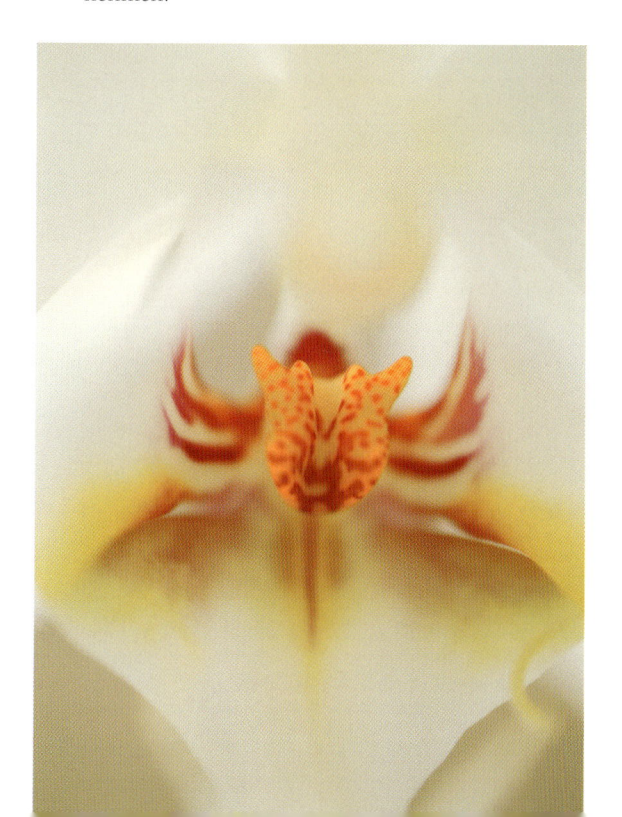

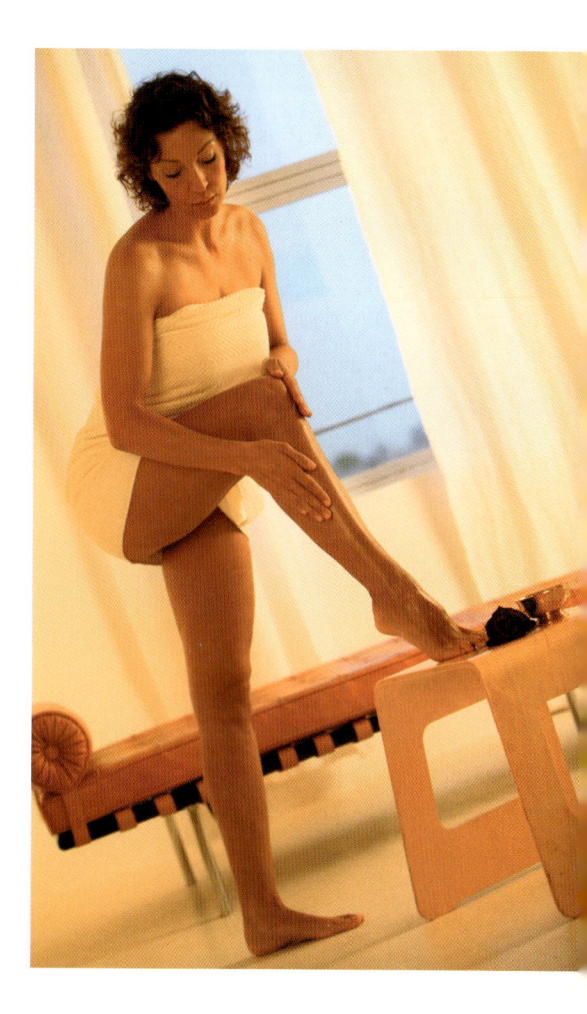

⇨ Tipp: Um das Öl wieder aus den Haaren zu entfernen, massieren Sie ein mildes Shampoo (Babyshampoo) in die öligen Haare ein. Erst danach Wasser verwenden!

⇨ Ideal zur Reinigung des Körpers ist ein im Ayurveda-Handel erhältliches Körperreinigungspulver, das das überschüssige Öl entfernt, ohne die Haut auszutrocknen.

Eigenmassage
Ein Genuss für sie und ihn

Meditation zu den 5 Elementen

In Kapitel 2 haben wir Ihnen die 5 Elemente und ihre Eigenschaften vorgestellt. Am Ende dieses Buches möchten wir Sie zu einer Reise durch Ihren Körper einladen, dem Mikrokosmos des uns umgebenden Makrokosmos. Die Behandlungen, die Sie erleben durften, oder die Eigenmassage haben Sie Ihren Körper neu erfahren und in seiner Ganzheit, individuellen Schönheit und Vollkommenheit vielleicht neu entdecken lassen.

Sie erinnern sich an die Mahabhutas: Da ist das Element Äther, die subtile Materie, der weite Raum. Äther ist leicht und fein, durchlässig und weich. Holen Sie sich ein Gefühl zu Akasha. Dann folgt das Element Wind oder Luft. Wind ist trocken und kalt, leicht und rau. Spüren Sie Vayu in sich. Holen Sie sich nun vor Ihr inneres Auge ein Bild von Feuer, das heiß, trocken, leicht und klar ist. Fühlen Sie in sich Tejas. Als nächstes Element stellen Sie sich Wasser vor, das kalt, langsam fließend und weich ist. Spüren Sie das Element Ap in sich. Als letztes Element fühlen Sie die Erde unter Ihren Füßen, die Halt sowie Stabilität verleiht. Spüren Sie Prithivi, diese Kompaktheit, die Form gibt und Leben spendet, und wie sie uns Geborgenheit schenkt. Alle diese Elemente sind in Ihnen vorhanden.

Nun entspannen Sie sich langsam. Setzen Sie sich bequem hin oder, wenn Sie wollen, können Sie sich auch hinlegen. Fällt es Ihnen leichter, bei geschlossenen Augen die vorbeiziehenden inneren Bilder wahrzunehmen, dann schließen Sie Ihre Augen. Diesen Bildern sollten Sie keine Bedeutung geben, sondern sie einfach nur betrachten, mehr nicht. Auch aufkommende Gefühle lassen Sie geschehen, ohne sie zu bewerten.

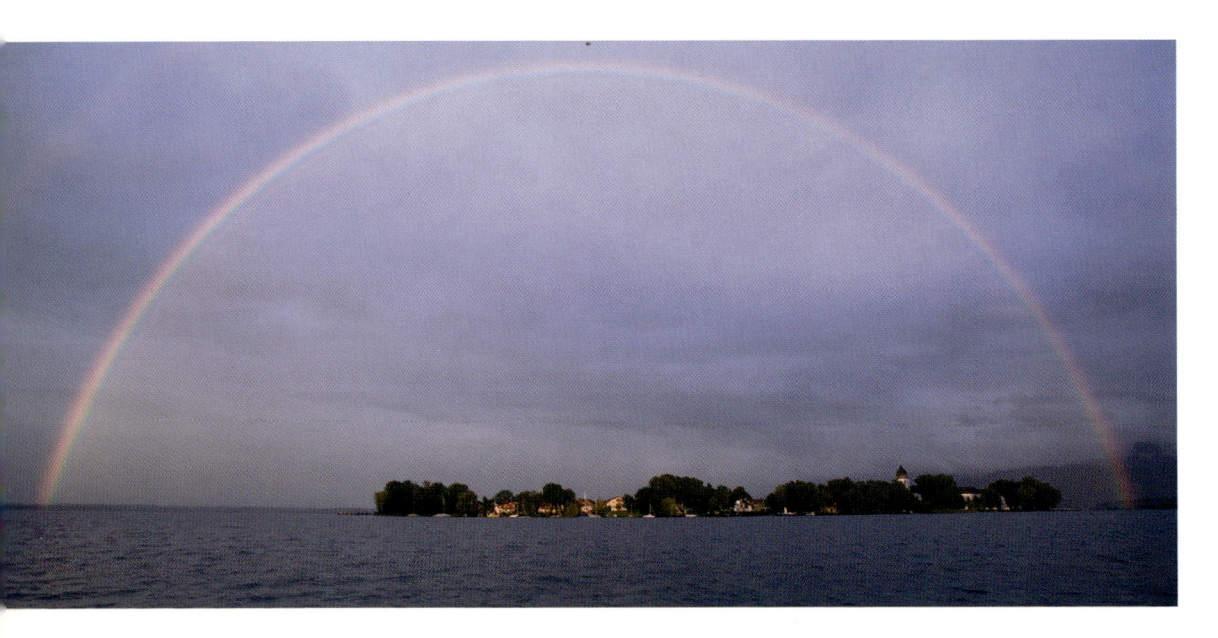

Weiter Raum, in dem sich die Elemente entfalten können – und der Mensch.

Herr, lass mich sein, wie der Äther ist.

Äther ist der subtile Raum, ist die Energie,
die alle Möglichkeiten,
alles Leben beinhaltet.
Äther ist die Quelle, die unsichtbare
Materie, die in allem Sichtbaren
vorhanden ist.
Lass mich sein, wie der Äther ist.
Äther ist die Kraft des Raumes,
das reine Bewusstsein,
die absolute Intelligenz.
Lass mich sein, wie der Äther ist.
Öffne meine Kanäle
für die Wahrnehmung,
damit ich bewusster mein Leben
gestalten kann.
Lass mich meine Verbundenheit
mit allen Wesen fühlen.

Herr, lass mich sein, wie die Luft ist.

Lass mich so wie die Luft eine
tragende Kraft sein – die Kraft,
die die Mücke so sicher trägt
wie den Adler.
Ohne Mühe erreicht sie den höchsten
Berggipfel, bewegt die Zweige
einer Linde als Abendwind oder
verwandelt als Sturm die Erde.
Und immer bleibt sie unsichtbar
und vollbringt doch stets ihr Werk.
Die Luft gibt ohne Preis
und versagt sich nie,
ist niemals erschöpft
und füllt jede Leere aus.
Luft ist der Atem des Lebens,
denn ohne sie ist kein
Leben möglich.
Lass mich sein, wie die Luft ist,
die Luft, die durch nichts
begrenzt ist.
Lass mich überall sein,
wo ich gebraucht werde,
und mein Werk tun,
ohne auf Dank zu achten.

Herr, lass mich sein, wie das Feuer ist.

Feuer verwandelt alles,
was es berührt.
Lass mich wie das läuternde Feuer
alles Unreine in mir verbrennen,
damit das Reine hervorscheinen kann.
Das Licht meines Denkens soll leuchten
wie Feuer, die Liebe meines Herzens
strahlen wie Feuer.
Lass in mir das ewige Feuer der Liebe
brennen, lass alles, was ich berühre,
in Liebe brennen.
Lass mich mein Herz und die Herzen
der anderen entzünden
mit dem Feuer der Liebe.
Lass dieses Feuer immer weiter um sich
greifen und die Welt entzünden,
bis das Feuer der Liebe die Welt erleuchtet.
Lass mich sein, wie das Feuer ist.
Lass in mir ewig den Wunsch
brennen, zu Dir zu finden.
Lass mich leuchten im Feuer der Liebe,
das alles entzündet und alles verwandelt
in Liebe!

**Herr, lass mich sein,
wie das Wasser ist.**

Wasser ist völlig widerstandslos
und überwindet doch
den stärksten Widerstand.
Wie immer die Gestalt eines Gefäßes
auch sein mag, das Wasser passt
sich dieser Form an.
Und doch formt nichts anderes
so intensiv wie das Wasser.
Denn es war das Wasser,
das den Kontinenten ihre Form gab.
Wasser arbeitet, aber es strengt
sich niemals an.
Es kann eine Mühle antreiben
oder eine Stadt erleuchten,
aber es wird niemals müde.
Wasser ist farblos, aber was ist ein
Regenbogen anderes als Wasser?
Wasser ist geschmacklos, aber ohne
Wasser würde nichts schmecken.
Wasser lehrt uns Demut,
denn es sammelt sich stets am niedrigsten
Punkt, und doch beugt sich selbst der
Mächtigste zu ihm herab, um zu trinken.
Lass mich sein, wie das Wasser ist.
So formbar und so formend –
und so demütig.

**Herr, lass mich sein,
wie die Erde ist.**

Von Anbeginn der Zeit ist alles gestorben
und zu Erde geworden,
und doch ist die Erde
die Mutter allen Lebens.
Die Erde fragt nicht, ob der Sämann
gerecht oder ungerecht ist.
Sie nimmt an, gibt Kraft,
lässt gedeihen und wachsen.
Lass mich sein, wie die Erde ist,
lass mich wie die Erde annehmen,
wo man mir gibt, und tausendfach
zurückgeben, was ich bekommen habe.
Die Erde ist verwandelbar.
Sie ändert sich Stunde um Stunde,
Tag um Tag, und doch
bleibt sie stets gleich.
Die Einsamkeit der Wüste
und der Berge schafft Abstand
zu den lärmenden und glitzernden Dingen
unserer Welt und gibt Klarheit und Ruhe.
Lass mich sein, wie die Erde ist,
klar und ruhig.
Lass mich verwandelbar sein,
wie die Erde ist.

Lass mich sein!

(Verfasser unbekannt)

Spüren Sie diesen Bildern noch etwas nach, nehmen Sie die Elemente in sich wahr. Kommen Sie nun langsam wieder in die Gegenwart, das Hier und Jetzt zurück. Ballen Sie Ihre Fäuste, strecken Sie sich genüsslich und ausgiebig, dehnen Sie Ihre Arme und Beine und öffnen Sie langsam die Augen. Wenn Sie ganz wach sind, dann können Sie gemächlich, in Ihrem eigenen Rhythmus, aufstehen.

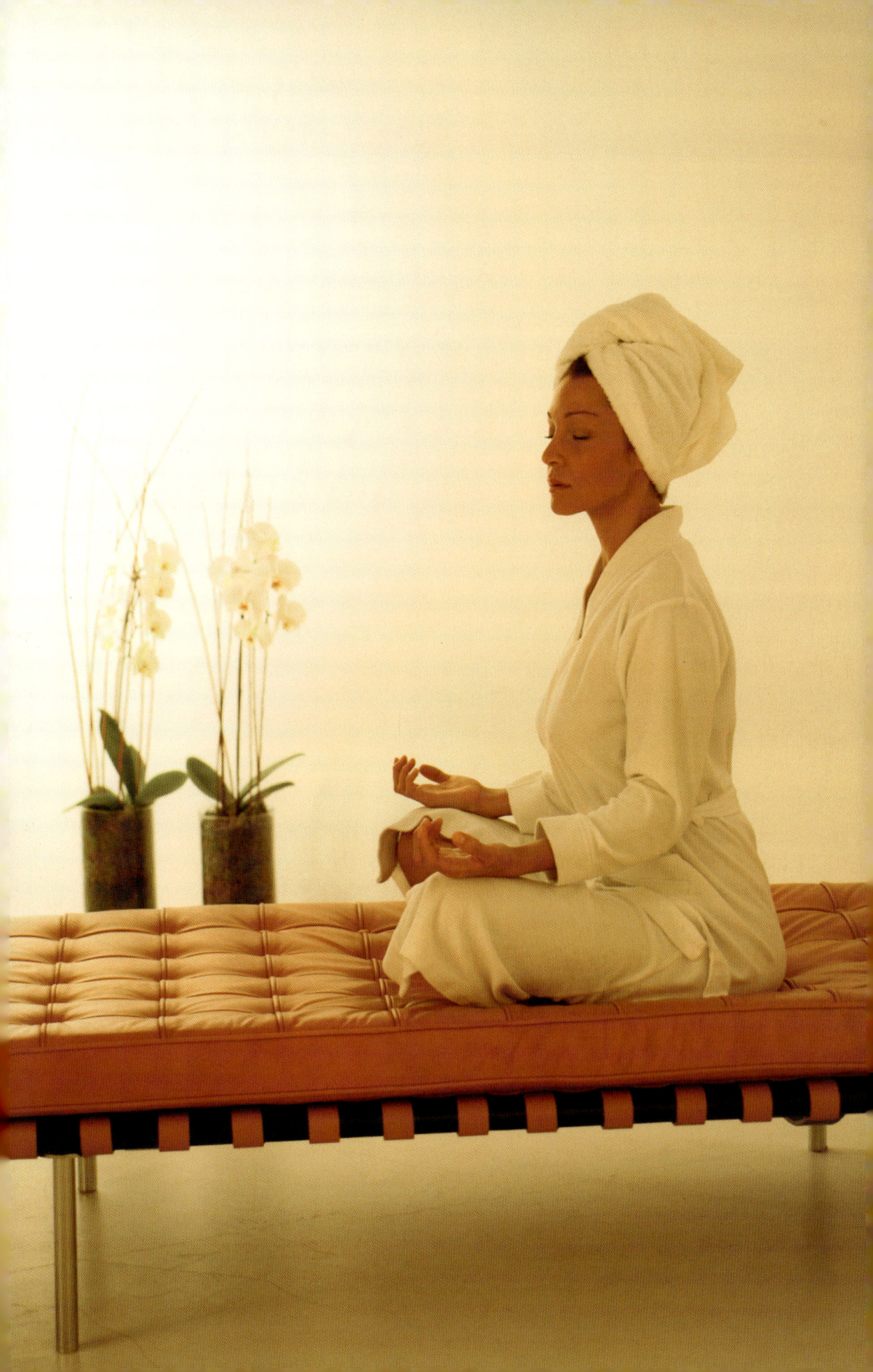

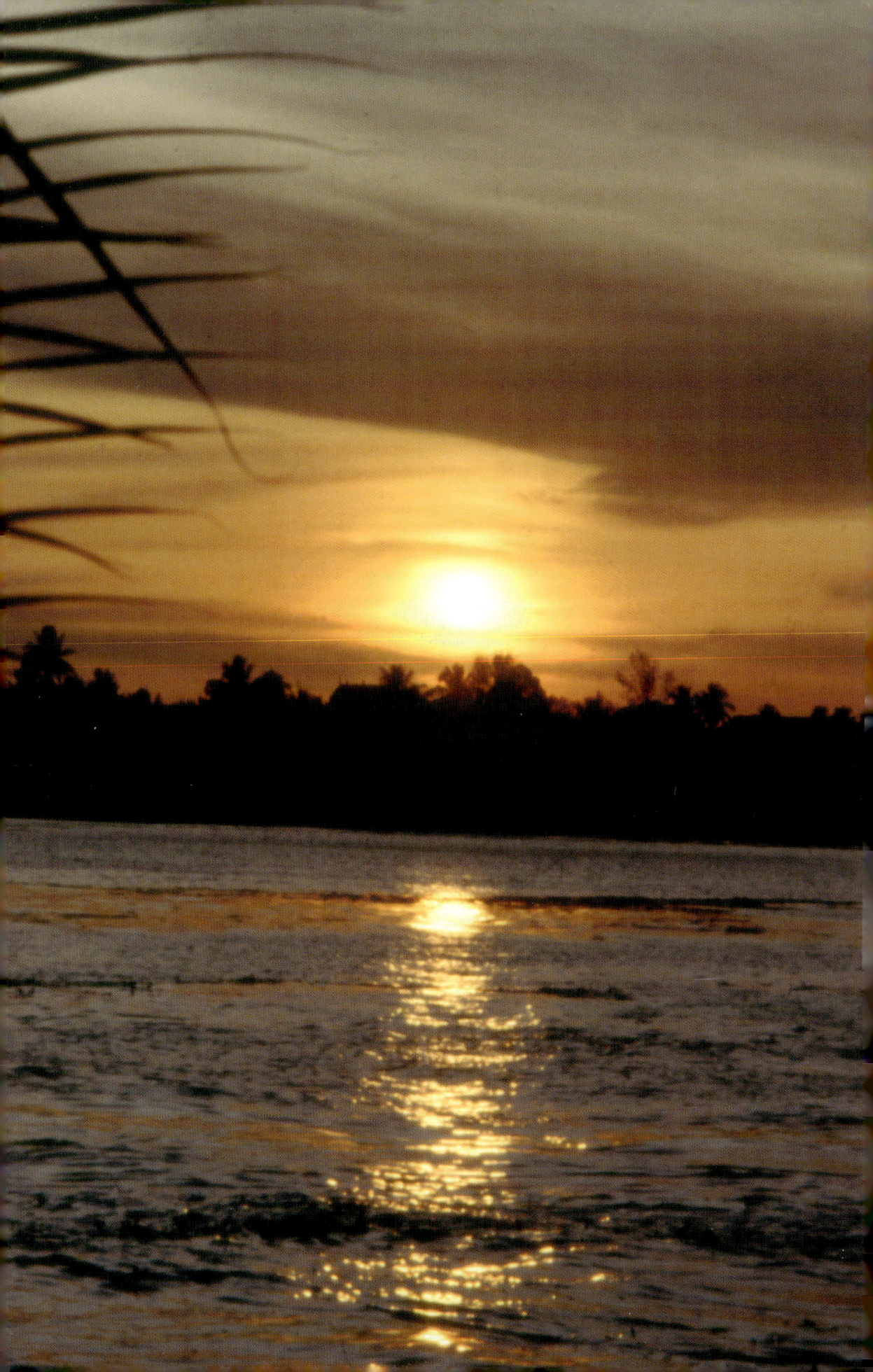

Anhang

Autorenportraits

Erika Diehl (links), Heilpraktikerin mit eigener Naturheilpraxis für Ayurveda, alternative Heilverfahren und Yoga in Wolfratshausen bei München, ärztlich geprüfte Yoga-Lehrerin mit Zusatzausbildungen in »Yoga der Energie«, »Stressmanagement für Herzpatienten nach Dean Ornish« und Ayurveda-Therapeutin, befasst sich seit vielen Jahren mit der indischen Gesundheitslehre und Heilkunde Ayurveda, hat bei den unterschiedlichsten Lehrern und Ärzten studiert und ihre Ausbildung mit dem Zertifikat des Clinischen Ayurveda Spezialisten (CAS) abgeschlossen. Sie wirkte bei Panchakarma-Kuren unter Leitung von H. H. Rhyner in Österreich und der Schweiz mit und assistierte bei vielen Ausbildungskursen.

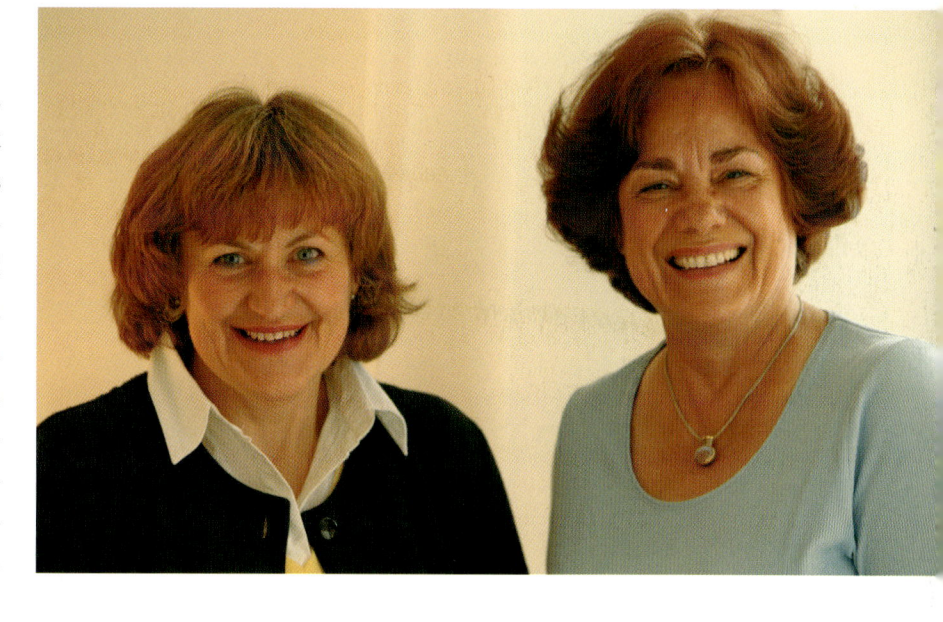

Die Tatsache, dass sie tiefe Einblicke in die Arbeitsweise der verschiedensten Ayurveda-Professoren hatte, verleiht ihr die Möglichkeit, innerhalb dieser traditionsreichen Heilkunde im Bereich der medizinischen Ayurveda-Lehre sehr variantenreich und individuell zu arbeiten. Zu ihrem Therapieangebot gehören auch ambulante Panchakarma-Kuren in der eigenen Praxis sowie in ausgewählten Hotels im In- und Ausland.

Neben ihrer Tätigkeit als Heilpraktikerin und Yoga-Lehrerin ist sie Ayurveda-Dozentin an der SEVA Akademie in München sowie an diversen öffentlichen Einrichtungen. Sie vermittelt das Grundwissen der klassischen Ayurveda-Lehre in Theorie und Praxis und gibt daneben weitere Ayurveda-Ausbildungs- und -Massagekurse.

Edith Ch. Kiel (rechts), Lektorin mit Schwerpunkt Sport, Sportpsychologie und Naturheilkunde sowie Übersetzerin aus dem Englischen, kam durch das Beschäftigen mit dem ersten Buch von H. H. Rhyner über Ayurveda, welches 1992 zu den wenigen Publikationen zu diesem Thema auf dem deutschen Buchmarkt gehörte, zum Studium dieser faszinierenden, jahrtausendealten Gesundheitslehre aus Indien. Sie schloss ihre Studien an der Münchner SEVA Akademie mit dem Clinischen Ayurveda Spezialisten (CAS) ab, assistierte H. H. Rhyner in ihrer Funktion als Therapeutin bei »Doctor on the Road« sowie als Ernährungsspezialistin und Therapeutin bei diversen Ausbildungskursen. Des Weiteren hat sie sich in der Körperarbeit Tragern ausbilden lassen, bei der viel psychologisches Einfühlungsvermögen erforderlich ist.

Die Autorin unterrichtet seit vielen Jahren an einem großen Münchner Fortbildungszentrum für Naturheilkunde im Rahmen der dort stattfindenden Ausbildung zum Ernährungsberater (Bereich Ayurvedische Ernährungslehre). Außerdem vermittelt sie in diversen Kursen das Grundwissen der klassischen Ayurveda-Lehre in Theorie und Praxis.

Danksagung

Mein Dank gilt allen meinen Lehrerinnen und Lehrern, die mich an ihrem großen Wissen vom Leben – Ayurveda – teilhaben ließen.

Vor allem bedanke ich mich bei all jenen Menschen, durch die dieses Buch möglich wurde: Meinen Patienten, die mich täglich Ayurveda neu entdecken lassen. Allen meinen Schülern und Studenten, die mich durch ihre Fragen zu einer klaren, allgemein verständlichen und vor allem für die Praxis nachvollziehbaren Beschreibung der ayurvedischen Behandlungsmethoden angeregt haben.

Erika Diehl

Ayurveda hat mein Leben bereichert, und dafür möchte ich Hans H. Rhyner danken, der mir mit seinen Büchern und seinen umfassenden Schulungen in Theorie und Praxis diese Wissenschaft näher gebracht hat. Viel gelernt habe ich, als ich ihn bei manchen seiner Kurse, aber auch bei Panchakarma-

Kuren assistieren durfte. Außerdem danke ich den Professoren, die ich während meiner Ausbildung erleben und von denen ich all das lernen durfte, was mich bei der täglichen Beschäftigung mit Ayurveda noch immer fasziniert und dazu anregt, stets Neues hinzuzulernen: Dr. K. Nair, Dr. S. Rai, Dr. S. Ranade und Dr. K. B. Sudhikumar. Besonders herzlich danken möchte ich Dr. R. Deshpande, der nicht nur ein hervorragender Dozent mit beeindruckendem Wissen ist, sondern mich während meines vierwöchigen Praktikums in die Geheimnisse der Diagnostik eintauchen ließ und auf feinfühlige Art und Weise stets dabei unterstützte, die Kunst der ayurvedischen Massage zu verinnerlichen.

Ein herzliches Dankeschön geht an die beiden Fotomodelle Mel Siebert und Alessandro Barone, die geduldig unseren Anweisungen folgten und insgeheim die Massagen wohl sehr genossen, sowie an die jungen »Therapeutinnen« Veronika Diehl und Nicola Seer, die für dieses Buch die Massagegriffe gekonnt demonstrierten. Ebenso ein großes Lob an die Grafikerin Daniela Farnhammer, die unsere Skizzen meisterhaft umsetzte, an den Fotografen Ulli Seer, der mit großem künstlerischem Gespür alles ins rechte Licht tauchte, an Silvie Bachmann vom Urania Verlag, die von unserem Buchprojekt immer überzeugt war, sowie an Antje Hellmanzik, die sich der Thematik mit viel Liebe annahm und ein hervorragendes Layout zauberte – vielen Dank an sie alle.

Des Weiteren möchte ich all meinen Kunden, Studenten und Zuhörern danken, die mich durch Fragen und Hinweise dazu veranlassen, mit meinen Studien nie aufzuhören.

Edith Ch. Kiel

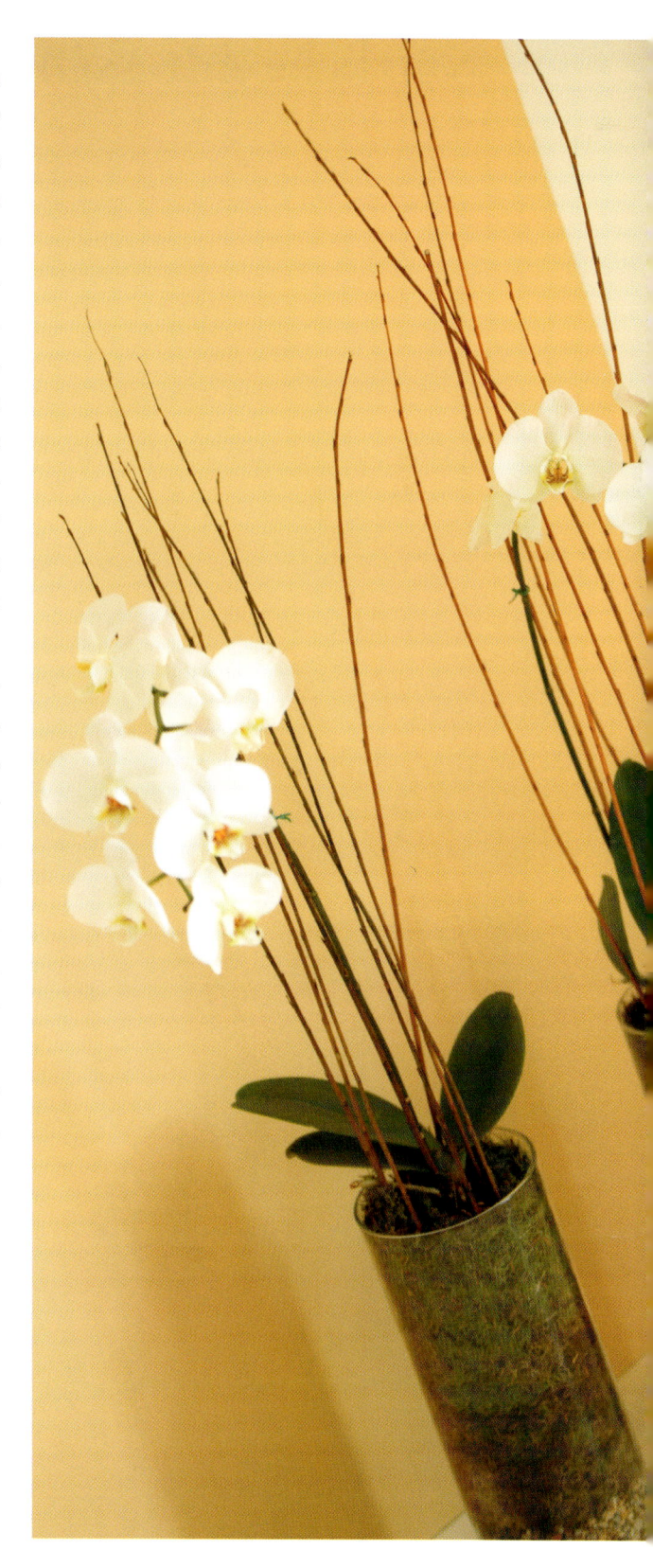

Nützliche Adressen

Überblick über einige Firmen, welche ayurvedische Produkte vertreiben, bei einer Praxiseinrichtung beraten, Kuren veranstalten beziehungsweise vermitteln sowie vielfältige Ayurveda-Ausbildungsprogramme und Seminare anbieten.

Akademie für Psyche und Soma
Wiesenweg 20
D-53121 Bonn
Tel.: ++49 (0)228-96 28 695
Fax: ++49 (0)228-96 28 715
info@akademie-ps.de • www.akademie-ps.de

allvedya Ayurveda Projekt GmbH
A-2133 Loosdorf 7
Tel.: ++43 (0)2524-48 345
Fax: ++43 (0)2524-48 345-77
info@allvedya.com • www.allvedya.com

Amla Natur GmbH
Schulstr. 38
D-21224 Rosengarten
Tel.: ++49 (0)4108-590 666
Fax: ++49 (0)4108-590 669
info@amla.de • www.amla.de

Govinda
Waldstr. 18
D-55767 Abentheuer
Tel.: ++49 (0)6782-989 001
Fax: ++49 (0)6782-989 002
www.govinda-versand.de

Mahindra
The European Academy of Ayurveda
Forsthausstr. 6
D-63633 Birstein-Obersotzbach
Tel.: ++49 (0)6054-9131-0
Fax: ++49 (0)6054-9131-36
info@mahindra-institut.de
www.mahindra-institut.de

Naturheilpraxis ANAHATA-Zentrum
für Ayurveda + Yoga
Karwendelstr. 10a
D-82515 Wolfratshausen
Tel.: ++49 (0)8171-488 341
erikadiehl@web.de

Santulan Ayurved GmbH
Wörthstr. 13
D-81667 München
Tel.: ++49 (0)1805-726 885
Fax: ++49 (0)89-982 83 30
info@santulan.com • www.santulan.com

SEVA Akademie Ayurveda AG
Ayurveda International
Zweigstr. 10
D-80336 München
Tel.: ++49 (0)89-790 468-0
Fax: ++49 (0)89-790 468-19
info@ayurveda-seva.de
www.ayurveda-seva.de

<u>Ayurvedische Zeitschrift</u>
Ayurveda – Journal für ein gesünderes Leben
AYUS Publications Buko Hartmann
Fliederweg 12
D-21255 Kakenstorf
Tel.: ++49 (0)4108-416 1775
Fax: ++49 (0)4108-590 669
info@ayus-publications.de

<u>Internet-Portal</u>
Ayurveda-Portal
In der Lei 18
D-65527 Niedernhausen
Tel.: ++49 (0)6128-859 184
Fax: ++49 (0)6128-859 183
kontakt@ayurveda-portal.de
www.ayurveda-portal.de

<u>Verband</u>
V.E.A.T.
Verband Europäischer Ayurveda Therapeuten
An der Falkenwiese 9
D-85128 Nassenfels
Tel.: ++49 (0)8424-885 758
Fax: ++49 (0)8424-885 758-59
veat@ayurveda-forum.de

Literaturempfehlungen

Deutschsprachige Bücher

Wer als Ayurveda-Therapeut tätig ist, kommt nicht umhin, sich intensiv mit Fachliteratur zu beschäftigen, um die Hintergründe und Zusammenhänge besser zu verstehen – die Basis für das Umsetzen der Theorie in die Praxis. Im Folgenden eine Auswahl:

Ayurveda-Bücher

Frawley, Dr. David: »Vom Geist des Ayurveda – Therapien für den Geist, Yogische ganzheitliche Medizin und ayurvedische Psychologie«. Windpferd Verlag 1999
– : »Das große Handbuch des Yoga und Ayurveda«. Windpferd Verlag 2001
Lad, Vasant: »Das große Ayurveda Heilbuch – Die umfassende Einführung in das Ayurveda; mit praktischen Anleitungen zur Selbstdiagnose, Therapie und Heilung«. Windpferd Verlag 2003
Lad, Vasant/David Frawley: »Die Ayurweda Pflanzen-Heilkunde – Das Yoga der Kräuter, Anwendung und Rezepte ayurwedischer Pflanzenheilmittel«. Windpferd Verlag 2000
Ranade, Subhash: »Ayurveda – Wesen und Methodik«. Haug Verlag 1994
Ranade, Subhash/Christian Hosius/Jürgen Heckmann: »Ayurveda Basislehrbuch«. Urban & Fischer 2003
Rhyner, Hans Heinrich: »Das neue Ayurveda Praxis-Handbuch. Gesund leben, sanft heilen«. AGM AGMüller Urania Verlag 2004 (5. Aufl.)
Rhyner, Hans H./Kerstin Rosenberg: »Das große Ayurveda-Ernährungsbuch. Gesund leben und genussvoll essen. Mit über 100 Rezepten«. AGM AGMüller Urania Verlag 2004 (2. Aufl.)
Sena, Srikanta: »Ayurveda-Lehrbuch – Kompendium des Ayurveda-Klassikers Caraka-Samhita«. Vasati Verlag 2003, Band 1 + Band 2 (gekürzte Ausgabe der Caraka Samhita in deutscher Übersetzung)
Zollner, Andrea/ Hellmuth Nordwig: »Heilpflanzen der Ayurvedischen Medizin – Ein praktisches Handbuch«. Haug Verlag 1997

Weitere Themengebiete, die für den Ayurveda-Therapeuten von Interesse sind

Fleig, Harald: »Heilen über die Wirbelsäule mit der Dorn- und Breuß-Methode«. Harald Flug Verlag 1997
Gillanders, Ann: »Reflexzonenmassage – fit in 5 Minuten«. rororo 2004
Graulich, Dr. med. Michael: »Wunder dauern etwas länger. Eine schulmedizinische Aufarbeitung der sanften manuellen Therapie nach Dorn«. Margarethen Verlag 1996
Hay, Louise L.: »Heile Deinen Körper«. Lüchow Verlag 1989
Kolster, Bernard C./Astrid Waskowiak: »Knaurs Atlas der Reflexzonentherapie«. Droemer Knaur Verlag 2003
Muth, Crista: »Heilen durch Reflexzonentherapie an Füßen und Händen«. Heyne Verlag 2003
Rhyner, Hans H.: »Richtig Yoga«. BLV Verlag 2002
– : »Mit Yoga im Gleichgewicht« (mit Ayurveda-Ratgeber). BLV Verlag 2001
Röcker, Anna Elisabeth: »Atlas des ganzheitlichen Heilens«. Ludwig Verlag 1998
Wagner, Dr. Franz: »Reflexzonen-Massage«. Gräfe und Unzer Verlag 2003

Englischsprachige Ayurveda-Bücher aus Indien
(zu beziehen über SEVA – siehe unter »Adressen«)

Auf Grund des Imports aus Indien sind hierzulande nicht immer alle genannten Bücher lieferbar. Auch variieren die Publikationen in Ausstattung, Seitenumfang und Preis, da sie in den unterschiedlichsten Verlagen erscheinen. Bei den Textsammlungen (Samhita) handelt es sich um die überlieferten Standardwerke der klassischen Ayurveda-Literatur, nach denen heute noch sowohl in Indien selbst als auch in anderen Ländern gelehrt und gearbeitet wird. Die genannten Herausgeber haben die originalen Sanskrittexte durch englische Übersetzungen ergänzt und kommentiert, so dass diese alten Schriften auch für den westlichen Leser zugänglich sind. Vor allem zu empfehlen ist die Beschäftigung mit der »Caraka Samhita«.

Die klassische Ayurveda-Literatur

SARNGADHARA: »Sarngadhar-Samhita – A treatise on Ayurveda« (*Abhandlung von Ayurveda*). 1997, 335 Seiten
SHARMA, PRIYA VRAT: »Susruta-Samhita«; Band 1 (*Sutrasthana*). 1999, 568 Seiten
– : »Susruta-Samhita«; Band 2 (*Nidana, Sarira & Cikitsasthana*). 2000, 695 Seiten
– : »Susruta-Samhita«; Band 3 (*Kalpasthana & Uttaratantra*). 2001, 720 Seiten
SHARMA, DR. R. K./ VAIDYA BHAGWAN DASH: »Caraka Samhita«; Band 1 (*Sutra Sthana*). 2001, 619 Seiten
– : »Caraka Samhita«; Band 2 (*Nidanasthana-Indriyasthan*). 2000, 598 Seiten
– : »Caraka Samhita«; Band 3 (*Cikitsa Sthana, Chap. I-XIV*). 2000, 632 Seiten
– : »Caraka Samhita«; Band 4 (*Cikitsa Sthana, Chap. XV–XXVI*). 2000, 549 Seiten
– : »Caraka Samhita«; Band 5 (*Cikitsa Sthana, Chap. XXVII–XXX*). 2001, 221 Seiten
– : »Caraka Samhita«; Band 6 (*Kalpa & Siddhi Sthana*). 2001, 448 Seiten
– : »Caraka Samhita«; Band 7 (*Sloka-Index = Register für das Gesamtwerk, nur in Sanskrit*). 2002, 254 Seiten
SINGHAL, G. D.: »Ayurvedic Clinical Diagnosis – based on Madhava-Nidana«; Teil 1 (*Beschreibung fast aller auch heute bekannten Erkrankungen*). 1985, 558 Seiten
SRIKANTHA MURTHY, PROF. K. R.: »Astanga Samgraha of Vagbhata«; Band 1 (*Sutra sthana = Leben mit Ayurveda, Prävention, Ernährung, Therapeutik, Dosha, Rasa, Klassifikation der Krankheiten, Öl- und andere Therapien*). 2003, 644 Seiten
– : »Astanga Samgraha of Vagbhata«; Band 2 (*Sarira, Nidana, Cikitsita & Kalpa sthana*). 2001, 627 Seiten
– : »Astanga Samgraha of Vagbhata«; Band 3 (*Uttarasthana*). 2000, 654 Seiten
TEWARI, PROF. P. V.: Kasyapa-Samhita or Vrddhajivakiya Tantra (*Sutra-Sthanam = Grundsätzliches, Vimana-Sthanam = Spezielle Informationen, Sarira-Sthanam = Funktion des menschlichen Körpers, Indriya-Sthanam = Leben & Tod, Prognose, Cikitsita-Sthanam = Therapeutik, Siddhi-Sthanam = Therapie-Management, Kalpa-Sthanam = Anwendung der Arzneien, Khila-Sthanam = Krankheitsbilder & Behandlung*). 2002, 792 Seiten

Allgemeine Literatur, Pharmakologie, Pathologie, Philosophie, Physiologie, Therapie

FRAWLEY, DAVID: »Gods, Sages and Kings – Vedic Secrets of Ancient Civilization«. 1999, 396 Seiten
GOGTE, VAIDYA V. M.: »Ayurvedic Pharmacology and Therapeutic Uses of Medicinal Plants (Dravyagunavignyan)«. 2000, 841 Seiten
GOVINDAN, S. V.: »Ayurvedic Massage for Health and Healing – Ayurvedic and Spiritual Energy Approach«. 2000, 162 Seiten

Johari, Harish: »Ancient Indian Massage. Traditional Massage Techniques – Based on the Ayurveda«. 1994, 96 Seiten
Hiriyanna, M.: »The Essentials of Indian Philosophy«. 2000, 216 Seiten
Lele, Dr. A./Dr. S. Ranade/Dr. D. Frawley: »Secrets of Marma – The Lost Secrets of Ayurveda«. 1999, 115 Seiten
Lele, Prof. Dr. A./Prof. Dr. S. Ranade/Dr. A. Qutab: »Pancha-Karma and Ayurvedic Massage«. 1997, 205 Seiten
Ranade, Prof. Dr. S./Prof. Dr. A. Lele: »Ayurvedic Panchakarma«. 2003, 199 Seiten
Ranade, Prof. S./Dr. A. Qutab/Dr. R. Deshpande: »History & Philosophy of Ayurved«. 1998, 150 Seiten
Ranade, Dr. S./Dr. S. Ranade: »Concept of Ayurvedic Physiology (Sharirkriya Vijnyan)«. 2003, 137 Seiten
– : »Concept of Pathology in Ayurveda (Vikruti Vijnyan)«. 2003, 175 Seiten
Ranade, Prof. Dr. S./Dr. S. Ranade/Prof. Dr. M. H. Pranjape: »Ayurvedic Treatment of Common Diseases«. 1999, 180 Seiten
Ranade, Prof. Dr. S./Dr. S. Ranade/Dr. A. Qutab/Dr. R. Deshpande: »Health and Disease in Ayurveda and Yoga«. 1999, 255 Seiten
Ranade, Prof. Dr. S./Dr. R. Rawat: »Healing Touch – Ayurvedic Massage«. 2000, 192 Seiten
Sharma, P. V.: »Classical Uses of Medicinal Plants«. 1996, 848 Seiten
Singh, Prof. R. H.: »Panca Karma Therapy«. 2002, 457 Seiten
Thatte, Dr. D. G.: »Acupuncture, Marma and other Asian Therapeutic Techniques«. 2001, 132 Seiten
Tirtha, Swami Sada Shiva: »The Ayurveda Encyclopedia – Natural Secrets to Healing, Prevention & Longevity«. 1998, 670 Seiten

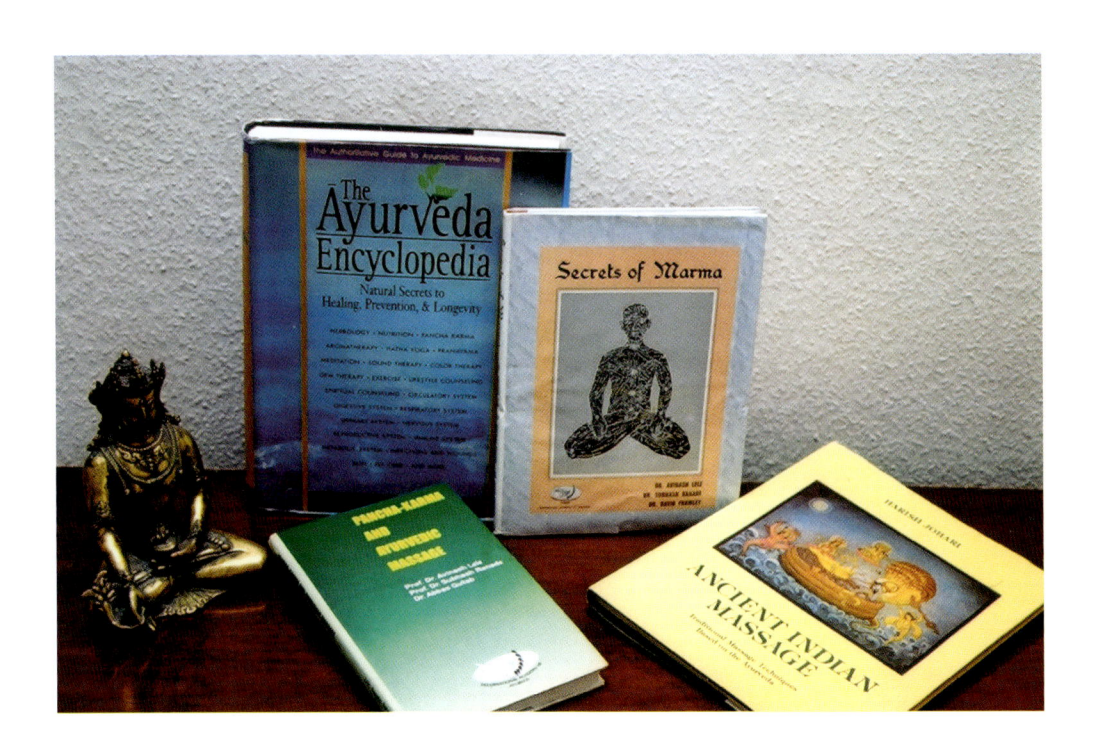

Glossar

Sanskrit-Begriffe

A

Abhyanga »einsalben, einölen«; allgemeine Bezeichnung für die ayurvedische Massage
Agni Gottheit; Verdauungsfeuer, für den Stoffwechsel benötigte Kraft
Akasha das Element Äther oder Raum
Anguli »Fingerbreite«; individuelle ayurvedische Maßeinheit. Sie errechnet sich aus der Breite von der Wurzel des Zeigefingers bis zur Wurzel des kleinen Fingers bei beiden Händen. Die Zahlen werden addiert und durch acht geteilt; das ergibt 1 Anguli. 84 Anguli sind idealerweise Körpergröße und Spannweite des Menschen
Anuloma-Pratiloma-Technik die Massagestreichungen gehen von innen nach außen und zurück
Anuloma-Technik Massage mit besänftigender, entspannender Wirkung: die Streichung geht von innen nach außen, d. h. vom Herzen hin zu den Extremitäten
Ap das Element Wasser
Apana Vayu das ausleitende Vata, d. h. es ist für alles, was nach unten ausgeschieden wird, verantwortlich: für die Ausscheidungen (Menstruationsblut, Urin, Stuhlgang) sowie für den Geburtsvorgang
Asana Körperhaltung; Haltungsübung im Yoga
Ashti-dhatu Knochengewebe
Ayurveda »die Wissenschaft vom Leben«; setzt sich aus »ayus« (Leben) und »veda« (Wissen) zusammen
ayus Leben (die Zeitspanne von der Geburt bis zum Tod)

B

Brimhana Therapie mit gewebeaufbauender Wirkung, nährende Therapie (innerlich und äußerlich)

C

Chakra sehr subtiles Energiezentrum des Körpers. Man spricht von sieben Chakren: 1. Chakra = Erde-Chakra (Muladhara), 2. Chakra = Wasser-Chakra (Swadhishthana), 3. Chakra = Feuer-Chakra (Manipura), 4. Chakra = Wind-Chakra (Anahata), 5. Chakra = Äther-Chakra (Vishuddha), 6. Chakra = Drittes Auge (Ajna), 7. Chakra = Kronen- oder Scheitel-Chakra (Sahasrara)
Churna arzneiliches Pulver aus getrockneten Pflanzen
Chyavanprash ein Stärkungsmittel aus der Vitamin-C-reichen Amla-Frucht und anderen Substanzen

D

Dhanvantari Schutzpatron der ayurvedischen Ärzte und Therapeuten
Dhatu »das, was hält«; Körpergewebe
Dosha »Störung, Verderben«; Bioenergie (Vata, Pitta, Kapha)

G

Garshan-Massage Massage mit dem (aus Bourrette handgefertigten) Seidenhandschuh

H

Hatha Hand
Hathabhyanga Handmassage

J

Jambira Pinda Sweda Massage mit heißen Zitronensäckchen (Boli)

K

Kalarippayatt alte, traditionelle Kampfkunst aus Kerala, Südwestindien
Kalka Paste aus frischen oder getrockneten Heilkräutern
Kapha Bioenergie, Wasserprinzip, Prinzip der Struktur
Karana »das, was in Fluss kommt«
Kashaya wässriger Auszug von Heilkräutern
Keram medizinierte Öle auf Kokosölbasis tragen immer diesen Namen
Koshta Abhyanga Bauchmassage
Kshira Milch (meist Kuhmilch)
Kshirabala Thaila Öl, dem Milch (meist Kuhmilch) hinzugefügt wird; das Öl hat eine stark beruhigende Wirkung
Kundalini »die Aufgerollte«
Kundalini-Massage Energiemassage (z. B. des Rückens)
Kuzhambu medizinierte Öle auf Sesamölbasis, denen Rizinusöl oder Ghee hinzugefügt wird, tragen immer diesen Namen

L

Langhana Therapie mit gewebereduzierender Wirkung, reduzierende Behandlung

M

Mahabhuta Element (1. Äther oder Raum, 2. Wind oder Luft, 3. Feuer, 4. Wasser, 5. Erde)
Majja-dhatu Nervengewebe
Mamsa-dhatu Muskelgewebe
Mantra Gebet; Ursilben, welche die kosmische Energie weitergeben
Mardana Druckmassage, kräftige Massage (die Streichungen können sowohl vom Herzen zu den Extremitäten ausgeführt werden als auch von den Extremitäten zur Körpermitte hin)
Marma Vitalpunkt; auch verletzbarer Punkt
Matra eine Zeiteinheit: 1 Matra sind 9 Sekunden
Mukha Gesicht
Mukhabhyanga leichte, sehr entspannende Gesichtsmassage
Mukhmardana anregende, energetisierende Gesichtsmassage

N

Nasya reinigender Naseneinlauf mit medizinierten Substanzen
Navarakizhi Massage mit heißen, nährenden Reissäckchen (mit speziell für diesen Zweck in Indien angebautem Navareis; kann hierzulande durch Gersten- oder Dinkelschrot ersetzt werden)

P

Padha Fuß
Padhabhyanga Fußmassage
Pancha fünf
Panchakarma »fünf Handlungen«; innerliche und äußerliche Reinigungstherapie
Picu Kopfwickel
Pitta »erhitzen, erwärmen, verbrennen«; Bioenergie; Prinzip der Umwandlung, Galle
Pizichil siehe Seka
Prakriti Grundkonstitution, natürliche Beschaffenheit (der Natur), Urnatur
Pratiloma-Technik Massage mit anregender, Kapha-reduzierender Wirkung: die Streichung geht von außen nach innen, d. h. von den Extremitäten zum Herzen hin
Prishta Vamsa Abhyanga Rückenmassage
Prithivi das Element Erde

R
Rasayana den Organismus regenerierendes, stärkendes Mittel
Rasnadi Churna Pulvermischung aus Heilpflanzen und Mineralstoffen mit Anti-Kapha-Wirkung
Rikshana Therapie mit austrocknender Wirkung

S
Samvahana ausgleichende, sanfte Massagetechnik
Seka »geben, gießen«; Ganzkörperguss, meist mit warmem Öl
Shiro Kopf
Shiroabhyanga »Kopfeinsalbung«; leichte, sanfte Kopfmassage
Shirodhara Kopf- oder Stirnguss
Shiromardana feste, energetisierende Kopfmassage
Shiroseka Kopfgießen
Shirovasti Kopfeinlauf
Snehana Öltherapie (innerlich und äußerlich)
Sthambana »zum Stehen bringen«; adstringierende (zusammenziehende) Therapie
Swarasa Säfte von frischen Heilkräutern
Swedana erhitzende Therapie, Schwitzbehandlung

T
Tejas das Element Feuer
Thaila (auch Taila oder Tila) Sesamsamen; medizinierte Öle auf Sesamölbasis tragen immer diesen Namen
Tri drei
Tridosha die drei Bioenergien
Trikatu »die drei mit scharfem Geschmack«; scharfes, verdauungsförderndes Gewürz. Zusammensetzung: langer Pfeffer (Piper longum), schwarzer Pfeffer (Piper nigrum), Ingwer (Zingiber officinale)

U
Udvartana »Abreibung«; Massage mit warmem Pulver

V
Vamana durch Einnahme bestimmter ayurvedischer Medikamente herbeigeführtes therapeutisches Erbrechen
Vasa tierisches Öl
Vasti (auch Basti) Darmeinlauf (es gibt Öleinläufe, Einläufe mit Milch und andere mit wässrigen Kräuterabkochungen), wirkt auf den Dickdarm
Vastu Natur, Umgebung, Umwelt
Vata Bioenergie, Prinzip der Bewegung
Vayu das Element Wind oder Luft
veda Wissen, Wissenschaft
Vikriti angeeignete Konstitution, von der Grundkonstitution abweichend; Krankheitsentwicklung
Virecana durch Einnahme bestimmter ayurvedischer Medikamente herbeigeführtes therapeutisches Abführen; wirkt auf den Dünndarm

Medizinische Fachbegriffe

A
adstringierend zusammenziehend; ist in der Ayurveda auch eine Geschmacksrichtung: herb
Akupressur Heilbehandlung durch leichten Druck der Fingerkuppen
Aminosäuren Eiweißbausteine
Anamnese Vorgeschichte einer Krankheit
Anorexia Appetitlosigkeit, Magersucht
Antioxidantien Substanzen, die das schädliche Oxidieren verhindern und damit den Alterungsprozess aufhalten

B
Bolus »Bissen, Klumpen«; eine für die Therapie aus Heilkräutern oder anderen Substanzen hergestellte Masse

C
Couperose geplatzte Äderchen im Gesicht, dauerhafte Wangenröte

E
Endorphine Botenstoffe; körpereigene, schmerzblockierende Substanzen
Enzyme in der Zelle gebildete organische Verbindungen, die als Katalysator die Stoffwechselvorgänge im Organismus beeinflussen

G
Geriatrie Altersheilkunde

H
Histamin ein Gewebshormon (wirkt u. a. gefäßerweiternd und regt die Magensekretion an)

L
Lymphe für den Stoffaustausch der Gewebe weißliche, wichtige Körperflüssigkeit in eigenem Gefäßsystem und in Gewebsspalten
Lymphozyten besondere Form der weißen Blutkörperchen

N
Neurotransmitter Botenstoffe; chem. Überträgerstoffe; Substanzen, die an den Zellverbindungen in ZNS und periph. Nerven den Nervenreiz auf chem. Weg weiterleiten

O
Osteoporose Schwund des festen Knochengewebes, Verminderung der Knochensubstanz

R
Reflexologie Behandlung von Krankheiten mit Hilfe der Druckmassage oder Akupressur an ganz spezifischen Hautpunkten, den Reflexzonen. Dabei wird davon ausgegangen, dass alle Organe sich wie ein Spiegelbild (»Organbild«) an bestimmten Punkten der Händen und Füße wiederfinden und über diese behandelt werden können
Reflexzonen die zehn Längszonen am menschlichen Körper: je fünf vom Kopf zu beiden Händen bzw. Fingern und je fünf zu beiden Füßen bzw. Zehen. An diesen Extremitäten finden sich die »Organbilder« in Miniaturform wieder

S
Sinovia Gelenksflüssigkeit, -schmiere
Solarpexus Sonnengeflecht, liegt hinter dem Nabel
Sternum Brustbein

T
Toxine Schlackenstoffe, Gifte
Trapezius Kappen- oder Kapuzenmuskel. Er setzt unterhalb der Schädelkante in Höhe des 3. Halswirbels an, reicht über die Schulter und endet mit der Spitze beim 8. Brustwirbel

Z
Zellulite Orangenhaut; Veränderung des Bindegewebes; das Gewebe wird locker, lagert evtl. Wasser ein. Kommt durch die Besonderheit des weiblichen Zellgewebes vor allem bei Frauen vor

Register

A
Abhyanga 47
Abhyanga solo 63 ff.
Abhyanga synchron 105 ff.
adstringierend 243
Agni 212
Akasha 27
Akupressur 163, 164
Alterungsprozess, natürlicher 13, 46
Aminosäuren 24, 49
Anamnese 47
Anguli 55
Antioxidantien 13, 37
Anuloma-Pratiloma-Technik 54, 241
Anuloma-Technik 54
Ap 27
Apana Vayu 189
Asanas 187
Ashtanga Samgraha 22
Ashti-dhatu 189
Äther-Element 27
Atem 188
Atemrhythmus 85, 103
Atemübung 85, 103
Aufgerollte, die 189
Ausleitungsprozess 26
Ayurveda-Kur 24, 47
Ayurveda-Literatur, klassische 22
ayus 22

B
Babymassage 39
Balagulchyadi Thaila 42
Bauch 211
Bauchmassage 211 ff., 215 ff.
Bauchmuskulatur 183
Behandlungsdauer 52
Behandlungsmethoden 53, 63
Bindegewebe 224
Bioenergien 28, 31
– Eigenschaften 31
– Funktion 31
Blutdruck 60
Blutzirkulation 24
Bolus 244
Bourrette 224
Brimhana 38, 54
Bringamalakadi Thaila 40, 41
Brustwirbel 184, 185, 186
Butter, geklärte 37

C
Caraka Samhita 22
Chikitsa Samgraham 11
Chirurgie 22
Chyavanprash 48, 59, 61
Couperose 158

D
Dampfbad 48
Darmeinlauf 245
Dhanvantari-Gebet 19
Dhanvanthara Kuzhambu 42
Dhanvanthara Thaila 41
Dhatu 52
Diagnose 48
Dosha 28, 30
Druckmassage 54, 67, 107, 164
Düfte, reinigende 59

E
Eigenmassage 247 ff.
Einlauf, therapeutischer 221
Einölen 63
Einsalbung 63
Eladi Keram 41
Element 27, 31
– Eigenschaften 27, 31
– Wirkung 27, 31
Elementenlehre 27
Endorphin 50
Energiemassage am Fuß 170 ff.
Entspannung 38
Enzyme 49
Erde-Element 27
Erkrankungen, chronische 24
– metabolische 24
– psychosomatische 24
– systemische 24
Ernährung, gesunde 21

F
Feuer-Element 27
Fragebogen 32
Fußmassage 129, 163 ff.

G
Gandhi, Mahatma 21
Ganzkörperguss 16
Ganzkörpermassage solo 63 ff.
Ganzkörpermassage synchron 105 ff.
Garshan-Eigenmassage 226
Garshan-Massage 223 ff., 226 ff.
Geriatrie 52
Gesichtsmassage 69, 112, 137 ff., 150 f.
– anregende 158 ff.
– entspannende 155 ff.
Gesundheitskonzept, ganzheitliches 21
Gesundheitsmaßnahmen, präventive 21
Gesundheitsvorsorge 45
Gewebe 52
Ghee 37
Grundkonstitution 28

H
Haarausfall 40, 138
Haaröl 40
Halswirbel 184, 185
Handmassage 126, 163 ff., 175, 178 ff.
Hathabhyanga 163 ff.
Haut 50
Hautpeeling 43
Heilkräuter 37
Histamine 24
Honig 59
Hormonstatus 49
Hormonsystem 50

I
Immunkraft 46
Immunschwächung 28
Immunsystem 50
Ingwer 48
Ingwertee 225
Ischiaspunkte 209

J
Jambira Pinda Sweda 223 ff., 242 ff.

K
Kalarippayatt 55
Kalka 37
Kampfkunst, indische 55
Kapha 28, 31
Kapha-Dosha 29
Kapha-Öl 41
Kapha-Transportsystem 49
Kashaya 37
Kerala 11
Keram 37 ff.
Knochengewebe 189
Kokosöl 38
Konstitutionsöl 41
Konstitutionstest 32
Kopfeinlauf 138 f.
Kopfeinsalbung 138
Kopfgießen 138
Kopfhaut 138
Kopfhaut, trockene 138
Kopfmassage 40, 41, 137 ff.
Kopfmassage im Sitzen 86
Kopfwickel 138
Körpermassage 40, 41
Koshta Abhyanga 211 ff.
Kosmos 27
Krankheitsanfälligkeit 28
Kreuzbein 184
Kshira 40
Kshirabala Thaila 40, 41
Kundalini 189
Kundalini-Massage 183 ff., 189 ff.
Kuzhambu 38

L
Langhana 38, 54
Lebensführung 22
Lebensrhythmen, typgemäße 21
Leberwickel 221
Lendenwirbel 184, 186
Luft-Prinzip 25
Lymphe 48
Lymphozyten 48, 49
Lymphsystem 24, 49

M
Madhava Nidana 22
Mahabhuta 27, 31
Mahanarayana Thaila 42
Majja-dhatu 189
Malayalam 11
Mamsa-dhatu 189
Mantra 19
Mardana 54, 67, 107
Marma 50
Marmalehre 55
Marmamassage 54, 56, 164

Marmapunkte 56 f.
– am Bauch 214 f.
– am Fuß 169, 170
– an der Hand 177, 178
– an Kopf, Gesicht, Hals, Dekolleté, Nacken, Schultern, oberen Rücken 140 ff.
– am Rücken 192 f.
Massage mit Zitronensäckchen 223 ff., 242 ff.
Massage mit Pulver 223 ff., 239 ff.
Massage mit Seidenhandschuhen 223 ff.
Massage, ausgleichende 53, 107
Massage, Wirkung 45
Massageliege 58
Massagemethoden 53
Massageöle 37 ff.
Massagetechnik 47
Maßeinheit, individuelle 55
Matra 53
Meditation 256
Mischformen 30
Molekularstruktur der Öle 13
Mond-Prinzip 26
Mukhabhyanga 137 ff., 150 f.
– Variante 1 155 ff.
– Variante 2 158 ff.
Mukhmardana 137 ff.
Murivenna Keram 42
Musik 59
Muskelgewebe 189

N
Naseneinlauf 158
Nasya 158
Navarakizhi 158
Neelabringadi Keram 40, 41
Nervengewebe 189
Nervensystem 24, 49
Neurotransmitter 50

O
Öle, Molekularstruktur 13
Öle, tierische 37
Öltherapie 38, 54
Olivenöl 39
Organbilder 164
Organfunktion 46
Osteoporose 14

P
Padhabhyanga 163 ff.
Panchakarma-Kur 26
Picu 138
Pinda Thaila 42
Pitta 28, 30, 31
Pitta-Dosha 29
Pitta-Öl 41
Pizichil 16
Prabhanjana Vimardana Kuzhambu 42
Prakriti 28
Pratiloma-Technik 54
Prävention 22
Praxisrichtlinien 58
Prishta Vamsa Abhyanga 189
Prithivi 27

Prophylaxe 24
Proteine 49
Puls 60
Pulsuntersuchung 23

R
Rasnadi Churna 59
Reaktionen, emotionale 61
Reflexologie 163
Reflexzonen 50
Reflexzonen am Fuß 166
– Herzzone 167
– Obere Lymphbahnen 167
– Solarplexus 167
– Verdauungs- und Ausscheidungsorgane 167
Reflexzonen der Hand 175 f.
– Dick- und Dünndarm 176
– Magenzone 176
– Obere Lymphbahnen 176
– Solarplexus 176
– Verdauungsorgane 176
Reflexzonentherapie 163, 164
Reinigungskur 26
Reinigungspulver (Haare) 43
Reinigungspulver (Haut) 43
Rikshana 54
Rosenquarz 59
Rückenmassage 183 ff., 194 ff.
Rückenmuskulatur 183
Rückenschäden, -leiden 183
Rückenwirbel 183

S
Sahacharadi Thaila 41
Sakrum 186
Samvahana 38, 53, 107
Samvahana-Methode 82
Sanskrit 10
Sauna 48
Schlackenstoffe 48
Schuppenbildung 138
Schwitzbehandlung 244
Schwitztherapie 54
Seka 16, 158
Sesamöl 37, 38
Sharangadhara Samhita 23
Shiroabhyanga 137 ff., 143 ff.
Shirodhara 16, 53, 138
Shiromardana 137 ff., 143 ff.
Shiroseka 138
Shirovasti 138 f.
Sinovia 29
Snehana 54
Solo-Abhyanga, Variante 1 65 ff.
– Variante 2 86 ff.
Sonnen-Prinzip 25
Spezialöle, ayurvedische 42
Stärkungsmittel 59
Steißbein 184, 186
Sthambana 54
Stirnguss 16, 53
Stoffwechsel 45, 240
Sushruta Samhita 22
Swarasa 37
Swedana 54
Synchron-Abhyanga 108 ff.

T
Taila, Tila 38
Tejas 27
Thaila 37 ff.
Therapie, adstringierende 54
– austrocknende 54
– nährende 54
– reduzierende 54
Toxine 48
Transformation 25
Tridosha 28 f.
Trikatu 225
Typbestimmung 30

U
Udvartana 223 ff., 239 ff.
Umweltbelastungen 248

V
Vagbhata 22
Vasa 37
Vasti 221, 245
Vastu-Regeln 51
Vata 28, 30, 31
Vata-Dosha 29
Vata-Öl 41
Vayu 27
veda 22
Veden 22
Venenleiden 75
Verdauungsfeuer 212
Vikriti 28
Vitalpunkte 55
Vitalstoffe 49

W
Wasser-Element 27
Wellness-Bereich 17, 24
Wind-Element 27
Wind-Prinzip 25
Wirbelsäule 183
Wirbelschaukel 205
Wissen vom Leben 22
Wohlbefinden 50
Wohlfühlbehandlung 247

Y
Yoga-Übung 188

Z
Zellen, immunkompetente 49
Zellulite 224, 243
Zellulite-Behandlung 240

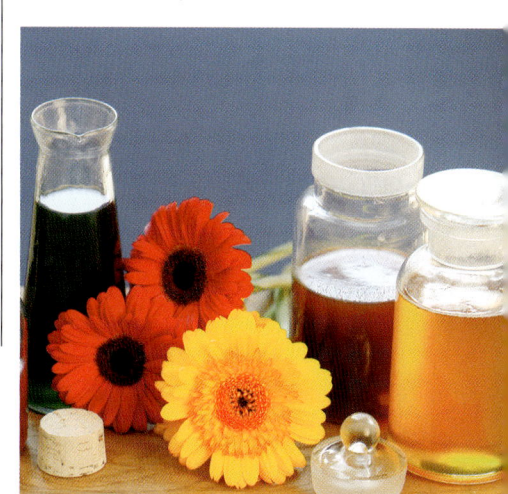

Ayurveda-Bestseller von Urania
Zwei Standardwerke zu Ayurveda

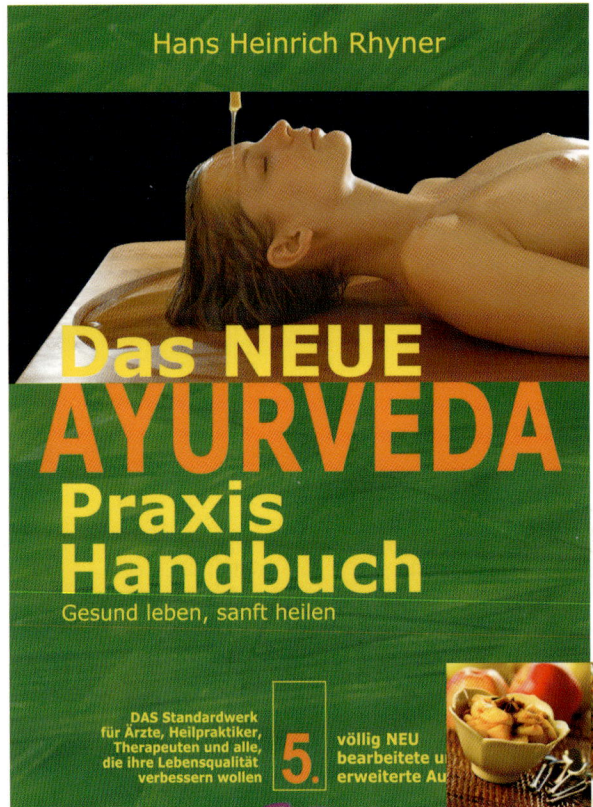

Hans Heinrich Rhyner
Das neue Ayurveda Praxishandbuch
Gesund leben, sanft heilen

Das umfassende Grundlagenwerk für alle, die sich intensiv mit dem indischen Gesundheitskonzept sowie der ayurvedischen Heilmittelkunde in Theorie und Praxis befassen wollen.

Hardcover mit 605 Seiten und zahlreichen Farbfotos
ISBN 3-03819-049-7

Hans Heinrich Rhyner / Kerstin Rosenberg
Das große Ayurveda Ernährungsbuch
Gesund leben und genussvoll essen

Eine ausführliche Zusammenfassung der Ernährungsprinzipien und harmonischen Ernährung für jede Konstitution. Über 100 Rezepte für den ganzen Tag und die gesamte Familie erleichtern das Kochen nach Ayurveda.

Hardcover mit 340 Seiten und vielen Farbfotos
ISBN 3-908652-16-2

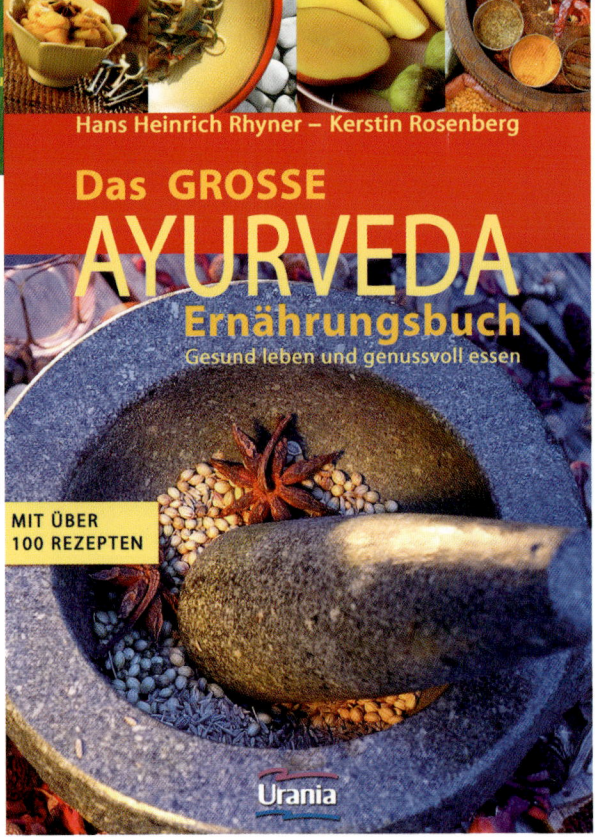